मधुमेह का उपचार

(डायबिटीज की सरल घरेलू एवं आयुर्वेदिक चिकित्सा)

प्रकाशक/लेखक

अरविन्द सोढ़ानी

✻ वितरक ✻

P·B·D

पापुलर बुक डिपो

जी–15, एस.एस.टॉवर, धामाणी गली, चौड़ा रास्ता, जयपुर

email: pbdjpr@rediffmail.com • www.pbdbooks.com

प्रकाशक:
अरविन्द सोढ़ानी
5, आद्रेशर दादी क्रास लेन, सी.पी.टेन्क,
साबु भवन, चौथा माला, मुम्बई–400004
फोन नं. 022-23857566

मूल्य: ₹ 200.00

पाठकों के लिए सुझाव:
पुस्तक को शरू से लेकर अंत तक एक बार नहीं कई बार पढ़े। इससे आपकी आधारभूत जानकारी अधिक स्पष्ट और हृदयंगम हो जायेगी, वहीं आपको अपनी स्वास्थ्य संबंधी समस्याओं का हल भी मिलेगा।

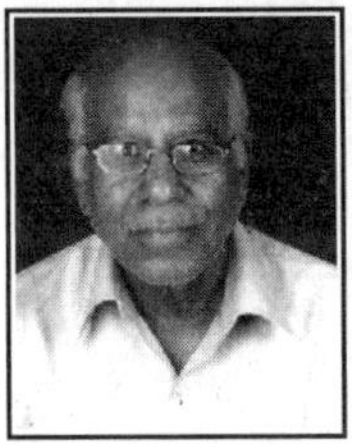

वैद्य श्याम सुंदर शर्मा
(सेवानिवृत्त राजकीय चिकित्सक)
पंजीयन संख्या 5490 ए श्रेणी
प्लाट नं. 10, चांदनी चौक,
झोटवाड़ा, कालवाड़ रोड,
जयपुर (राज.)

मेरा मानना है मधुमेह (डायबिटीज) की चिकित्सा इतनी सरल नहीं है। इसके बारे में काफी जानकारी चाहिए जो रोगी को बताना पड़ता है। इस पुस्तक में डायबिटीज के बारे में काफी अच्छी जानकारी दी गई है। जिसे पढ़कर रोगी अपनी चिकित्सा स्वयं कर सकता है। इस पुस्तक में दी गई जानकारी का लोग जरूर लाभ उठायेंगे। डायबिटीज से मुक्ति के लिए यह पुस्तक एक अच्छा प्रयास है।

—वैद्य श्याम सुंदर शर्मा

****

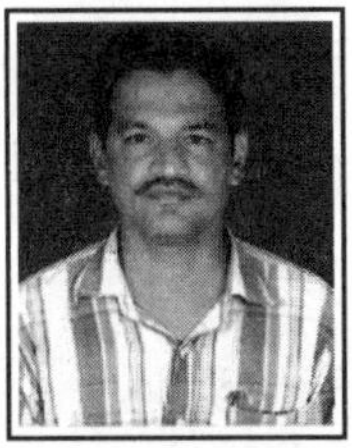

दो शब्द

टी.वाय. बी.कॉम
हिंदुजा कॉलेज, मुम्बई

घरेलू व आयुर्वेदिक चिकित्सा के प्रचार-प्रसार करते हैं एवं इस बारे में लोगों को जानकारी देने में रुचि रखते हैं। आधुनिक एलोपैथी चिकित्सा जितनी खर्चीली और नुकसानदेह है, यह चिकित्सा उतनी ही सस्ती और फायदेमंद है।

—अरविंद सोढ़ानी

विशेष : पुस्तक में रोगों की औषधियों का वर्णन पुस्तकीय ज्ञान एवं पत्र–पत्रिकाओं पर आधारित तथा कुछ लम्बे समय तक उपयोग में लाकर अनुभव के आधार पर जानकारी के रूप में किया गया है। बावजूद इसके किसी भी दवा के इस्तेमाल में संदेह होने पर अनुभवी वैद्य, चिकित्सक या जानकार व्यक्ति से परामर्श कर लेना आवश्यक है। ताकि संशय की अवस्था में नुकसान से बचा जा सके।

विशेष सूचना

यद्यपि इस पुस्तक में प्रकाशित जानकारी/प्रयोग स्वास्थ्योचित आहार–विहार पर आधारित है तथा संपूर्ण सामग्री समुचित सावधानी से प्रकाशित की गई है, फिर भी पुस्तक में दिये गये उपचार/नुस्खे का किसी व्यक्ति द्वारा गलत प्रयोग करने या विधिवत प्रयोग न करने या (वातादि) प्रकृति की भिन्नता के कारण कदाचित वांछित परिणाम मिलने अथवा मुद्रण संबंधी भूल रह जाने के लिए लेखक और प्रकाशक किसी भी प्रकार से उत्तरदायी नहीं हैं। इस पुस्तक का उद्देश्य पाठकगण को तत्व संबंधी जानकारी देना है। यहाँ इतने नुस्खे एक साथ में इसलिए दिये गये हैं ताकि जो सुलभ हो उनसे उपचार हो सके। एक नुस्खा आजमाने पर परिणाम नहीं मिलने पर दूसरा आजमा सकते हैं। इस तरह दो–तीन नुस्खे आजमाने पर परिणाम अवश्य मिलेगा। फिर भी पाठकों को सलाह दी जाती है कि पुस्तक में प्रकाशित स्वास्थ्य संबंधी जानकारी, नुस्खों/औषधियों का प्रयोग वे किसी योग्य चिकित्सक से परामर्श के बाद ही करें अथवा जरूरत पड़ने पर किसी नजदीकी वैद्य से सलाह लें।

विषय-सूची

***

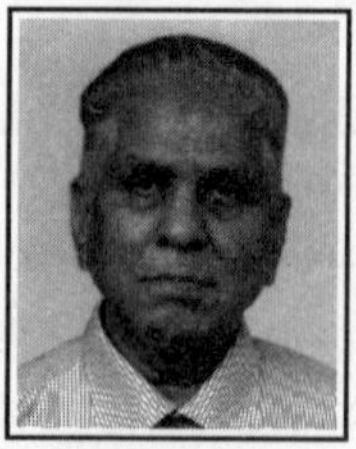

डॉ. गणेश नारायण चौहान
होम्योपैथ (सेवानिवृत्त)
राजस्थान विश्वविद्यालय, जयपुर
होम्योपैथिक क्लिनिक
7-5-19, जवाहर नगर,
जयपुर-302004
फोन नं. 0141-2651352
जन्म—15 मई, 1939
रजिस्ट्रेशन नं. 928

इस पुस्तक में मधुमेह रोग के बारे में काफी अच्छी जानकारी दी गई है। मधुमेह का उपचार और उसके बारे में जानकारी को पढ़कर, समझकर, योग्य चिकित्सक से सलाह लेकर जरुर लाभ उठाया जा सकता है।

****

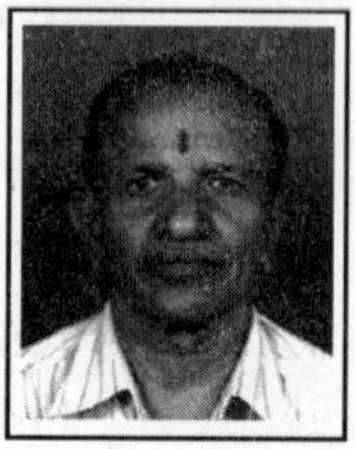

निर्देश

मेरा मानना है, मधुमेह (डायबिटीज) शक्कर का सेवन अधिक करने से ही होता है। पुस्तक लेखन कार्य के दौरान कई लोगों ने तनाव, चिंता, विषाद या गेहूँ या कई दूसरी चीजों को भी मधुमेह के लिए जिम्मेदार माना है। परन्तु यह केवल शक्कर की वजह से होता है, ऐसा पाया गया है। मिठाइयाँ, आइस्क्रीम, चाय, कॉफी वगैरह बहुत सी चीजों में शक्कर डाली जाती है इसलिए मेरा मानना है कि सभी को शक्कर को थोड़ा बेलेन्स (सन्तुलन) कर इस्तेमाल करना चाहिए। जैसे चाय या दूध में शक्कर लेते हो तो दूसरी शक्कर की चीजें नहीं खायें या दूध बिना शक्कर का भी पिया जा सकता है। बिना शक्कर के दूध के साथ भी थोड़ी मिठाई खा सकते हैं, क्योंकि मिठाई तो आखिर मावा या छेना की ही बनती है। इससे डायबिटीज जैसी बीमारी से बचा जा सकता है। इसके अतिरिक्त डायबिटीज (मधुमेह) अगर घर में एक सदस्य को हो जाती है तो दूसरे को भी हो सकती है, इसलिए जरूरी है पूरे घर का खान-पान बदलें। घर में शक्कर के इस्तेमाल में कमी करें। वैसे भी नमक और शक्कर कम खाना चाहिए। अक्सर देखा गया है कि औरतें अधिकतर प्याज और लहसुन नहीं खाने की जिद करती है। लहसुन सभी के लिए काफी फायदेमन्द रहता है। भोजन के साथ एक लहसुन रोज खाना चाहिए। परंतु लहसुन के बारे में थोड़ा ज्ञान रखने कि बात यह है कि यह गर्मी करता है इसलिए तेज गर्मी में इसका उपयोग करने से मुँह में छाले पड़ सकते हैं। प्याज स्त्री व पुरुष दोनों के लिये बहुत उपयोगी है। गर्मी के मौसम में प्याज का सेवन जरूर करें।

एक काम शक्कर पर घर में जागरूकता लाने के लिए अवश्य किया जा सकता है कि 15-20 दिन या महीने शक्कर का निषेध रखें। शक्कर या शक्कर से बने कोई पदार्थ नहीं खायें। या हर दो-तीन महीने में एक आरोग्य सप्ताह मनाएँ जिसमें शक्कर नहीं खायें।

इससे डायबिटीज (मधुमेह से) बचा जा सकेगा। यह एक भयंकर रोग है। इसके पथ्य-अपथ्य बहुत हैं साथ ही इसके उपद्रव भी बहुत है। समाज में जागरूक लोग इस बीमारी के बारे में जागरूकता फैलाएँगे। ऐसा मेरा मानना है।

नमक—दो-तीन महीने में एक दिन आरोग्य दिवस मनाएँ जिसमें बिना नमक का भोजन करें।

अरविंद सोढ़ानी

NOTES

दो शब्द

हमारे शरीर में जीवन है तो रोग है। शरीर का क्षय होता है तो रोग लगता है। यह प्राकृतिक नियम है। जो चीज पैदा होती है उसको कुदरत खत्म करने की विधि अपनाकर चलती है। लोहे को जंग लगता है, गलता जाता है। काठ को दीमक, पानी, नम हवाएँ गला देती है। मनुष्य के शरीर पर रोग के कीटाणु हमला करते हैं, बीमार कर डालते हैं। कुछ लोग जल्दी–जल्दी बीमार होते हैं, कुछ बहुत दिनों बाद। रोग लगने का कारण होता है शरीर में रोगों से लड़ने की क्षमता का कम होना।

प्राकृतिक खान–पान शरीर के हर तत्व को सन्तुलित रखते हैं। सन्तुलन बनाए रखने में विटामिन, खनिज और लौह तत्व का महत्वपूर्ण स्थान होता है और ये तत्व प्राकृतिक चीजों में पाये जाते हैं आज का जमाना तली हुई, वसायुक्त तथा मसालेदार खानपान का हो गया है और लोग मीठी (अधिकतर शक्कर से बनी हुई) चीजें तो इतनी खाते है कि हर चीज में मीठा आता है। मिठाइयों कि दुकाने जगह–जगह खुल गई हैं। मिठाईयाँ, ठण्डा पीना, केक, चॉकलेट वगेरे हर चीज में शक्कर तो डलती ही है और तो और पहले मन्दिरों में नारियल, चना–गुड़, सूखा मेवा, घर पर बने हुए गुड़ में बने लड्डू, चने की दाल–मिश्री, साथ ही दक्षिण के मन्दिरों में आज भी चावल से बनी वस्तुओं का भोग, लाल चने का भोग लगाया जाता है। परन्तु अब उन मन्दिरों में भी प्रसाद के नाम पर सूखे मेवे और शक्कर डालकर बनाये हुए लड्डुओं का भोग लगने लगा है। वैसे यह सरल भी है। आजकल की तेज जिन्दगी में हर कोई दुकान से पाव किलो, सौ ग्राम पेड़ा, लड्डू लेकर झट भोग लगा देता है। परंतु वह यह नहीं सोचता है कि आखिर खाना तो उसे ही है। मैंने कई ऐसे लोगो को देखा है जो भगवान को भोग लगाने के नाम पर शक्कर से बने पेड़ा, लड्डू, बर्फी आदि खाते रहते हैं और उनको मधुमेह (डायबिटीज) हो गई।

हमारा अमाशय गरिष्ठ भोजन (तली हुई चीजें, वसायुक्त तथा मसालेदार

खानपान) को सरलता से पचा नहीं पाता, परिणाम होता है गैस बनना, अपच, खट्टी डकारें और अजीर्ण होना। इन पर ध्यान न दिया जाए तो एक से अनेक बीमारियाँ घर करती जाती हैं।

यहाँ एक रोग के आजमाए हुए कई नुस्खे दिये गये हैं। इसकी वजह यह है कि प्रत्येक इन्सान की प्रकति अलग-अलग होती है। प्रकृति के आधार पर जरूरी नहीं है कि हर नुस्खा, हर किसी के लिए एक सा कारगर हो। इसलिए अगर एक नुस्खा लाभ नहीं पहुँचा रहा हो तो तुरन्त दूसरा या तीसरा नुस्खा आजमाएँ। अधिक से अधिक तीन नुस्खों में लाभ निश्चित है। इतने ज्यादा नुस्खे इसलिए हैं क्योंकि हर चीज उचित समय पर उपलब्ध नहीं होती। अनुपलब्धता की स्थिति में जो चीज पहले उपलब्ध है, उसे ही आजमाएँ।

शरीर के कोष रात दिन क्षीण होते जाते हैं। आहार ही नये कोषों का निर्माण करता है। अतएव लोग दैनिक आहार के विषय में ज्ञान प्राप्त करें और शरीर को निरोगी बनाएँ। इसलिए मधुमेह रोगी को चाहिए की शरीर का संतुलन आहार से बनाने की कोशिश करें। जरूरत पड़ने पर औषधि वगैरह लें। मधुमेह रोगी किसी प्रकार का घाव होने पर तुरन्त ध्यान दें क्योंकि मधुमेह में घाव होने पर भरता नहीं है। इसलिए मधुमेह रोगी स्वयं की चिकित्सा संबंधी ज्ञान भी रखे तो आसान रहता है।

भारत में मधुमेह तेजी से फेल रहा है। अज्ञानता के कारण करोड़ो लोग इस रोग से ग्रस्त होकर दारुण दुःख एवं विषाद पूर्ण जीवन जीने के लिए अभिशप्त हैं। आज पूरे विश्व में करीब 20 करोड़ लोग मधुमेह से ग्रस्त हैं जिसमें 5 करोड़ तो सिर्फ भारत में हैं। मधुमेह के फलने-फूलने की सर्वाधिक संभावना वाला देश भारत ही है। भारत में आनुवांशिक जैविक पर्यावरण एवं सामाजिक अनुकुलन व्यवस्था मधुमेह के अनुरूप है।

—*प्रकाशक*

***

1. मधुमेह

खून में मात्रा से ज्यादा शक्कर कभी शरीर को जानलेवा रोग के आगे कर देती है। ज्यादा डायबिटीज के कारण लम्बे समय में किडनी फेल्योर, हृदयरोग का हमला, दिमाग की नसें टूटना, कैंसर जैसे घातक रोग होने की शिकायत सामान्य मनुष्य की बजाय ज्यादा होती है। डायबिटीज के निदान के शुरुआत के 5 से 7 वर्ष के दरम्यान डायबिटीज का आडअसर शरीर पर मालूम नहीं पड़ता । परन्तु बाद के वर्षों में शरीर में प्राणघातक रोग होने की संभावना रहती हैं। इसके लिए उसका समय पर उपचार जरूरी है।

डायबिटीज वर्तमान समय में एक महामारी का स्वरूप ले चुकी है। हर दस में से एक व्यक्ति इस रोग से पीड़ित है। गुजरात समाचार (अखबार) मुंबई में प्रकाशित एक समाचार अनुसार विश्व में अहमदाबाद का इस रोग में पहला स्थान है। अहमदाबाद में हर आठ में से एक व्यक्ति डायबिटीज से पीड़ित है। जो कि एक चिंता का विषय है और आने वाले समय में यह परिस्थिति ज्यादा बिगड़ सकती है।

डायबिटीज या मधुप्रमेह के नाम से जाना जाने वाला यह रोग शरीर में छिपे दुश्मन के समान है क्योंकि कितनी बार तो लम्बे समय तक रोगी को इस रोग की जानकारी होती ही नहीं और होती है तब तक यह रोग शरीर के विभिन्न अंगों को बहुत नुकसान पहुँचा देता है। इसके बाद इसका कोई उपाय रहता नहीं।

इस रोग को शरुआत में ही जान लो तो इस रोग के साथ जीना कोई कठिन नहीं है। खानेपीने में सावधानी, मीठा और तीखा पदार्थ बहुत कम और नियमित व्यायाम द्वारा इस रोग को काबू में रखकर सामान्य जीवन जी सकते हैं।

डायबिटीज अगर काबू में नहीं रहे तो शरीर के विभिन्न अंगों को नुकसान पहुँचाता है। इस रोग के रोगियों को त्वचा की विविध तकलीफ होना, फोल्ली होना, दाद-खुजली जैसे रोग होना, चेहरे पर खील या दाग तथा त्वचा पर लाल चकता हो सकता है।

जातीय कमजोरी रहती है। वजन बढ़ता है, बच्चे नहीं होते हैं, इस रोग के कारण पैर की नसों को नुकसान पहुँचता है। इसमें कमजोरी आती है, चलने में

मुश्किल पड़ती है, आँखों में मोतियाबिन्द या झामर (रतौंधी) की तकलीफ रहती हैं। आँख में पानी आता है, लाल होती हैं।

लगातार ऐलोपैथिक दवायें लेने से गुर्दा जैसे शरीर के महत्वपूर्ण अंगों को भी नुकसान पहुँचता है। दवाइयों से शर्करा को दबाने से–खून में लगातार शर्करा का प्रमाण ज्यादा रहने से किडनी के नेफोन्स को नुकसान पहुँचता है और इससे किडनी की कार्यक्षमता घटने लगती है। शरीर में से विजातीय पदार्थों का निकास मूत्रमार्ग से बराबर होना चाहिए मधुमेह के कारण वह होता नहीं और खून में ब्लडयूरिया और क्रियोटीन का परिमाण घटने लगता है। जिसके कारण रोगी को किडनी की कम क्षमता और डायबिटीज इस तरह दोहरी मार पड़ती है। फिर डॉक्टर डायलिसिस करते हैं ऐसी परिस्थिति आ जाती है।

हृदय को भी डायबिटीज नुकसान पहुँचाता है। इसके कारण हाइब्लडप्रेशर, कोलेस्ट्रॉल, एन्जाइना पेइन का भय रहता है। वह हृदय को कमजोर करता है। इसलिए डायबिटीज को हृदयरोग का पहला हमला गिना जाता है। डायाबिटीज पर नियंत्रण नहीं करने पर कैंसर जैसे रोग का भय बढ़ जाता है।

***

2. मधुमेह (शुगर) का कारण एवं लक्षण

इसका रोगी मधु के समान पेशाब करता है। यह रोग धातुओं के क्षय होने अथवा वायु के प्रकुपित हो जाने के कारण होता है। इसे पेशाब में शक्कर (शुगर) आना भी कहते हैं। यह एक असाध्य रोग है।

हमारे शरीर में पाचन संस्थान के कुछ नीचे बाई ओर एक ग्रंथि होती है जिसे पैंक्रियाज ग्रन्थि कहते हैं। इसी ग्रन्थि के कुछ विशेष कोष इन्सुलिन नामक स्राव उत्पन्न करते है। खाए हुए पदार्थ पचकर जब रक्त में घुल-मिल जाते हैं तो रक्त में शर्करा की मात्रा बढ़ जाती है परन्तु इन्सुलिन इस बढ़ी हुई शर्करा को शरीर के भिन्न-भिन्न कोषों को उपलब्ध कराती रहती है जिससे शर्करा की मात्रा बढ़ने नहीं पाती। लेकिन जब इन्सुलिन के स्राव में कमी आ जाती है तो रक्त में शर्करा की मात्रा बढ़ जाती है। इस स्थिति को मधुमेह कहते हैं।

कारण—शारीरिक श्रम न करना, अधिक सोने, चर्बी वाले और तैलीय पदार्थों का अधिक सेवन करने (मोटापा), अधिक मीठे खाद्य पदार्थ एवं पेय पदार्थो का सेवन करते रहने (खासकर शक्कर से बनी हुई मिठाइयाँ एवं अन्य पदार्थ), कफ उत्पन्न करने वाले पदार्थों का अधिक सेवन करने से यह रोग हो जाता है।

लक्षण—मूत्र की मात्रा व मूत्र विसर्जन की आवृत्ति बढ़ जाती है। मूत्र में शर्करा भी निकलती है। इसका प्रमाण यह है कि जहाँ पर मूत्र विसर्जन किया जाता है वहा चींटियाँ एकत्रित हो जाती हैं। मधुमेह के रोगी की भूख-प्यास बढ़ जाती है तथा सिर में दर्द व भारीपन रहता है। त्वचा में रूखापन आ जाता है और फोड़े-फुंसियाँ भी अधिक निकलती हैं। घाव होने पर जल्दी भरता नहीं। आँखों की रोशनी कम हो जाती है और शारीरिक कमजोरी अधिक आ जाती है।

***

3. शरीर में शर्करा की क्रियाएँ

शारीरिक मेहनत से भागने वाले और मात्र थोड़ा बहुत मानसिक श्रम करने वाले आरामतलब आलसी, विलासी और लापरवाह व्यक्तियों को ही मधुमेह होता है। इतना ही नहीं धन धान्य से परिपूर्ण कोई काम नहीं रहने से (क्योंकि समस्त कार्य नौकर या मशीन द्वारा ही संपन्न होते रहता है।) हाथ पर हाथ रखकर बैठे रहना या गद्देदार कुर्सी या बिस्तर पर बैठे या लेटे रहने तथा टी.वी., वी.सी.आर. या सिनेमा देखने वाले व्यक्तियों को यह रोग हो जाता है। बंगाल एवं बिहार में अधिक चावल खाने वाले व्यक्तियों को, रसगुल्ला, चमचम, गुलाब जामुन, रसमलाई, बर्फी, पेड़ा आदि मिठाइयाँ खाते रहने वालों को यह रोग हो जाता है।

अतएव मानसिक श्रम के साथ-साथ अपनी शक्ति एवं सामर्थ्य के अनुसार थोड़ा बहुत शारीरिक श्रम या व्यायाम, भ्रमण अथवा आसन-प्राणायाम अवश्य ही करें। भात, मिठाइयाँ (शक्कर से बनी हुई चीजें या ज्यादा शक्कर जिसमें पड़ती हो), पेय पदार्थ इत्यादि। जिन खाद्य वस्तुओं के प्रयोग से इस रोग के होने की आशंका हो, उन्हें नहीं खाये।

आमाशय और यकृत (लिवर) को शक्तिशाली बनायें ताकि यह अपनी क्रियाओं को पूरी तरह जारी रख सकें। विशेषकर यकृत को शक्ति देना इस रोग में इसलिए भी जरूरी है क्योंकि वह इस रोग में शक्ति कम हो जाने के कारण ग्लाइकोजन नहीं बना सकता या अपनी पाचनक्रिया के खराब हो जाने के कारण ग्लाइकोजन अपने अन्दर जमा नहीं रख सकता है।

इस रोग में वृक्कों (गुर्दे) को शक्तिशाली बनाये रखें और इनको कमजोर न होने दें। ताकि वह फालतू और अनावश्यक पदार्थ तथा संक्रमणों को जितना बाहर निकालना अति आवश्यक है, मूत्र द्वार से निकालते रहें। परन्तु इस सबसे आवश्यक क्लोम ग्रंथी का शक्तिशाली बनना जरूरी है क्योंकि इस रोग में इसकी क्रिया में खराबी हो जाने से शर्करा को पचाने और शरीर में घुलने योग्य बनाने वाला हार्मोन जिसे इन्सुलिन कहते हैं बनना कम हो जाता है।

शरीर में शर्करा की क्रिया—मधुमेह रोग को समझने और इसकी चिकित्सा में योग्य बनने के लिये यह जानना जरूरी है कि मनुष्य के शरीर में शक्कर क्यों कर और कैसे उत्पन्न होती है। इसकी क्रियायें क्या है और यह मूत्र में क्यों आने लगती है। मनुष्य जब निशास्ता वाली खुराक और खांड (शक्कर) वाले भोजन खाता है तो कार्बोहाड्रेट्स पचकर डेक्स्ट्रोज (ग्लूकोज अर्थात अंगूरी खांड) के रूप में बदलकर पोर्टल बेन (वह शिरा जो पेट के अंगों से रक्त यकृत में पहुँचाती है और वहाँ ग्लाइकोजन का रूप धारण करकर वहीं इकट्ठी हो जाती है और प्रोटीन आँतों द्वारा अमीनो एसिड के रूप में) में घुलकर शरीर की रचना और मरम्मत के काम में आ जाती है या फिर उनसे ग्लाइकोजन बन जाती है।

परन्तु जब शक्कर वाले भोजन अधिक मात्रा में खाये जाते हैं तो इसमें से कुछ भाग यकृत (लिवर) से बाहर निकलकर रक्त संचार में चला जाता है। तब वृक्क (गुर्दे) इस अधिक शक्कर को मूत्र द्वारा बाहर निकाल देते हैं। इसी प्रकार की अवस्था यकृत खराब होने पर भी हो जाती है क्योंकि यकृत उसको (शक्कर वाले भोजन) रोककर ग्लाइकोजन नहीं बना सकता है।

ग्लाइकोजन भण्डार के रूप में यकृत में जमा रहता है और फिर ग्लूकोज में बदल कर क्रमशः विशेष हिसाब से रक्तसंचार में मिलता रहता है। यह ग्लूकोज शरीर में समस्त अंगों में गति और गर्मी पैदा करता है और शक्ति पहुँचाता है। स्वस्थ दशा में रक्त के एक हजार भाग में 500 से 900 भाग तक शक्कर (ग्लूकोज) होती है। परन्तु माँसपेशियों में इसकी मात्रा रक्त से बहुत अधिक होती है, जिससे यदि माँसपेशियों को बहुत अधिक परिश्रम करना पडे तो उनमें शक्कर समाप्त हो जाने से कमजोरी न आने पाये। इसलिए माँसपेशियों की गति और काम करने की क्रिया शक्कर के होने और उसके घुलने पर ही निर्भर करती है।

यदि माँसपेशियों में शक्कर की मात्रा कम होती है तो उसके व्यय हो जाने के बाद स्वयं माँसपेशियाँ घुलने लग जाती हैं और अगर शक्कर बहुत अधिक हो जाती है तो यकृत में ग्लाइकोजन के रूप में जमा हो जाती है। यदि शक्कर की मात्रा बहुत अधिक हो जाये तो ऐसी अवस्था में वह शक्कर चर्बी बनकर एकत्रित हो शरीर को मोटा बना देती है।

चूंकि डेक्स्ट्रोज (अंगूरी शक्कर, ग्लूकोज) में 6 भाग कार्बन और 6 भाग पानी होता है, इसलिए जब माँसपेशियाँ काम करती हैं तो उनकी शक्कर ईंधन के रूप में जलती और खर्च होती रहती है और शक्कर के अंश पानी और कार्बन के रूप में पृथक होने लगते हैं। इसलिए ही मनुष्य जब व्यायाम या परिश्रम करता है तो हाँफने

लगता है और पसीना आना आरंभ हो जाता है। इसका यह अर्थ है कि शक्कर के जलने से जो कार्बानिक एसिड गैस बनती है, वह श्वास क्रिया द्वारा निकल जाती है और जो पानी बनता है वह पसीने के रूप में निकल जाता है। तात्पर्य यह है कि कार्बोहाड्रेट्स के पाचन से शक्कर बनाने और शक्कर से ग्लाइकोजन तैयार करने में तथा ग्लाइकोजन को शक्कर के रूप में बदलने में बहुत से रासायनिक पदार्थ और हार्मोन महत्वपूर्ण कार्य करते हैं।

पहले निशास्ता मुँह की लार के पाचक खमीर, क्लोम ग्रन्थि के पाचक रस से माल्टोज में और फिर आँतों में एक पाचक स्राव से ग्लूकोज में बदल जाता है और गन्ने का शक्कर आँतों में एक दूसरे पाचक रस नोरेट्स द्वारा ग्लूकोज में और दूध की शक्कर एक तीसरे पाचक पदार्थ लैक्टोस के प्रभाव से ग्लूकोज का रूप धारण कर लेती है। तात्पर्य यह है कि आँतों में हर प्रकार की शक्कर अंगूरी शक्कर (ग्लूकोज) में बदल कर पोर्टल बेन द्वारा यकृत में पहुँच जाती है और फिर यकृत उसको ग्लाइकोजन में बदलकर छोटे-छोटे कणों के रूप में अपने अन्दर इकट्ठा कर लेता है और आवश्यकतानुसार ग्लाइकोजन में परिवर्तन होकर उससे ग्लाइकोजेन्स खमीर के रूप में अंगूरी शक्कर का रूप धारण कर रक्त में मिल जाता है।

***

4. स्त्रियों में मधुमेह

मधुमेह एक असाध्य रोग है, लेकिन जरा सी सावधानी रखी जाये तो मधुमेह को नियंत्रित रखा जा सकता है। मधुमेह रोग में रोगी के रक्त-मूत्र में शर्करा बहुत अधिक रहती है। इस रोग के कारण रक्त स्राव की वृद्धि, पक्षाघात, स्नायु एवं किडनी का क्षतिग्रस्त होना आदि विकार उत्पन्न हो जाते हैं। जैसे-जैसे मधुमेह रोग पुराना होता है, वह स्त्री-पुरुष के यौन संबन्ध में खलल डालने लगता है। इसके कारण स्त्रियों में यौन सबंधों के प्रति सामान्य सक्रियता नहीं रह जाती।

स्त्रियों में मधुमेह का कारण—स्त्रियों में मधुमेह का कारण ऐशो आराम की जिन्दगी अर्थात श्रम न करना, अनियंत्रित आहार-विहार, मीठे पदार्थों का अधिक सेवन, मोटापा, चिंता, तनाव आदि हैं। जिन स्त्रियों का यकृत दुर्बल होता है उन्हें भी यह रोग होने की संभावना अधिक होती है। जो स्त्रियाँ अधिक कामुक होती हैं उन्हें भी यह रोग हो सकता है।

लक्षण—मधुमेह के प्रमुख लक्षण हैं—अधिक पेशाब आना, बार-बार प्यास लगना, रात में बार-बार उठना, वजन कम होते जाना, थकावट-कमजोरी महसूस होना, नींद कम हो जाना आदि। इन सामान्य लक्षणों से प्रमाणित होता है कि रक्त में शर्करा की मात्रा काफी बढ़ गई है।

जिन स्त्रियों को मधुमेह की बीमारी होती है उनकी यौन क्षमता सबसे अधिक प्रभावित होती है। महिलाओं में अनियंत्रित मधुमेह के कारण स्नायु तंत्रिकाओं और रक्त धमनियों में विषमता पैदा हो जाती है जो यौन प्रक्रिया को कष्टप्रद बना देती है। इसी तरह मधुमेह के कारण उत्पन्न शारीरिक कमजोरी, आलस्य, थकावट आदि भी उन्हें यौन प्रक्रिया में निष्क्रिय कर डालती है।

अनियंत्रित मधुमेह के कारण स्त्रियों की योनि, मूत्र व जनन संस्थान में अनेक प्रकार के जीवाणुओं व फँफूदियों का संक्रमण बार-बार होने लगता है। इसके कारण भी यौन संबन्ध नहीं हो सकते। स्त्रियों को जीवाणुओं व फँफूदियों के बार-बार संक्रमण से बचने के लिए मधुमेह पर प्रभावी नियंत्रण रखना जरूरी है। इस रोग पर

नियंत्रण पाने के लिए कुछ कारगर घरेलू नुस्खे यहाँ (आगे) दिए जा रहे हैं जिनका प्रयोग कर मधुमेह को नियंत्रित किया जा सकता है।

मधुमेह में पुरुष को स्त्री संग वर्जित है। इसी तरह स्त्री को मधुमेह हो तो उसको भी वर्जित है।

***

5. बच्चे भी डायबिटीज की गिरफ्त में

बड़ों को होने वाली डायबिटीज जैसी बीमारियाँ अब बच्चों को भी अपनी गिरफ्त में लेती जा रही है जो भविष्य के लिए खतरनाक संकेत है। इसे बदलती जीवनशैली कहे या बढ़ती भौतिक सुख-साधनों की माया का प्रभाव जिससे बच्चों का बचपन आधुनिकता (विशेषकर दूषित खान-पान) के प्रभाव से प्रदूषित हो गया है। इसी कारण उनका स्वास्थ्य भी प्रभावित हो रहा है। अस्वस्थ बच्चों की तादाद का बढ़ना भी हमारे लिए एक चिंता का विषय बनता जा रहा है। उन्हें कम उम्र में उन बीमारियों को झेलना पड़ रहा है जो कभी बड़ों को हुआ करती थी। पहले डायबिटीज, दिल की बीमारियाँ, श्वास संबन्धी परेशानी, जैसी बीमारियाँ लोगो को 40-45 की आयु के बाद ही देखी जाती थीं, लेकिन अब वह बच्चों में भी होने लगी हैं।

कारण : आसान जीवन शैली

इस मॉडर्न (आधुनिक) और ग्लोबलाइजेशन (विश्वस्तरीय) के युग में सभी माता-पिता अपने बच्चों को हर तरह की सुविधाएँ मुहैया कराना चाहते हैं। घर से बाहर कदम रखते ही उनके पैर पहले लिफ्ट में और बाद में कार के अंदर पड़ते हैं। आजकल के बच्चे खेलते कूदते नहीं, कसरत करते नहीं, इससे सख्त जमीन का अहसास उन्हें हो ही नहीं पाता। जहाँ पहले के जमाने में बच्चे दिन भर नंगे पैर दौड़-भाग कर खेलते नजर आते थे वहीं आज के बच्चे आरामदायक फोम के गद्दों पर पैर पसारकर पोपकॉर्न या वेफर्स खाते घण्टों तक टी.वी. या वीडियो गेम द्वारा मनोरंजन करते नजर आते हैं। इस तरह उनकी शारीरिक मेहनत कम हो जाती है। इस तरह मेहनत कम होने से (बैठे-बैठे खाते रहने से) उनका शरीर फिट होने की बजाय थुलथुला होता चला जाता है।

अभिभावक भी है जिम्मेदार—ज्यादातर माता-पिता अपने बच्चों को खुश करने के लिये कभी उन्हें पिज्जा खिलाते हैं तो कभी चिप्स। माता-पिता की लाइफस्टाइल इतनी व्यस्त हो गई है कि माँ के पास बच्चों के लिए खाना बनाने का वक्त नहीं रहता। बच्चे क्या जाने क्या चीज उनके लिए फायदेमंद है और क्या

नुकसानदायक। नतीजा यह है कि आज उनमें मोटापे की शिकायत बढ़ती जा रही है, जो मधुमेह का जन्मदाता है।

जंकफूड—आज जंकफूड खाने वालों में सबसे ज्यादा तादाद बच्चों की है जो पोषण रहित है। फिर वह चाहे पिज्जा, बर्गर, नूडल्स, पास्ता या अन्य जंकफूड हो। चाहे केक, कोल्डड्रिंक वगैरह हो। उसमें ज्यादातर शक्कर (डायबिटीज होने का कारण ज्यादा शक्कर की बनी चीजें खाना), रिफाइंड फ्लोर और हाइड्रोजिनेटेड फैट होता है। यह हमारे शरीर की टॉक्सिसिटी यानी विषाक्तता को बढ़ाता है। यही कारण है कि बच्चों में डायबिटीज, हाई ब्लडप्रेशर और मोटापे की समस्या होने लगती है और मोटापा तो खुद अपने साथ कई बीमारियों को लेकर आता है।

कैसे बचाएँ बच्चों को डायबिटीज से

- बच्चों को शक्कर की चीजें ज्यादा न दें। इसकी जगह उन्हें शहद, मिश्री, बूरा, शक्कर, गुड़, मीठे फल, खजूर वगैरह दें।
- माता-पिता को चाहिए कि बच्चों को शुरू से ही पौष्टिक खाना जैसे अंकुरित अनाज, दालें, मूँग, मोठ, चना, सोया वगैरह खाने की आदत डालें। इससे वे जंकफूड शौकिया तौर पर खायेंगे।
- भूख लगने पर उन्हें सलाद, मूँगफली, ज्यूस आदि दें।
- विकासशील बच्चों में शक्ति का बहुत व्यय होता है। उसकी पूर्ति के लिए वे अज्ञात रूप से मीठी वस्तुओं के प्रति उन्मुख होते हैं। ऐसे समय उनको चीनी वाले पदार्थ देने के बदले शहद, मीठे फल, गुड़, मिश्री देना हितकारक है। उनसे मिठास के साथ बच्चों को चर्बी, गर्मी और शक्ति उचित मात्रा में उपलब्ध हो जाती है।
- माता-पिता के लिये यह भी जरूरी है कि वे बच्चों के साथ-साथ अपने भोजन पर भी नियंत्रण रखें, क्योंकि बच्चे अपने माता-पिता का अनुसरण अधिक करते हैं।
- बच्चों को शरु से ही खेलने की आदत डालें न कि घर बैठे-बैठे टी.वी. देखने की।
- जागिंग या थोड़ी कसरत करवाएँ, जिससे शारीरिक मेहनत होती रहे। इससे उनका वजन नियंत्रण में रहेगा।
- बच्चों के भोजन में रोज सही कैलोरी और पोषक तत्व शामिल हो इस बात का ख्याल रखें।
- अधिक कार्बोहाइड्रेट्स या वसा युक्त भोजन न खिलाएँ।

- पिज्जा, बर्गर, नूडल्स आदि जंक फूड से दूर रखें या शौकिया तौर पर कभी-कभी खिलायें। मैदा और शक्कर से दूर रखें।
- अंकुरित अनाज, चना, मूँगफली आदि को नाश्ते में दे।

बच्चों में डायबिटीज जैसी बढ़ती बीमारियाँ चिंता-जनक अवश्य हैं, लेकिन ऐसा नहीं है कि हम उन्हें इससे उबार नहीं सकते। बस थोड़ी सूझ-बूझ से इसे नियंत्रण में किया जा सकता है।

***

6. मधुमेह में योग द्वारा चिकित्सा

यौगिक चिकित्सा के अन्तर्गत एक तो रोगी को उचित आहार का सेवन करवाया जाता है दूसरा नियमित योगाभ्यास करवाया जाता है। रोगी इस चिकित्सा को ऐलोपैथिक या आयुर्वेदिक किसी भी चिकित्सा पद्धति के साथ प्रारंभ कर सकता है।

सूर्य नमस्कार, आसन, मयूरासन, मत्स्यासन, मत्स्येन्द्रासन, धनुरासन, सर्वांगासन, उत्तानपाद-आसन, भुजंगासन, शलभासन, पश्चिमोत्तानासन आदि आसनों के नियमित अभ्यास से मधुमेह में लाभ होता है तथा रोग नियंत्रण में रहता है। आसनों के नियमित अभ्यास से अग्नाशय सक्रिय हो जाता है जिससे आवश्यक मात्रा में इन्सुलिन का स्राव होने लगता है।

मधुमेह यदि 40 वर्ष के पश्चात हुआ हो तो योगासनों विशेषकर अर्धमत्स्यासन, मयूरासन, धनुरासन, भुजंगासन, पद्मासन, गर्भासन का रोजाना नियमित अभ्यास करने से कुछ ही दिनों में शक्कर की बीमारी ठीक हो जाती है। केवल अग्निसार धौति, भस्त्रिका, उड्डयन बंध के साथ पश्चिमात्तानासन और फेफड़ों को शक्ति पहुँचाने वाले प्राणायाम के अभ्यास से स्थायी लाभ हो सकता है।

***

7. मधुमेह के प्रकार

अध्ययन की सुविधा की दृष्टि से मधुमेह के प्रकारों का निम्नलिखित रूप से स्पष्ट वर्णन किया गया है।

यह रोग दो प्रकार का होता है

1. **मधुमेह** (Diabetes Mellitus)—इस प्रकार के रोग में मूत्र में शक्कर निरन्तर आती रहती है और इसी कारण इसको मधुमेह कहते हैं।
2. **बहुमूत्र** (Diabetes Insipidus)—इस प्रकार के रोग में रोगी को तीव्र प्यास लगती है, मूत्र भी अधिक मात्रा में आता है परन्तु मूत्र में शक्कर नहीं आती है इसलिए इसको बहुमूत्र रोग कहा जाता है।

मधुमेह के अन्य दो प्रकार हैं:

1. **अस्थायी मधुमेह**—इसको शर्करामेह मधुमेह (Glycosuria) कहते हैं। इस रोग में अस्थायी रूप में मूत्र में शक्कर आने लग जाती है। जैसे खाँड (शक्कर) का अधिक प्रयोग करने, सिर में चोट लग जाने, काली खाँसी, श्वास रोग, मिरगी के दौरे के बाद या क्लोरोफार्म के प्रयोग से मूत्र में थोड़े समय के लिए शक्कर आने लग जाती है। वास्तव में यह रोग का अस्थायी रूप है।
2. **स्थायी मधुमेह**—वास्तव में यही रोग है, जिसका वृत्तांत इधर लिखा जायेगा। इस रोग के भी दो प्रकार हैं—

   (क) घातक मधुमेह (Malignant Diabetes)—ऐसी अवस्था में मूत्र बहुत अधिक मात्रा में आता है और उसमें शक्कर बहुत अधिक होती है। प्यास के कारण रोगी बेचैन हो जाता है। रोगी शीघ्र ही कमजोर और दुर्बल हो जाता है और दूसरे घातक लक्षण पैदा हो जाते हैं।

   (ख) अदोष मधुमेह (Innocence Diabetes)—इस अवस्था में मूत्र में शक्कर कभी कम और कभी ज्यादा हो जाती है और कभी शक्कर आनी

बंद हो जाती है और फिर आने लग जाती है। प्यास अधिक नहीं लगती परंतु कई बार बढ़ भी जाती है। रोगी कमजोरी सी प्रतीत करता है परंतु दुबला नहीं होता। रोगी का यह रूप घातक नहीं होता। परन्तु कई रोगियों में शक्कर को चिकित्सा से कम करना बहुत कठिन होता है। इस अवस्था को वृक्कगत मधुमेह (Renal Glycosuria) भी कहते हैं। कई बार यह रोग जन्मजात (Congenilal) भी होता है।

***

8. इन्सुलिन और इसका प्रयोग

इन्सुलिन के इन्जेक्शन पशुओं की अग्न्याशय (क्लोम) ग्रन्थि से तैयार किये जाते हैं। यह इन्जेक्शन प्रायः सॉल्यूशन या सस्पेंशन के रूप में कैमिस्टों से मिल सकते हैं।

इन्सुलिन के प्रकार

1. **प्रोटामिन इन्सुलिन**—यह प्रोटामिन और इन्सुलिन का मिश्रण है जिसका प्रभाव 24 घण्टे तक रहता है।
2. **प्रोटामीन जिंक इन्सुलिन**—इसका प्रभाव 3 घण्टे तक रहता है।
3. **ग्लोबिन जिंक इन्सुलिन**—इसमें ग्लोबिन जिंक और इन्सुलिन होते हैं। इसका प्रभाव बहुत शीघ्र आरम्भ हो जाता है और 16 घण्टे तक रहता है।

इन्सुलिन के गुण और लाभ—मधुमेह के लिये इन्सुलिन संसार में सबसे ज्यादा इस्तेमाल की जाती है और यह मूत्र में शुगर आने की महत्वपूर्ण औषधि है परंतु इसका लाभ स्थायी रूप से नहीं रहता और इसलिये निरंतर प्रयोग करना ही पड़ता है। इसके इंजेक्शन से रक्त में शुगर (शक्कर) कम हो जाती है और मूत्र में इसका आना रुक जाता है। साधारण रोग में जिंक इन्सुलिन प्रयोग की जाती है ताकि इसका लाभ काफी देर तक रहे, परंतु रोग और भयानक होने पर विशुद्ध इन्सुलिन (इन्सुलिन नोवो) के इंजेक्शन लगाये जाते हैं। विशुद्ध इन्सुलिन का टीका मधुमेह की मूर्च्छा जैसी भयानक अवस्था में भी लगाने से रोगी मरने से बच जाता है। मधुमेह से उत्पन्न दूसरे रोगों और कष्टों में भी इसका प्रयोग लाभप्रद सिद्ध होता है। जब मधुमेह के रोगी के शरीर पर फोड़े-फुंसियाँ और करबंकल निकलते हों और वह ठीक न हो तो जिंक इन्सुलिन के इंजेक्शनों से इनको आराम आ जाता है। चूँकि इन्सुलिन के इन्जेक्शन कार्बोहाइड्रेटस और शुगर को शरीर में पचाते हैं जिससे रोगी को शक्ति प्राप्त होती है और उसका वजन बढ़ जाता है। मधुमेह रोग के संक्रमण से यदि रक्त में अम्लता पैदा हो जाये तो यह भी इन्सुलिन के प्रयोग से दूर हो जाती है।

इन्सुलिन की प्रयोग विधि—इन्सुलिन मुख द्वारा प्रयोग नहीं की जाती, इसके

केवल इन्जेक्शन ही लगाये जाते हैं। विशुद्ध इन्सुलिन के इंजेक्शन शिरा या चर्म में ही लगाये जाते हैं और जिंक इन्सुलिन के इंजेक्शन केवल चर्म में ही लगाये जाते हैं। इन्जेक्शन लगाने के बाद इसका प्रभाव केवल आधे घण्टे में ही आरंभ हो जाता है। जो रोगी इन्सुलिन का प्रयोग कर रहे हैं उनके भोजन में 40 ग्राम कार्बोहाइड्रेटस और शुगर का होना आवश्यक है, क्योंकि इन्सुलिन का प्रभाव उनके अंशों को नष्ट नहीं होने देता, शरीर से निकलने नहीं देता है। इसके इंजेक्शन से यह अंश शरीर में पच जाते हैं और शरीर का पोषण होता रहता है।

इसमें संदेह नहीं कि इन्सुलिन का प्रयोग मधुमेह रोगियों में जादू की भांति चमत्कार दिखाता है। परन्तु बिना सोचे समझे इसका प्रयोग भयानक सिद्ध हो सकता है। इसलिए चिकित्सक या रोगी इन्सुलिन प्रयोग करते समय निम्नलिखित बातों का ध्यान रखें—

(1) रोगी को 200 यूनिट्स से अधिक इन्सुलिन बिल्कुल प्रयोग न कराई जाये।

(2) इन्सुलिन का प्रयोग करने वाले रोगियों को अपने पास चीनी या ग्लूकोज हमेशा रखना चाहिए ताकि यदि रक्त में शुगर की कमी के लक्षण प्रकट हो जायें तो तुरन्त 15 ग्राम चीनी को पानी में घोलकर या चीनी का शर्बत बनाकर पी लेना चाहिए।

(3) इन्सुलिन प्रयोग करते समय रोगी के मूत्र की परिक्षा करते रहना आवश्यक है ताकि मूत्र में शुगर की न्यूनता या अधिकता के अनुसार इन्सुलिन की मात्रा घटा या बढ़ा ली जाये।

(4) रोगी को शुगर के अंशो को सहन करने की शक्ति का ज्ञान रखना भी जरूरी है ताकि यह पता लग सके कि वह शुगर के कितने अंशों को पचा सकता है और कितनी शुगर अधिक हो जाने पर वह मूत्र में आने लग जाती है।

(5) यह भी जानना जरूरी है कि उसके रक्त में शुगर की कितनी मात्रा है।

(6) रोगी को पथ्य-अपथ्य भोजनों और पेय की पूरी जानकारी रखना जरूरी है ताकि रोगी उचित भोजन ही प्रयोग करे। इन्सुलिन प्रयोग करने वालों को आवश्यकतानुसार शुगर वाले भोजन दिये जा सकते हैं।

(7) जिन रोगियों के मूत्र में एसीटोन आते हों, उनको इन्सुलिन न दी जाये।

(8) यदि इन्सुलिन के प्रयोग से विषैले लक्षण पैदा हो जायें तो उसका इन्जेक्शन लगाना तुरंत बंद कर दें। यदि रोगी के रक्त में शुगर बहुत ही घट गई हो जिसके कारण बहुत कमजोरी हो जाये तो तुरन्त रोगी को ग्लूकोज का शिरा में इन्जेक्शन लगा दे।

इन्सुलिन के इन्जेक्शन की प्रतिक्रिया (उपद्रव)

इन्सुलिन के अंधाधुंध और गलत प्रयोग से रोगी के रक्त में शर्करा (शुगर) की मात्रा सामान्य से अधिक घट जाने के कारण उसकी प्रतिक्रिया से रोगी को (Hypoglycaemia) हाइपोग्लायकेमिया (रक्त में शुगर की मात्रा सामान्य से भी कम हो जाना) का रोग हो सकता है।

यह रोग सोलुबल इन्सुलिन का इन्जेक्शन लगाने के ½ से 3 घण्टे के बाद और प्रोटामिन जिंक इन्सुलिन का इन्जेक्शन लगाने के 6 से 8 घण्टे बाद होता है।

लक्षण—इस रोग के प्रमुख लक्षण भूख बहुत अधिक लगना, बहुत अधिक पसीना, कमजोरी, बेहोशी, कम्पन या अंगों का फड़कना, एक वस्तु की दो वस्तु दिखाई देना आदि। रोग की अधिकता में बेहोशी और ऐंठन का दौरा पड़ सकता है।

यह रोग हो जाने पर रोगी को चीनी के शर्बत के कुछ चम्मच या कोई मीठा पेय पिला दें। यदि रोग शीघ्र दूर न हो तो किसी योग्य डॉक्टर को बुला लेना जरूरी है। ऐसी अवस्था में ऐलोपैथिक डॉक्टर प्रायः ग्लूकोज का इन्जेक्शन तुरंत शिरा में लगा देते हैं, जिससे तुरन्त ही इसका प्रभाव तमाम रक्त में हो सकता है।

रोगी अपनी जेब में हर समय नाम और पते का कार्ड रखें। उसमें साफ लिखा गया हो कि— मैं मधुमेह (डायबिटीज) का रोगी हूँ और इन्सुलिन का इंजेक्शन लगवाता हूँ। इसलिए घर से बाहर बेहोशी हो जाने पर उसकी शीघ्र उचित चिकित्सा की जा सके और उसको घर पहुँचाया जा सके।

ऐलोपैथिक औषधियों के सेवन से दुष्प्रभाव

मधुमेह की ऐलोपैथिक औषधियों के सेवन से भूख की कमी, मिचली, एलर्जी, कामला, माँसपेशियों में दौर्बल्य एवं क्षय, हाइपोग्लायकेमिया आदि दुष्प्रभावों का भय रहता है।

कई बार ऐसा देखा गया है कि ऐलोपैथिक औषधि की एक निश्चित मात्रा के नियमित सेवन के बावजूद रोग नियंत्रण में नहीं होता है और औषधि की मात्रा बढ़ानी पड़ती है ताकि रोग को नियंत्रित किया जा सके। यदि ऐसी दशा में औषधि की मात्रा बढ़ाने की बजाय सहयोगी औषधि के रूप में आयुर्वेदिक औषधि का सेवन किया जाय तो ऐलोपैथिक औषधि की मात्रा बढ़ाने की आवश्यकता ही न पड़े और रोग नियंत्रण में आ जाये। ऐसा कई चिकित्सकों ने अपने चिकित्साकाल के दौरान अनुभव भी किया है।

ऐलोपैथिक औषधि के सेवन से हाइपोग्लायकेमिया का भय बना रहता है वहीं इन आयुर्वेदिक औषधियों से इस प्रकार का कोई भय नहीं रहता है और न ही स्वास्थ्य

पर कोई दुष्प्रभाव पड़ता है जबकि ऐलोपैथिक औषधियों के लगातार सेवन से कई प्रकार के दुष्प्रभाव हो जाते हैं। ऐलोपैथिक औषधियाँ लेने से शुगर ज्यादा उतर जाती हो (रक्त में शुगर की मात्रा कम हो जाती हो) तो इससे रोगी को कमजोरी, सिर घूमना (चक्कर आना) जैसी तकलीफें हो जाती हैं। ऐसे में रोगी को शक्कर या शक्कर से बने पदार्थ—मिठाई, टॉफी वगैरह देने की बजाय पानी में 2 चम्मच शहद घोलकर दें या 3-4 खजूर देवें। (शहद एक बार में 2 चम्मच से ज्यादा नहीं देना चाहिये)

इन्सुलिन छुड़ाने के लिये

जब तक केवल अनाज या आटे को भूनकर (180-220 सेन्टीग्रेड तक भूनना) अर्थात भार्जित (रोस्टेड) अनाज या उसका कोई खाद्य पदार्थ अथवा जौ को भूनकर आटे की तरह पीसकर रोटी बनाकर खाना या गेहूँ के आटे को भूनकर उससे बनाई गई रोटी आदि कुछ भी बनाकर खाते रहेंगे तो मधुमेह दूर रहेगा और इन्सुलिन या अन्य टेबलेट की जरूरत नहीं रहेगी। उदाहरणार्थ—यदि रोटी खानी है तो **गेहूँ के आटे को** कड़ाही में लाल या भूरा होने तक भून लेना चाहिए (रोस्टिंग) और फिर भार्जित (भुना हुआ, रोस्टेड) आटा ठंडा करकर उसमें दो, तीन चम्मच घी या तेल मिलाना चाहिए। बाद में तवे पर रोटी बनाकर खाना चाहिए। यह रोटी मधुर और खुश्क लगती है। जौ का आटा भून लें इस प्रकार सत्तू बनाकर उसको पानी में घोलकर या रोटी बनाकर भी ले सकते हैं।

भुना हुआ अनाज का शीघ्र पाचन होकर शरीर को शीघ्र शक्ति मिलती है। कार्बोहाइड्रेट की अंतिम परिणित अवस्था पायरूव्हेट (Puruvate) होने के कारण इससे चर्बी भी तैयार नहीं होती और न ही शरीर में ग्लूकोज की मात्रा बढ़ने का डर रहता है। जब तक यह खाना चालू है तब तक मधुमेह नहीं हो सकता और न इन्सुलिन की जरूरत ही पड़ती है।

छिलका उतारे हुए भूने हुए चने—भुने हुए चना का छिलका उतार कर 200 ग्राम लें और उसमें भूनी फिटकरी 15 ग्राम मिलाकर पीस लें। इस चूर्ण को 5-5 ग्राम दोपहर या रात में खाना खाने के बाद ताजा पानी से सेवन करें। यह लगभग 43 खुराक होगी। इस प्रकार 21 दिन सेवन करने से मधुमेह रोगी को आशातीत लाभ होता है और इन्सुलिन और ऐलोपैथिक दवाओं से होने वाले दुष्प्रभाव जैसे रोगी को चक्कर आना, जी मिचलाना, उबकाई आना, कमजोरी महसूस होना उत्पन्न नहीं होते।

इस नुस्खे का प्रयोग करते समय इन्सुलिन और अन्य ऐलोपैथिक दवा लेना बंद कर देना चाहिए। मूत्र का परीक्षण कराते रहना चाहिए। जब शुगर सामान्य हो जाये,

तब तक इस नुस्खे का प्रयोग करना चाहिए, बाद में बन्द कर देना चाहिए और फिर दुबारा आवश्यकता पड़ने पर इस नुस्खे का प्रयोग पुनः कर सकते हैं।

परहेज—चावल, चीनी, आलू, मीठे फल छोड़ दें। प्रतिदिन प्रातःकाल टहलने जाए तो मधुमेह रोग केवल इसी से नियंत्रित हो जायेगा। भोजन में बेसन, सोयाबीन, जौ का आटा, दही, पालक, बथुआ, मूली, शलगम, हरा पोदीना, धनिया, खीरा, ककड़ी, नीबू, अदरक, फीका दूध (गाय का) प्रतिदिन सेवन करें। देशी घी और वनस्पति घी का इस्तेमाल बंद कर दें। केवल सोयाबीन का तेल कम मात्रा में प्रयोग करे।

विशेष

(1) यदि गुर्दे के विकार के कारण शर्करा आती हो तो इन्सुलिन का प्रयोग में लेना हानिकारक है।

(2) रक्त में ग्लूकोज बढ़ जाना और पेशाब में ग्लूकोज आना को ही मधुमेह कहते है। मधुमेह का पैतृकता, मोटापा, उच्च रक्तचाप, हार्ट अटैक, आयु, मानसिक तनाव आदि से गहरा सबंध है। पैतृक मधुमेह से बचने का ऐलोपैथी में भी अभी कोई उपाय नहीं है। उसका एक ही उपाय है घर में खाना-पीना बदलना। उसमें शक्कर या शक्कर से बनी चीजों, मीठे का इस्तेमाल कम करना। तीस साल या तीस की उम्र से पहले मधुमेह हो जाने पर ऐलोपैथी मे केवल इन्सुलिन के टीके लगवाना ही इलाज है।

(3) शारीरिक मेहनत/परिश्रम करने वाले प्रायः मधुमेह से बचे रहते हैं।

(4) **मधुमेह के संक्षिप्त लक्षण**—खूब प्यास लगना, जबान सूखना, बार-बार पानी पीने की इच्छा, बार-बार लघुशंका, मूत्र की मात्रा अधिक होना, भूख अधिक लगना, खुराक अच्छी खाने पर भी वजन घटना, बाद में जैविक प्रतिरोध में कमी के कारण बार-बार जुकाम होने की प्रवृत्ति, फोड़े फुँसियाँ, मामूली घाव या जख्म अच्छे होने में काफी समय लगना, सुस्ती आदि मधुमेह होने के सामान्य लक्षण है।

***

9. ऐलोपैथिक दवाओं के सेवन से रक्त में शर्करा की मात्रा सामान्य से कम हो जाना

जो लोग एलोपैथी दवायें लेते हैं उनको एक परेशानी रहती हैं। उससे शुगर कई बार काफी नीचे उतर जाती है, इससे उनको कमजोरी, सिर घूमना (चक्कर) घबराहट जैसी तकलीफें हो जाती हैं। ऐसे में रोगी को शक्कर या शक्कर से बने पदार्थ जैसे मिठाइयाँ देने की बजाय शहद दो चम्मच पानी में घोलकर पिला दें या तीन-चार खजूर खिला दें। इससे शरीर में शक्ति भी आयेगी। (शहद एक बार में 2 चम्मच से ज्यादा नहीं देना चाहिए, जरूरत पड़ने पर यह दिन में तीन बार 1-1 चम्मच की मात्रा से भी दे सकते हैं।)

शहद—2 चम्मच शहद पानी में मिलाकर सेवन करें। शहद किसी चीज में मिलाकर ले जैसे ठंडा दूध, पानी इत्यादि। शहद गर्म वस्तु के साथ नहीं लेते।

खजूर—4-5 नग खजूर का सेवन करें। यह हितकर है क्योंकि शरीर को जरूरी उर्जा देता है। इंसुलिन के इंजेक्शन के प्रभाव से शुगर की मात्रा गिर जाने पर बिना जरूरत शक्कर या शक्कर से बने मीठे पदार्थों का प्रयोग अहितकर है।

गाजर—गाजर का रस पियें, क्योंकि गाजर के रस में प्राकृतिक रूप से प्रचुर मात्रा में शक्कर होती है। एक गिलास गाजर के रस में एक चम्मच शहद मिलाकर भी पी सकते हैं।

अंजीर—3-4 अंजीर रात को पानी में भिगो दें। फूल जाने पर सुबह खा लें। इनमें मिठास खुब होती है। अंजीर थोड़े दूध में उबालकर भी ले सकते हैं।

मुनक्का—10-12 मुनक्का गर्म पानी से धोकर रात को भिगो दें। प्रातः मुनक्का भी खायें और पानी भी पी लें। ऊपर थोड़ा दूध भी पी सकते हैं।

दाख (किशमिश)—30-40 दाख रात को पानी में भिगो दें। सुबह निकालकर एक-एक कर चबाकर खाएँ। दाख दूध में उबालकर भी ले सकते हैं।

कालातील—1 या 2 तोला कालातील थोड़ा गुड़ मिलाकर कुछ दिन सेवन करने से मधुमेह रोग में लाभ होता है।

***

10. मधुमेह में पथ्य–अपथ्य

मधुमेह रोग की चिकित्सा में औषधियों से भी अधिक आवश्यक और महत्वपूर्ण भोजन का सुधार है। इसलिए इस रोग में भोजन की ओर विशेष ध्यान देने की जरूरत है। प्रायः देखा गया है कि रोग के आरंभ में और साधारण रोग में केवल भोजन का सुधार ही प्रर्याप्त होता है। चूँकि इस रोग में रक्त में शुगर की अधिकता होती है, इसलिए ऐसे तमाम भोजन जिनमें शुगर और निसाश्ता अधिक होती है, को क्रमशः कम कर दिया जाये। क्योंकि यह शरीर में शुगर को बढ़ाकर रोग को बढ़ाने का कारण होते हैं। परन्तु ऐसे भोजनों को एकाएक ही बंद कर देना हानिकारक होता है। इस रोग में भोजन का सुधार बहुत महत्वशाली है और इसको ठीक रूप से प्रयोग करने से रोग घटाया जा सकता है इसलिए भोजन के पथ्य अपथ्य के बारे में विस्तार से दिया है—

पथ्य

अन्न—गेहूँ, जौ, बाजरा, कोदरा, कांगुली यह सभी धान्य कम से कम छः मास पुराने हों। गेहूँ, जौ, बाजरा और चने का सत्तू छाछ में मिलाकर लेना मधुमेह में आदर्श आहार है।

चने का सत्तू—चने को रात में पानी में भिगो दें। सुबह निकालकर उनको सुखा लें। बाद में उनको सेक लें। सेकने के बाद उसको पीसकर आटा बना लें। इसको चने का सत्तू बोलते हैं।

जौ का सत्तू—जौ को भूनकर, पीसकर उस आटे में थोड़ा सा सेंधा नमक और पानी मिलाने से सत्तू बनता है। जौ का सत्तू शरीर को ठंडक देता है तथा शरीर में गर्मी सहन करने की शक्ति बढ़ाता है।

आटा (चपाती): मधुमेह में रोगी के लिये चपाती

(1) चना और जौ समान भाग मिलाकर इसके आटे की रोटी सुबह–शाम खाओ। जौ का आटा पाँच भाग, चने का आटा एक भाग मिलाकर रोटी बनाकर चौगुनी सब्जी के संग खाएँ।

(2) केवल चना (बेसन) की रोटी दस दिन तक खाने से पेशाब में शक्कर आना बंद हो जाता है।

(3) जौ, चना, गेहूँ, मोठ, मसूर, ज्वार के दाने, राजमा, बाजरा, सोयाबीन, अरहर, कुलथी, मटर, उड़द, लेबिया, ग्वार (इनमें से जो मिले उन सभी को) सममात्रा में मिलाकर आटा पिसाएँ।

(4) चपाती—गेहूँ 7 किलो, मूँग 1 किलो, जौ 1 किलो और चना या सोयाबीन 1 किलो मिलाकर आटा पिसवा लें।

(5) चपाती—70% गेहूँ, 20% चना, 5% जौ, 5% मेथी दाना मिलाकर रोटी खाएँ। चोकर (आटा छानने के बाद बचा हुआ भूसा) आटे में ही रहने दे।

(6) मूँगफली के आटे की रोटी मधुमेहनाशक होती है।

(7) जौ, चना, गेहूँ, मोठ, मसूर, उड़द, अरहर, कुलथी, सोयाबीन, ग्वार, ज्वार, मक्का, बाजरा, मडवा (रागी) को सममात्रा में मिलाकर आवश्यकतानुसार आटा तैयार करें।

विधि—आटे को पालक, बथुआ, चौलाई या मूली के पत्ते के रस में रोटी बनाने के 4 घण्टा पहले गूँदें। इसे स्वादिष्ट बनाने के लिये इसमें सौंफ, अजवायन, नमक, तथा प्याज काटकर मिलाकर रोटी बनाएँ। इस स्वादिष्ट रोटी को खाने से खून बढ़ता है। प्रोटीन, कार्बोहाइड्रेट, खनिज तथा विटामिन के अभाव में होने वाले रोगो में भी यह रोटी आहार एवं औषधि दोनों है।

(8) सोयाबीन का आटा—चना, जौ, गेहूँ इत्यादि समान मात्रा में 10 किलोग्राम लें, उसमें सोयाबीन 1 किलोग्राम (10 :1) मिलाकर पौष्टिक आटा बनाएँ।

(9) मधुमेह नाशक रोटी—जौ, चना, मोठ, अरहर, कुल्थी, ज्वार, बाजरा, ग्वार, राजमा, मडवा, साँवा, टगुनी, कोदो तथा सोयाबीन को सममात्रा में मिलाकर आटा पिसाएँ। इस आटे की रोटी मधुमेह का जड़ से नाश करती है।

(10) यदि गेहूँ की रोटी खानी है तो गेहूँ के आटे को कड़ाही में लाल या भूरा होने तक भून लें, फिर इस भूने हुए आटे को ठंडा करकर उसमें दो, तीन चम्मच घी या तेल मिलाना चाहिए। बाद में तवे पर रोटी बनाकर खानी चाहिए। यह रोटी मधुर और खुश्क लगती है। यह जो भूना हुआ आटा है यह एक प्रकार का सत्तू हो गया। इसको पानी में घोलकर या रोटी बनाकर ले सकते हैं।

दाले—मूँग, मसूर, मोठ, कुलस्थ (कुलथी), अरहर, चने की दाल, इन दालों का प्रयोग करना चाहिए।

सब्जियाँ—धनिया, बथुआ, पोदीना, खीरा, लौकी, नारियल, मूली, नीबू, टमाटर, गाजर, प्याज, अदरक, टिण्डा, बैंगन, करेला, गोभी, परवल, कन्दुरी, बीन्स, पालक, मेथी, सरसों, चौलाई, बंद गोभी (पत्ता गोभी), आँवला, तोरी, ककड़ी, पेठा, जमीकन्द, हरी सब्जियों का प्रयोग करना चाहिए।

मेवे—बादाम की गिरी (भीगे बादाम), अखरोट की गिरी, काजू, चिलगोजा की गिरी, थोड़ी मात्रा में पिस्ता।

फल—जामुन, आड़ू, खुमानी, अंजीर, पपीता, अमरूद, तरबूज, चेरी, अनन्नास, संतरा, मौसमी, नाशपती, फालसा, सेब, बेर, सिंघाड़ा, अनार, आलूबुखारा, लीची इत्यादि। जिन रोगियों की शर्करा नियंत्रण में हो वे मीठे फल खा सकते हैं।

फलों का रस तथा मधुमेह

मधुमेह के रोगियों के लिये फलों का रस उतना उपयोगी नहीं है। फलों के रस में, फलों में शर्करा अधिक होने से रक्त शर्करा तेजी से बढ़ती है। मधुमेही फलों का रस न लेकर फलों को साबुत ही खाएँ। वही फल खाएँ जिनमें मिठास (शर्करा) कम हो। बिना रस निकाले फल को खाने से रेशा भी शरीर में जाता है जो शर्करा को धीरे-धीरे रक्त में घुलने देता है। रक्त-शर्करा नियंत्रित होने पर खट्टे फलों जैसे- जामुन, संतरा, आँवला, नीबू, मौसमी, अनन्नास आदि का रस दिया जा सकता है। नीबू, जामुन तथा आँवले का रस 25 से 50 मि.ली. मधुमेह की प्रत्येक अवस्था में दिया जा सकता है।

अन्य—भूने हुए चने व दालें, सरसों का तेल, एक या दो कप दूध (बिना मलाई का), 100 ग्राम पनीर, 10 ग्राम घी, छाछ (मक्खन निकाली हुई) सेंका हुआ जीरा, कालीमिर्च, काला नमक डालकर ले सकते हैं। दही, मीठे दही की कढ़ी, बेलपत्र, जीरा, कच्चे केले की सब्जी, सब्जियों का सूप, सब्जियों का रस, हरे धनिये की चटनी, पोदीने की चटनी, दलिया, उपमा, पोहें, साबूदाने की खिचड़ी वगैरह।

मधुमेह रोगी चाय, कॉफी, सूप तथा हल्के पेय बिना शक्कर के ले सकते है। दूध ज्यादा न लें थोड़ी मात्रा में लें (150 से 200 ग्राम तक)। क्योंकि दूध में निशास्ता और शक्कर के अंश ज्यादा पाये जाते हैं। फिर भी इसके प्रयोग करने कोई हानि नहीं होती है। पकाकर (बॉयल) करके सब्जियाँ लेना या उनका रस बना लेना, सब्जियों का सूप वगैरह भी ले सकते हैं।

मधुमेह रोगियों को उपवास न कराकर रसाहार कराएँ। मधुमेह में गुड़, चीनी या शक्कर के विकल्प के रूप में सैक्रीन या शुगर फ्री गोली काम में ले सकते हैं।

केवल दही, फल और साग सब्जियाँ खाकर दो-तीन सप्ताह रहने से मूत्र में से चीनी गायब हो जाती है। मिठाइयाँ खाने पर वापस चीनी निकलना चालू हो जाती है। इसलिए रोटी या चावल के साथ चौगुनी तरकारियाँ खानी चाहिए।

मधुमेह रोगी को उपवास करायें तो अन्न व नमक नहीं दें। उनको फलों का रस, फल, सब्जियों का रस, बफाई हुई सब्जियाँ, सलाद वगैरह दे सकते हैं।

मधुमेह के रोगी को खाने में शर्करा को काबू करने के साथ ऐसे आहार का सेवन करना चाहिए जो शक्ति दे, विटामिन्स दे, क्योंकि शरीर में इनका निर्माण होता नहीं।

चाट-पकौड़े, इडली, डोसा, समोसा वगैरह खाने से शक्कर तो काबू में रहेगी क्योंकि इनमें शक्कर होती नहीं परन्तु इनसे शरीर को जरूरी विटामिन्स की पूर्ति नहीं होगी, इनसे किडनी फेल्योर, यकृत (जिगर,लीवर) के रोग होंगे। घर में सप्ताह में कम से कम 4-5 बार हरी सब्जी (मेथी, पालक, बथुआ, चौलाई वगैरह में से कोई भी) बनानी चाहिए।

अपथ्य

अन्न—चावल, मैदा, मक्की, आरारोट, ज्वार, मूँग

दाले—राजमा, रौगी, लेमिया, उड़द की दाल

फल—मीठे फल-आम, चीकू, कीवी, खिरनी, कटहल, खरबूजा, सीताफल इत्यादि।

सब्जियाँ—आलू-कचालू, अरबी, चुकन्दर, गाजर, शकरकन्द, भिंडी

अन्य—गुड़, चीनी, मिश्री, गुडिया शक्कर, देशी बूरा, मिठाइयाँ, ब्रेड, बिस्किट, केक, पेस्ट्री, फास्टफूड, रिफाइन्ड तेल, रिफाइन्ड आटा, मलाईयुक्त दूध, क्रीम, मक्खन, तेल, घी, तली हुई वस्तुएँ, अधिक गर्म मसाले, नशीले मादक द्रव्य—तंबाकू, धूम्रपान, नशा, अधिक मात्रा में दूध, डोसा, इडली (खट्टास लाकर तैयार किये जाते हैं), छोले, पनीर, पराठा, हरीमिर्च की चटनी, पका केला।

मीठे का प्रयोग बिल्कुल बंद कर दें। जिस-जिस चीज में शक्कर पड़ती हो उन चीजों को खाना बंद कर दे-जैसे-मिठाई, आइस्क्रीम, शरबत, बिस्किट, चॉकलेट, ठण्डे पेय पदार्थ इत्यादि।

खाने में खट्टे खमीर उठाकर बनाए पदार्थ (या आथा लाकर बनाए आहार) जैसे- इडली, डोसा, ढोकला यह सभी नहीं खाएँ। यदि आपकी शर्करा नियंत्रण में हों तो महीने में एक बार खा लिये तो चलता है अन्यथा नहीं खाना चाहिए। इडली, डोसा, ढोकला वगैरह मधुमेह रोगियों के लिए बनाने की विधि आगे दी जा रही है। घर में सभी के लिये इसी ढंग से बनाएँ।

विशेष—जिन लोगो की शर्करा नियंत्रण में है वे केला, चावल, आलू व शक्कर, गुड़, मिश्री, गुडिया शक्कर को छोड़कर सब खा सकते हैं और जिनकी शर्करा लम्बे समय से नियंत्रण में है वे थोड़ी मात्रा में चावल व आलू भी खा सकते हैं। मधुमेह में शर्करा पर ध्यान रखें। समय-समय पर जाँच करवाते रहें।

उपवास—गर्भवती स्त्री, क्षयरोगी, अल्सर, मिर्गी के रोगी तथा अति कमजोर व्यक्ति को उपवास नहीं करना चाहिए। मधुमेह (डायबिटीज) को वैद्य के हिसाब से उपवास करना चाहिए। मधुमेह के रोगी अगर उपवास करें तो उनको उपवास में सब्जी का रस, मूँग का पानी वगैरह अवश्य लेना चाहिए।

***

11. चमत्कारी मधुमेह अवरोधी आहार (आहार के द्वारा शर्करा नियंत्रित करना)

1—प्रातःकाल 6 बजे

- ✱ 1 नीबू के रस में 200 मि.ली. मेथी का पानी मिला लें। रात्रि को 200 मि.ली. पानी में 20 ग्राम मेथी भिगो दें, फिर उसे छान लें। इस मेथी के पानी और नीबू के रस को मिलाकर गुनगुना गर्म करकर भी ले सकते हैं।
- ✱ दाना मेथी को कपड़े से बांधकर अंकुरित करकर खायें या
- ✱ केवल दाना मेथी को रात को पानी में भिगोकर सुबह खाये और वह पानी भी पी जायें।

मेथी—गर्मियों में मेथी 10-20 दाने से ज्यादा नहीं लेनी चाहिए। इसे सर्दियों में जहाँ ठण्ड अच्छी पड़ती हो, वहाँ 1-2 चम्मच की मात्रा में या जितनी उम्र उतने दाने के हिसाब से ली जा सकती है।

सावधानी

(1) पित्त प्रकृति वालों को या जिन्हें रक्तपित्त, रक्तप्रदर, खूनी बवासीर, नकसीर, मूत्र में रक्त आना या शरीर में से कही से भी खून गिरने की शिकायत हो उन्हें मेथी का प्रयोग नहीं करना चाहिए क्योंकि मेथी उष्ण और खुश्क होती है। तेज गर्मी के मौसम में भी मेथी का प्रयोग करना उचित नहीं।

(2) जिन्हें गर्म तासीर की वस्तुएँ अनुकूल नहीं पड़ती हो तथा जिनके शरीर में दाह अथवा आग की लपटों सी जलन महसूस होती हो अथवा जिनका शरीर अत्यंत दुर्बल व कृशकाय हो, चक्कर आने की बीमारी से पीड़ित हो उनको भी मेथी का प्रयोग नहीं करना चाहिए।

- ✱ अथवा नीम के पत्ते 15 नग, सफेद पुष्प वाले सदाबहार (विकोरोजिया) के 6 पत्ते, बिल्वपत्र 10-12 अथवा तुलसी के पत्ते 15-20 पत्तो में से किसी एक को पीसकर या चबाकर खाने के बाद एक गिलास छाछ या पानी पियें।

- ✱ अथवा आँवला स्वरस– 4 चम्मच, गिलोय स्वरस– 4 चम्मच या करेले का रस– 8 चम्मच या त्रिफला– 1 चम्मच रात को भिगोकर उसका छाना हुआ पानी एक कप, इसमें से जो भी उपलब्ध हो उसको लें।

ध्यान रहे कोई भी एक दो प्रयोग महीना–दो महीना करें, बाद में बदलें । कोई भी प्रयोग करते समय मौसम (सर्दी, गर्मी, वर्षा) का ध्यान रखें। जैसे मेथी लेना चालु करें तो मेथी 1–2 महीना रोज सुबह लें। या सर्दी के मौसम में 1–2 महीना मेथी, 1 महीना गाजर का रस, 1 महीने आँवले का रस या गाजर आँवले का रस मिलाकर लेना चाहिए। दोपहर को खाना खाने के बाद एक–दो कली लहसुन लें। आजकल आँवले का रस बारह महीने आयुर्वेद की दुकानों में तैयार बोतल में बन्द मिलता है, इससे आँवले का प्रयोग दूसरे मौसम में भी कर सकते हैं।

- ✱ इसके बाद 5–6 किलोमीटर टहले या योगासन करे। सुबह टहलने के बाद योगासन 8 बजे रस लेने के बाद भी किया जा सकता है।

2—प्रात: 8 बजे

- ✱ दही (मट्ठा)–250 ग्राम या टमाटर या टमाटर का रस–200 ग्राम, या अंकुरित अनाज जैसे अंकुरित मेथी–2 ग्राम, अंकुरित मूँग, मौठ, चना, मसूर, मटर आदि लें, या इनमें से कुछ नमक, प्याज, नीबू का रस डालकर सलाद बनाकर खायें, चाहे तो साथ में भीगे बादाम–7 नग ले।
- ✱ या टमाटर, संतरा, जामुन, अमरूद, सेब अथवा कोई ऐसा फल लेना चाहिए जो अधिक मीठा न हो, खट्टे कसैले फल मधुमेह रोगियों के लिए उत्तम होते हैं। या
- ✱ सेब आधा नग, फीका दूध 1 कप, ब्रेड (खुब सिकी हुई)–2 नग या साग सब्जी का सूप 250 ग्राम या
- ✱ करेले का रस 125 मिली. तथा शलगम का रस 200 मिली. अथवा पालक, शलगम, टमाटर, लौकी, ककड़ी, मूली आदि सब्जियों का रस 125 मिली. तक ले सकते हैं।
- ✱ इनमें से कोई एक–दो लेकर 20 मिनट प्रार्थना, ध्यान या विश्राम करें। उसके बाद आधा घण्टा योगासन भी कर सकते हैं।

3—दोपहर 12 बजे

2–3 रोटी (50–60 ग्राम), हरी सब्जी या कोई दूसरी सब्जी 1 कटोरी, सलाद ½ कटोरी (वजन 50–60 ग्राम के करीब), दाल ½ कटोरी, उबली सब्जी–250 ग्राम, गाय के दूध का दही– 250 ग्राम, चटनी 1–2 चम्मच।

इनमें से जो ठीक लगे ले सकते हैं।

परन्तु रोटी सब्जी के साथ सलाद या उबली सब्जी (दोनों में से एक) जरूर लें। मात्रा जरूरत अनुसार घटा-बढ़ा लें। खाने के साथ 1-2 कली लहसुन खायें।

4—मध्याह्नः 4 बजे

* सेब एक नग के साथ संतरा 1-2 नग या
* अंकुरित चना 50 ग्राम या दही (मट्ठा)-200 ग्राम या
* टमाटर, संतरा, जामुन, अमरूद, सेब अथवा कोई ऐसा फल जो अधिक मीठा न हो। या
* फीकी चाय 1 कप के साथ नमकीन बिस्किट 2-4 नग या
* सूप- 250 ग्राम तक ले सकते हैं।

5—शाम 7-8 बजे

रात का खाना दोपहर 12 बजे की तरह ही लें।

यदि मधुमेह अवरोधी कोई चूर्ण या कुछ बताया हो तो खाने के पहले या बाद में वो लें।

6—रात 9-10 बजे

फीका दूध 1 कप ले सकते हैं।

रात्रि 9 बजे के बाद ध्यान प्रार्थना का प्रयोग करें।

नोटह्न(1) सलाद में टमाटर, खीरा, ककड़ी, मूली, प्याज, गाजर, हरा धनिया आदि का प्रयोग करें। स्वाद के लिये मामूली नमक या नीबू का रस मिला सकते हैं।
(2) रोटी—ज्वार, बाजरे या गेहूँ-चने की हो। आटे से चोकर को अलग न करें। गेहूँ 10 किलो, देशी चना या मेथी के बीज 1 किलो पिसवाकर आटा तैयार करवा लें। इसी आटे की रोटी खायें। बहुत लाभ होगा।

* ऐसा एक व्यक्ति परिचय में आया था जो इस प्रकार के आटे की रोटी और करेले की सब्जी बनाकर खाता था। सुबह-शाम 3-4 किलोमीटर घूमता है। प्रतिदिन प्रातः सदाबहार की 5-7 पत्तियाँ चबाकर खाता है, जिससे मधुमेह बिना किसी औषधि के नियंत्रण में रहता है। रोटी के लिए आटा किस तरह का लें इस बारे में पथ्य-अपथ्य में बताया गया है।

(3) मधुमेह में चावल अपथ्य है। फिर भी चावल खाने की बहुत इच्छा हो तो सप्ताह में केवल एक बार दोपहर के भोजन में रोटी के बदले बिना पॉलिश के चावल एक छोटी कटोरी लें।

(4) सूप तैयार करने के लिये लौकी, मूली, तोरई, टिण्डा, गाजर, टमाटर तथा पालक, मेथी, हरा धनिया, मूली के पत्ते आदि पत्ता भाजी आवश्यक मात्रा में

लें। शाम को कद्दूकस कर लें। सब्जी को बारीक काट लें। फिर आवश्यक मात्रा में पानी मिलाकर उबालकर सूप तैयार करे। यह ध्यान रहे कि सलाद को कच्चा पीस कर भी रस निकाला जा सकता है। परंतु सब्जियों को उबालकर सूप की तरह ही लिया जाता है। सब्जी का कच्चा रस निकाल कर लेने से वह गैस करती है।

एक मधुमेह रोगी के बारे में इधर बताया जा रहा है—जो निम्नलिखित आहार क्रम और चिकित्सा अपनाकर पिछले एक दशक से अपने रोग को पूर्णतः नियंत्रण में रखे हुए है।

प्रातः 5 बजे—पानी एक गिलास तथा 1 नीबू का रस।

प्रातः 6 बजे—आँवला स्वरस-4 चम्मच, गिलोय स्वरस-4 चम्मच, या करेले का रस 8 चम्मच या त्रिफला का पानी 1 कप इसमें से जो उपलब्ध हो।

प्रातः 7:30 बजे—अंकुरित अनाज 50 ग्राम (गेहूँ या चना)

प्रातः 10 बजे—मठ्ठा (दही) एक गिलास

दोपहर 12-1 बजे—रोटी-2 नग (50-60 ग्राम), सब्जी- 1 कटोरी, सलाद 100 ग्राम या दही ½ कटोरी।

मध्याहन 3-4 बजे—टमाटर-250 ग्राम, संतरा-2, सेब-1, जामुन-250 ग्राम या सत्तू-100 ग्राम (चना+जौ)

शाम 7-8 बजे—रोटी 2-3 (50-60 ग्राम) तथा सब्जी- 1कटोरी

रात 9 बजे—दूध 250 ग्राम

दोनो समय भोजन के बाद शिवायु मधुमेहारी चूर्ण 1-1 चम्मच गर्म पानी के साथ लेता है। प्रतिदिन प्रातः 4-5 किलोमीटर तक भ्रमण करता है। कुछ योगासन भी करता है। इस प्रकार से अपना मधुमेह पिछले 10 वर्ष से पूर्णतः नियंत्रण में रखे हुए है। कोई भी ऐलोपैथिक औषधि नहीं लेता।

नोट—दोपहर के भोजन में रोटी- 2 नग, सब्जी- 1 कटोरी, टमाटर कटा हुआ- 1 कटोरी या सलाद 100 ग्राम ले सकते हैं परंतु सलाद और टमाटर पर नमक वगैरह नहीं डालें।

शाम को 7-8 बजे के खाने में दही नहीं ले। दही रात को नहीं खाना चाहिए क्योंकि रात्रि को यह ज्यादा ठंडक पहुँचाने से सिर का दर्द, जुकाम तथा पसलियों में पीड़ा आदि उत्पन्न कर सकता है। खट्टे दही का सेवन नहीं करना चाहिए। अकेले दही का सेवन भी नहीं करना चाहिए। इसमें कुछ मिलाकर लेना चाहिए। जैसे नमक, काला नमक, भूना पीसा जीरा या कालीमिर्च आदि।

***

12. मधुमेह का पूर्वरूप–प्रमेह (एवम् उपचार)

आधुनिक चिकित्सा विज्ञान में मधुमेह रोग दो प्रकार का होता है। टाईप-1 बच्चों को होने वाला, टाईप-2 बड़ों या प्रौढ़ स्त्री-पुरुषों को होने वाला। आधुनिक चिकित्सा शास्त्री इसके लिए अग्नाशय (पैनक्रियाज) को जवाबदेह मानते हैं। अग्नाशय में इन्सुलिन का उत्पादन कम होने पर रक्त तथा मूत्र में शक्कर की मात्रा बढ़ जाती है।

आयुर्वेद में इसे और व्यापकता से परिभाषित किया गया है। सभी रोगों के पूर्व रूप तथा लक्षण होते हैं जिन्हे समझकर मुख्यरोग होने से पहले ही जान लिया जाता है तथा समय पर उपचार करके ठीक भी किया जा सकता है। मधुमेह का पूर्वरूप है प्रमेह। प्रमेह 20 प्रकार के होते हैं जिनका आगे वर्णन दिया गया है। प्रमेह रोगों की उपेक्षा करने पर अथवा उपचार नहीं करने पर सभी प्रमेह मधुमेह में परिवर्तित हो जाते हैं।

प्रमेहों में 4 वातज, 6 पित्तज और 10 कफज इस प्रकार 20 प्रकार के प्रमेह होते हैं।

वातज प्रमेह—वातज प्रमेह चार प्रकार के होतें हैं—

(1) वसा प्रमेह (2) भज्जा प्रमेह (3) क्षौद्र प्रमेह (4) हस्ति प्रमेह

वातज प्रमेह असाध्य माने जाते हैं, किसी भी प्रकार के उपचार से ठीक नहीं होते।

पित्तज प्रमेह—पित्तज प्रमेह 6 प्रकार के होते हैं—

(1) क्षार प्रमेह (2) नील प्रमेह (3) काल प्रमेह (4) हरिद्र प्रमेह (5) मजिष्ठ प्रमेह तथा (6) रक्त प्रमेह

कफज प्रमेह—कफज प्रमेह दस प्रकार के होते हैं—

(1) उदक प्रमेह (2) इक्षुमेह प्रमेह (3) सान्द्र प्रमेह (4) सुरा प्रमेह (5) पिष्ट प्रमेह (6) शुक्र प्रमेह (7) सिकता प्रमेह (8) शीत प्रमेह (9) शर्ने प्रमेह तथा (10) लाला प्रमेह।

आयुर्वेद में विस्तार से इनकी व्याख्या की गई है। प्रमेह रोग होते ही चिकित्सा या उपचार करा लिया जाये तो मधुमेह रोग होने से बचा जा सकता है।

प्रमेह लक्षण—मूत्र मटमैला होना, मूत्र की मात्रा अधिक होना, रात्रि में अधिक मूत्र त्याग, बार-बार मूत्र त्याग होना, शारीरिक व मानसिक उत्साह की कमी आदि प्रमेह के लक्षण हैं।

मधुमेह होने से पूर्व अधिकतर रोगियों को बहुमूत्र होता है अर्थात बार-बार मूत्र अधिक मात्रा में आना, शारीरिक कमजोरी महसूस होना, शरीर टूटा-टूटा रहना, थकावट रहना, आलस्य, अग्निमांद्य, गैस आदि पूर्व लक्षण है। परीक्षण कराने पर रक्त में शर्करा की मात्रा सामान्य ही रहती है। इस अवस्था को शीघ्र ही संभाल लें तो मधुमेह होने से बचा जा सकता है।

प्रमेह रोग में प्रायः व्यक्ति को पेशाब करते समय एक प्रकार का लसदार पदार्थ मूत्रमार्ग से बाहर निकलता है (इस रोग में गन्ने के रस के रंग का मूत्र आता है। कई बार चावल के धोवण सा पेशाब भी आता है। पेशाब से सफेद धातु भी गिरती है। कई बार लाल रंग का पेशाब निकलता है) पेशाब का रंग पीला, गंदला, चूने के पानी जैसा या काला होता है। काले रंग का पेशाब होने पर काला-प्रमेह माना जाता है जिसे असाध्य कहा गया है। पेशाब के स्थान पर चूने जैसी सफेदी जमना भी एक बुरा लक्षण है। पेशाब में कई पोषक तत्व बाहर आते रहते हैं। इस प्रकार पेशाब में शरीर के पोषक तत्व निकलते रहने से व्यक्ति भीतर ही भीतर खोखला और निर्बल होता जाता है। इससे शरीर में माँस, अस्थि, मज्जा, शुक्र आदि धातुओं का क्षय होने लगता है, शरीर कमजोर होता चला जाता है। शरीर की सभी इंद्रियाँ शिथिल सी पड़ जाती हैं। पैरों के तलवों मे जलन होती हैं तथा अंग टूटने लगते हैं। शरीर में गर्मी बढ़ जाती है। कभी-कभी दस्त भी लगने लगते हैं। उसकी पाचन क्रिया असंतुलित हो जाती है और भूख कम और प्यास अधिक लगने के कारण विभिन्न प्रकार के उपद्रव उसे पीड़ित करने लगते हैं। सिरदर्द, बेचैनी, अनिद्रा, घबराहट, कमजोरी, नपुंसकता आदि प्रमेह के विकसित रूप हैं। प्रमेह रोगी की सारी देह निस्तेज, शिथिल और दर्द से टूटती मालूम होती है। वह परिश्रम का कोई काम नहीं कर पाता। साथ ही स्त्री के साथ रमण करने का सामर्थ्य भी समाप्त हो जाता है।

परिचय—शरीर के निर्माण और पोषण में रक्त-माँस, मज्जा के साथ धातुओं को भी महत्वपूर्ण स्थान प्राप्त है। धातुओं की संख्या सात मानी गई है। यही धातुएँ—रक्त, माँस, मज्जा तथा अस्थिमण्डल की रचना करती हैं। धातुओं के दूषित होने पर प्रमेह रोग की उत्पत्ति होती है। प्रमेह के बीस भेद माने गये हैं, यह सभी मूत्राशय और मूत्रेन्द्रिय से सबंधित हैं। प्रमेह -रोग में व्यक्ति के मूत्र-मार्ग से शरीर के पोषक तत्वों धातुओं का क्षय होने लगता है। फलस्वरूप व्यक्ति दिनोंदिन दुर्बल, निस्तेज और कब्ज, अनिद्रा जैसे रोगों का शिकार हो जाता है। ऐसे लोगों की पौरुष-ग्रन्थि भी

विकार ग्रस्त हो जाती है फलतः वे स्त्री का उपभोग नहीं कर पाते। यही नहीं, इसके फलस्वरूप वे सन्तान का सुख भी कम ही पाते हैं।

सावधानी—प्रमेह रोग होते ही आयुर्वेद में इसकी चिकित्सा या उपचार करा लिया जाये तो मधुमेह होने से बचा जा सकता है। समुचित चिकित्सा के अभाव में समस्त प्रकार के प्रमेह रोग डायबिटीज (मधुमेह), एक प्रकार के भयानक प्रमेह में कालांतर में अवश्य ही परिवर्तित हो जाते हैं।

उपचार

ककड़ी–मूत्राशय की गर्मी व प्रमेह आदि—गाय का दूध और जल आधा-आधा सेर इकठ्ठा करकर उसमें ककड़ी के बीजों की गिरी 3 ग्राम व सुराखार ½ माशा मिलाकर सेवन करने से पेशाब का रेच लगता है और मूत्राशय की गर्मी और प्रमेह आदि विकार दूर हो जाते हैं।

सावधानी—तैयार औषधि खड़े-खड़े ही पिएँ तथा चलते-फिरते रहें। दवा सेवन के पश्चात आधा एक घण्टा बैठना या लेटना नहीं हैं।

चौलाई—मूत्राघात प्रमेह—काँटे वाली चौलाई का साग प्रतिदिन खाने से प्रमेह अथवा मूत्राघात में होने वाली जलन (दाह) मूत्रवृद्धि होकर नष्ट होती है।

आँवला

(1) आँवला 40 ग्राम, जामुन की गुठली 40 ग्राम, नीम की पत्तियाँ 40 ग्राम, गुड़मार 20 ग्राम, बेलपत्र 20 ग्राम, सूखा करेला 20 ग्राम लेकर इन सबको बारीक पीसकर बोतल में भर लें। प्रतिदिन एक-एक छोटे चम्मच की मात्रा में सुबह-शाम सेवन करें। डायबिटीज (मधुमेह) को जड़ से खत्म करने के लिये यह एक अच्छा प्रयोग है, इस प्रयोग से प्रमेह की बीमारी भी खत्म हो जाती है।

(2) पाँच ग्राम आँवला और पाँच ग्राम हल्दी मिलाकर शुद्ध शहद के साथ दिन में एक बार लेने से मधुमेह (डायबिटीज) की बीमारी में आशातीत लाभ होता है। यदि आँवले का मौसम हो तो दो चम्मच आँवले का रस और दो चम्मच कच्ची हल्दी का रस शहद के साथ लेने से प्रमेह मिटता है। इन्सुलिन की मात्रा में कमी की जा सकती है। डायबिटीज नियंत्रण में आ जाता है। सभी प्रकार के मूत्र विकारों से छुटकारा मिल जाता है।

(3) आँवले का रस 10 ग्राम, हल्दी 10 ग्राम, गिलोय का रस 10 ग्राम मिलाकर सुबह-शाम लेने से डायबिटीज में जल्दी फायदा होता है। प्रमेह भी जाता रहता है।

(4) खाने-पीने में अनियमितता, क्षारयुक्त कठिन पानी पीने से व गुटखा आदि

नशीले पदार्थों का सेवन करने से पथरी की बीमारी हो जाती है। इससे पेट में भयंकर पीड़ा होती है। आमतौर पर **पथरी** गुर्दे में बनती है। चूने के बारीक कण एकत्र हो पथरी का रूप धारण कर लेते हैं।

आँवला, गिलोय, सोंठ, अश्वगंधा और गोखरू को समान वजन में लेकर अधकुटा चूर्ण बनाकर बोतल में भर लें। चार कप पानी में दो चम्मच चूर्ण डालकर उबालें। जब पानी जलकर आधा कप रह जाए तब उसे उतारकर कपड़े से छान लें। इस काढ़े को सुबह और रात के समय पीने से मूत्रावरोध, मूत्रदाह, मूत्राल्पता, मूत्राधिक्य, पथरी तथा प्रमेह आदि बीमारियाँ ठीक हो जाती हैं।

(5) आँवले, पुनर्नवा (साटी/गदहपूर्णा), गिलोय, सोंठ, गोखरू, हर्र तथा बहेड़ा 25-25 ग्राम लेकर चूर्ण बना लें और इसे छानकर बोतल में भर लें। एक चम्मच चूर्ण गुनगुने पानी के साथ सुबह-शाम लेने से प्रमेह, सोमरोग, **पथरी** तथा **प्रोस्टेट (अष्टिला)** जैसी मूत्र तंत्र से सबंधित अनेक बीमारियाँ दूर हो जाती हैं।

(6) हल्दी तथा आँवले का चूर्ण मिलाकर नियमित रूप से लेते रहने से डायबिटीज नियंत्रण में आ जाती है। इससे प्रमेह भी दूर हो जाता है।

(7) आँवला, हल्दी, नीम की हरी छाल, मामेजवा और जामुन की गुठली को समान मात्रा में लेकर तीन ग्राम चूर्ण सुबह-शाम शहद के साथ चाटें। मधुमेह में इससे बहुत फायदा होता है। इसमें गिलोय, बेलपत्र, हरड़ और बहेड़ा भी डाल सकते हैं। इससे प्रमेह की बीमारी ठीक हो जाती है।

(8) आँवले और तुलसी का रस मिलाकर सेवन करने से प्रमेह में बहुत लाभ होता है।

(9) आँवले का 20 ग्राम रस में 2 ग्राम हल्दी का चूर्ण डालकर शहद के साथ सुबह-शाम चाटने से 'अंगारा प्रमेह' मिट जाता है। जलन के साथ गाढ़े-पीले मवाद के साथ रुक-रुक कर पेशाब आता हो तथा इंद्रियों के अग्रभाग में सूजन तथा खुजली हो, तो उसे **'अंगारा प्रमेह'** कहते हैं।

(10) आँवले के स्वरस में हल्दी का चूर्ण और शहद मिलाकर सेवन करने से समस्त प्रकार (20 प्रकार) के प्रमेह दूर होते हैं।

(11) आँवला, देवदारू, नागरमोथा, दारूहल्दी, हल्दी, गिलोय, हरड़, बहेड़ा, खस, लोघ्र, श्वेत चंदन, कमल के फूल, पद्माख, गोखरू, पेटोलपत्र इन सभी द्रव्यों को 5-5 ग्राम लेकर थोड़ा से कूटकर रख लें। इसमें से 10 ग्राम चूर्ण को 100 ग्राम जल में उबालें। जब 40 ग्राम शेष रह जाए तो छानकर, उसमें मधु मिलाकर सुबह-शाम सेवन करें। इस क्वाथ से प्रमेह नष्ट हो जाते हैं। मूत्रकृच्छता और मूत्राघात में भी बहुत लाभ होता है।

(12) कफ स्राव—आँवले, दारूहल्दी, गिलोय और मुलेठी समभाग में लेकर क्वाथ बनाकर सुबह-शाम दिन में दो बार पीने से, अत्यंत पतला कफ निकलता हो, नाक से भारी मात्रा में कफस्राव होता हो, प्रमेह या **प्रदररोग** के कारण कफस्राव होता हो तो मिटता है। कफस्राव में यह क्वाथ उत्तम लाभ देता है।

शिलाजीत

(1) शिलाजीत का प्रयोग मूत्ररोग, प्रमेह और मधुमेह के लिये सर्वाधिक उपयोगी सिद्ध हुआ है। 2 रत्ती शिलाजीत, एक चम्मच शहद और एक चम्मच त्रिफला चूर्ण तीनों को मिलाकर प्रातः सूर्योदय से पहले चाटकर सेवन करने से प्रमेह रोग नष्ट होता है।

(2) शिलाजीत 3 ग्राम से 5 ग्राम तक दूध या पानी के साथ लेने से प्रमेह अच्छा होता है।

(3) शिलाजीत 2 माशा, शहद 6 माशा, नित्य दोनों समय चाटने से प्रमेह नष्ट हो जाता है।

(4) छोटी इलायची और पीपरी का चूर्ण 1-1 रत्ती, शिलाजीत 2 माशा दोनों समय सेवन करने से प्रमेह, मूत्रावरोध, सूजाक, धातुविकार और क्षय रोगों का नाश होता है।

(5) छोटी इलायची, शंखपुष्पी, मिश्री एवं शिलाजीत के मिश्रण में 2 तोला घी मिलाकर चाटने से समस्त प्रकार के नये पुराने प्रमेह नष्ट हो जाते हैं।

(6) त्रिफला चूर्ण, शिलाजीत और शहद का मिश्रण सेवन करने से प्रमेह मिट जाता है।

(7) बहुमूत्र—बार-बार पेशाब आए, रात को भी पेशाब करने को उठना पड़े, एक साथ भारी मात्रा में पेशाब होना आदि बहुमूत्रता के लक्षण है। इस व्याधि को दूर करने के लिये यह प्रयोग उत्तम है। शिलाजीत, बंग भस्म, छोटी इलायची के दाने और वंशलोचन असली इन चारों को समान मात्रा में मिलाकर 2-2 रत्ती की गोलियाँ बना लें। सुबह-शाम 2-2 गोली गर्म दूध के साथ या बड़ी गोखरू का काढ़ा बनाकर इस काढ़े के साथ सेवन करने से बहुमूत्र, मूत्रकृच्छ, शर्करा, प्रमेह आदि व्याधियाँ नष्ट हो जाती हैं और शरीर पुष्ट, सूडौल और शक्तिशाली हो जाता है।

(8) (i) कही से बनी बनाई चंद्रप्रभावटी लेकर सेवन करें। यह औषधि प्रमेह रोगों पर चमत्कारी लाभ पहुँचाती है।

(ii) चंद्रप्रभावटी 5 ग्राम, अभ्रक शोधित (शुद्ध) 5 ग्राम, शहद 5 ग्राम मिलाकर प्रतिदिन सेवन करें। यह सभी प्रकार के प्रमेह को दूर करकर वीर्यादि को भी पुष्ट करता है।

चंद्रप्रभावटी बनाने की विधि नं. (1)—कपूर बच, नागर मोथा, चिरायता, देवदारू, हल्दी, अतीस, दारुहल्दी, पीपलामूल, चित्रक, धनिया, त्रिफला, चव्य, गलपीपल, जवाक्षार, सज्जीक्षार, सेंधा नमक, काला नमक, सांभर नमक-सभी 5-5 ग्राम, ससा 25 ग्राम, मिश्री 10 ग्राम, शोधित (शुद्ध) शिलाजीत-20 ग्राम, शोधित गूग्गल - 20 ग्राम सबको अलग-अलग बारीक चूर्ण बनाएँ। शुद्ध पारा एवं गंधक 5-5 ग्राम लेकर सबकी कज्जली बनाएँ। (कज्जली मतलब गंधक और पारा को लेकर खरल में खुब घोटें, गंधक, पारा की कज्जली तैयार भी मिलती है।) इसमें सभी चूर्ण मिलाकर खरल करें। इसे शहद के हल्के योग से खरल करके 5-5 ग्राम की गोलियाँ बना लें।

चंद्रप्रभावटी बनाने की विधि नं. (2)—आँवला, जायफल, छोटी इलायची के बीज, केशर, कपूर, बंग भस्म, अभ्रक भस्म, रस सिंदूर और शिलाजीत के समावेश से गुणकारी चंद्रप्रभा वटी बनाई जाती है। 1-2 गोली पीसकर मधु मिलाकर चाटने से और ऊपर से गाय का दूध पीने से प्रमेह रोग नष्ट होता है। सभी तरह के प्रमेह रोगों को नष्ट करने के साथ चंद्रप्रभावटी शुक्रमेह और स्वप्नदोष में बहुत लाभ पहुँचाती है। चंद्रप्रभावटी पौष्टिक व गुणकारी रसायन भी होता है। **नोट**—यह औषधि बाजार में तैयार मिलती है।

(9) **मधुमेहनाशिनी गुटिका**—मधुमेह नाशिनी गुटिका का निर्माण भी शिलाजीत से किया जाता है। शिलाजीत के साथ इस गुटिका के निर्माण में गुड़मार की पत्तियाँ, नीम की पत्तियाँ और त्रिबंग भस्म मिलाई जाती है। खरल में जल के साथ घोटकर गोलियाँ बनाई जाती है।

प्रतिदिन 2-2 गोली दिन में 3-4 बार ताजी हल्दी या आँवला के रस के साथ सेवन करने से मधुमेह रोग में बहुत लाभ होता है। प्रमेह रोग भी नष्ट होता है।

नोट—यह औषधि बाजार में तैयार मिलती है।

(10) पूर्णचन्द्र रस—शिलाजीत के समावेश से स्वर्ण माक्षिक भस्म, अभ्रक भस्म, लौह भस्म, रस सिन्दूर और बायबिडंग से पूर्णचन्द्र रस की गोलियों का निर्माण किया जाता है। 1 गोली प्रातः और 1 गोली सांय मिश्री मिले दूध के साथ सेवन करने से सभी तरह के धातुरोग, स्वप्नदोष और प्रमेह रोग नष्ट होते है। शारीरिक निर्बलता नष्ट होती है।

नोट—यह औषधि बाजार में तैयार मिलती है।

जटामांसी—शारीरिक क्रियाकलाप और चयापचय प्रक्रिया से विकृति होने पर पेशाब में शक्कर आने लगती है। जटामांसी का सेवन अल्पमात्रा में लंबे समय तक करते रहने से मूत्र में शक्कर आना बंद हो जाता है। इसे बालछड़ भी कहते हैं।

सहिजन—सहिजन की फली और मूँग की दाल खाने से प्रमेह रोग में लाभ होता है।

चक्रमर्द—चक्रमर्द की जड़ क्वाथ बनाकर पीने से प्रमेह रोग नष्ट होता है।

अकोल—अकोल के सुखाए हुए फूल, सूखा आँवला और हल्दी तीनों 20-20 ग्राम लेकर कूटपीस कर चूर्ण बना लें। आधा चम्मच चूर्ण थोड़े से शहद में मिलाकर सुबह-शाम चाटने से रोग नष्ट होता है।

कचनार—कचनार की हरी और सूखी कलियों का चूर्ण मिश्री की समान मात्रा मिलाकर एक-एक चम्मच तीन बार कुछ हफ्तों तक सेवन करने से प्रमेह में लाभ होता है।

गिलोय (गुडूची)—गिलोय का रस, हल्दी का चूर्ण और शहद बराबर मात्रा में मिलाकर एक-एक चम्मच दिन में तीन बार नियमित रूप से 10-15 दिन सेवन करें।

गोखरू—गोखरू के फल का चूर्ण, पठानी लोध्र और चंदन सभी को समभाग पीसकर एक चम्मच की मात्रा में दिन में तीन बार शहद के साथ कुछ हफ्तों तक सेवन करायें।

हरड़—चूँकि प्रमेह रोगियों को मलावरोध (प्रमेह) की शिकायत रहती है। अतः उन्हें पहले कब्ज दूर करने के उपाय करने चाहिए। बड़ी हरड़ दो प्रकार की होती है। (1) काबुली हरड़ (2) जुलाफा हरड़। जुलाफा हरड़ तीव्र दस्तावर होती है किंतु कठिन कब्ज वालों को उससे भी दस्त नहीं हो पाता है। यह सब मनुष्य की प्रकृति के ऊपर ही आधारित है। इसलिए कब्ज दूर करने के लिये काबुली हरड़ लेकर रात्रि को जल में भिगो देंऔर प्रातः भिगोये हुए जल सहित हरड़ को मिलाकर सेवन करने से कब्ज साफ होता है। अधिक कठिन कब्ज वाले व्यक्ति (जिन्हें सामान्य हरड़ से दस्त नहीं हो पाता) जुलाफा हरड़ एक नग लेकर, कूटकर तदुपरांत गुलकंद में मिलाकर रात को सोते समय सेवन करें, फिर ऊपर से गर्म दूध पिएँ। इस प्रयोग से प्रातः एक-दो खुलकर दस्त हो जायेंगे।

(2) मृदुकोष्ठ वाले रोगियों को छोटी हरड़ का चूर्ण और सौंफ का चूर्ण समभाग लेकर 5-6 ग्राम की मात्रा में गर्म दूध के साथ सेवन करना चाहिए। इस प्रयोग से कब्ज दूर होने के साथ-साथ मूत्र-संस्थान का भी शोधन होता है जिससे प्रमेह के उपसर्गों का शमन होता है।

नोट

- ऊपर का प्रयोग स्त्रियों के लिये भी हितकर है।
- गर्म दूध के स्थान पर गर्म जल का प्रयोग किया जा सकता है। किंतु गर्म दूध से निस्सारक गुण में वृद्धि होती है।

✠ मृदुकब्ज (मृदुकोष्ठ, जिनको दस्त आसानी से हो जाये) वाले रोगियों (स्त्री/पुरुषों) को इन योगों का सेवन मिश्री युक्त गर्म दूध के साथ करना अधिक हितकर रहता है।

✠ किसी भी योग का सेवन करने से पहले देश-काल का विचार करकर उसके अनुरूप उचित अनुपान से औषधि सेवन करने से औषधि अपना तत्काल प्रभाव दिखाती है।

(3) गौमूत्र में भिगोई हुई हरड़ एक तोला, आमलकी रसायन-1 माशा, शुद्ध शिलाजीत-2 रत्ती, हरिद्रा-1 माशा, शहद के साथ दिन में तीन बार लेने से समस्त प्रकार के प्रमेह रोग तीन महीने के रोजाना सेवन से ठीक हो जाते हैं।

नीम

(1) नीम की छाल का काढ़ा रोज पीने से प्रमेह रोका जा सकता है।

(2) नीम की पत्ती के रस में मिश्री घोलकर पीने से प्रमेह थम जाता है।

(3) महानिम्ब (बकायन) के बीज चावलों के साथ पीसकर घी में मिलाकर चाटने से प्रमेह जाता रहता है।

(4) नीम के वृक्ष पर पकी निंबौली खाने से प्रमेह रोग में बहुत लाभ होता है।

(5) नीम की कोमल पत्तियाँ चबाकर उसका रस चूसने से प्रमेह में बहुत लाभ होता है। नीम के रस में मधु मिलाकर भी सेवन कर सकते हैं।

(6) नीम की पकी निंबौलियों की गुठली, त्रिफला (हरड़, बहेड़ा, आँवला) सभी चीजों को 10-10 ग्राम मात्रा में लेकर कूटपीस कर खूब बारीक चूर्ण बना लें। 2 ग्राम चूर्ण में मधु मिलाकर सुबह-शाम चाटकर खाने से प्रमेह रोग में बहुत लाभ होता है।

(7) नीम की पकी निंबोलियों को छाया में सुखाकर रखें। फिर उन्हें कूट-पीसकर बारीक चूर्ण बना लें। दो ग्राम चूर्ण प्रतिदिन जल के साथ सेवन करने से प्रमेह कम होता है।

(8) नीम के पत्ते का स्वरस 20 ग्राम, 10 ग्राम मधु मिलाकर नित्य सेवन करना प्रमेह रोग में हितकारी है।

(9) नीम की भीतरी सफेद छाल 50 ग्राम लेकर कुचलकर रात को गर्म जल में भिगोंकर सुबह को मसलकर व कपड़े से छानकर थोड़ी मिश्री मिलाकर नियमित कुछ दिन पिलाने से प्रमेह नष्ट हो जाता है।

करेला—प्रमेह/वीर्य विकार—करेले का स्वरस 2 तोला, ताजे आँवले का रस 1 तोला अथवा आँवले का बारीक कपड़छान चूर्ण 6 ग्राम या कच्ची हल्दी का

रस अथवा हरी गिलोय का रस 1 तोला मिलाकर दिन में 2 बार सुबह-शाम सेवन करते रहने से प्रमेह रोग दूर हो जाता है।

मूली

(1) शुद्ध घी में मूली के कंद को तलकर खाने से प्रमेह मिटता है।

(2) मूली के पत्तों का रस और घी बराबर मात्रा में लेकर सेवन करने से प्रमेह का प्रमाण घटने लगता है।

केला

(1) कच्चे केले का चूर्ण 1-2 ग्राम की मात्रा में बराबर मिश्री मिलाकर सेवन करने से प्रमेह रोग में लाभ होता है।

(2) एक पके ताजे केले में 5 ग्राम के लगभग उत्तम घृत मिलाकर सुबह-शाम कुछ दिनों तक लगातार सेवन करने से प्रमेह में लाभ होता है।

(3) कच्चे केले को सुखाकर चूर्ण बनाइए। आधा तोला चूर्ण दूध के साथ प्रतिदिन लेने से प्रमेह में बहुत लाभ होता है।

गेहूँ

एक छटाँक गेहूँ, आधा सेर पानी में रात को भिगोकर रखें और प्रातः बारीक पीसकर कपड़े से छानकर एक तोला मिश्री मिलाकर सात दिन तक पीने से प्रमेह दूर होता है।

मेथी

मेथी की भाजी के 100 मि.ली. रस में डेढ़ ग्राम कत्था तथा 3 ग्राम मिश्री मिलाकर प्रतिदिन सेवन करना चाहिए।

इमली

इमली की फलियों की छाल की आधा तोला राख कच्चे नारियल के पानी में मिलाकर सुबह-शाम पाँच दिन तक पीने से ठंडा प्रमेह मिटता है। यह प्रयोग करते समय नमक रहित फीका भोजन लें।

फालसा

फालसे की छाल का क्वाथ पीने से मूत्रकृच्छ, मूत्रदाह और प्रमेह मिटते हैं।

हल्दी

(1) हल्दी और दारूहल्दी का काढ़ा शहद मिलाकर पीने से प्रमेह दूर होता है।

(2) कच्ची हल्दी का कूट-पीसकर 10 ग्राम रस काँच के पात्र में रखें। इस रस में 10 ग्राम मधु मिलाकर चाटकर खाएँ। कुछ सप्ताह तक प्रतिदिन हल्दी का रस और मधु मिलाकर सेवन करने से प्रमेह रोग नष्ट होता है।

(3) हल्दी का 5 ग्राम चूर्ण मधु मिलाकर चाटकर खाने के बाद बकरी का गर्म दूध पीने से प्रमेह रोग का निवारण होता है। रोगी को चार छः सप्ताह तक सेवन करना चाहिए।

(4) हल्दी का चूर्ण 3 ग्राम, ताजे आँवले का रस 7 ग्राम, मधु मिलाकर प्रतिदिन सेवन करने से कुछ सप्ताह में प्रमेह रोग नष्ट हो जाता है।

(5) रोज सुबह कच्ची हल्दी का रस एवं शुद्ध शहद 1–1 तोला मिलाकर खायें एवं रात्रि को सोते समय 3 ग्राम सूखी हल्दी का चूर्ण तथा 6 ग्राम शहद, उबालकर–ठण्डे किये हुए एक पाव बकरी के दूध में मिलाकर साथ में लें। चालीस दिन ऐसा करने से पुराना प्रमेह, धातुजनित दोष, पतलापन, कमरदर्द, बेचैनी एवं मदाग्नि में लाभ होता है।

(6) त्रिफला चूर्ण एवं मिश्री 3–3 भाग तथा हल्दी चूर्ण 1 भाग मिलाकर 6 ग्राम चूर्ण दिन में 2 बार शहद के साथ चाटने से प्रमेह मिटता है। प्रमेह की तीव्र पीड़ा शांत हो जाने के बाद भी कम से कम एक महीन तक सेवन चालू रखें।

(7) हल्दी कुटी पिसी कपड़छान की हुई 4 ग्राम की मात्रा में लेकर शहद में मिलाकर सुबह–शाम चाटने से कुछ ही दिनों मे असाध्य प्रमेह भी नष्ट हो जाता है। ऊपर से बकरी का दूध पियें। यदि बकरी का दूध न मिले तो गाय के दूध में हल्दी व शहद मिलाकर एक उबाल देकर ठण्डा करकर, मतलब हल्का गर्म (गुनगुना) रहने पर पियें। 40 दिन सेवन करें। शहद होने से ठंडा या गुनगुना करके पियें।

(8) हल्दी की गाँठ को पीसकर, घी में सेंककर, मिश्री मिलाकर कुछ दिन रोज खाने से मधुमेह और अन्य प्रमेहों में लाभ होता है।

तुलसी

(1) तीन मासा तुलसी के बीजों को गंगाजल में पीसकर प्रतिदिन 3 बार सेवन करें।

(2) तुलसी के बीजों का चूर्ण 3 माशा में पुराना गुड़ 6 माशा मिलाकर खाएँ, ऊपर से ताजा या गरम (मीठा, मिश्री मिला हुआ) गाय का दूध पियें। डेढ़ महीने में स्थायी लाभ होगा।

(3) तुलसी के बीजों को रातभर पानी में भिगोयें। सुबह छानकर मिश्री मिलाकर पियें। प्रमेह दूर हो जायेगा।

(4) तुलसी पत्र का चूर्ण और नागोरी असगन्ध का चूर्ण 3–3 माशा लें। इसे नित्य दो या तीन बार गाय के गर्म दूध के साथ सेवन करें।

आम

आम की अंतर छांल के 20 ग्राम रस में चूने का निथारा हुआ जल मिलाकर

पिलाने से (इस मिश्रण को तैयार कर तत्काल ही पिलायें अन्यथा इसका प्रभाव कम हो जाता है) प्रमेह में विशेष लाभ होता है।

बबूल

(1) 200 मि.ली. दूध के साथ बबूल के पत्तो का 10 मि.ली. रस 15 दिन पीने से अथवा अनार के 20 से 50 मि.ली. रस में 2 से 5 ग्राम मिश्री डालकर पीने से प्रमेह में लाभ होता है।

(2) बबूल की नरम कोंपल पीसकर लुगदी बनाकर, 1 तोला लुगदी में 1 तोला मिश्री मिलाकर खायें, ऊपर से पानी पी लें। इससे धातु पतन, प्रमेह एवं स्वप्नदोष मिट जाते हैं। इन प्रयोगों में जल के स्थान पर कच्चा दूध या दूधिया पानी विशेष उत्तम है।

(3) बबूल की नयी (बीज रहित) फली सूखा ले। इसके चूर्ण में बराबर मिश्री मिलाकर दोनों समय जल के साथ 1-1 तोला चूर्ण सेवन करें। प्रमेह दूर हो जायेगा। इन प्रयोगों में जल की जगह कच्चा दूध या दूधिया पानी विशेष उत्तम है।

ईसबगोल

ईसबगोल की भूसी 6 ग्राम तथा मिश्री चूर्ण 10 ग्राम दोनों को मिलाकर, फाँकी लगाकर ऊपर से गाय का धारोष्ण दूधपान करना प्रमेह में लाभकारी है।

त्रिफला

त्रिफला का पीसा कूटा एवं छना हुआ चूर्ण 10 ग्राम, पीसी हल्दी 3 ग्राम, शहद 10 ग्राम मिलाकर कई महीनों तक लगातार चाटने से प्रमेह रोग से हमेशा के लिए छुटकारा मिल जाता है। इस प्रयोग से असाध्य प्रमेह भी ठीक हो जाता है।

प्रमेहनाशक क्वाथ—करिहारी और हरड़ की छाल, हल्दी काहू का बक्कल, नागरमोथा, पठानी लोघ्र, कायफल, खस, रक्तचंदन, धववृक्ष का बक्कल, कदम का बक्कल, सार वृक्ष का बक्कल, अड़ूसे का बक्कल, केले का बक्कल (अन्दर का सफेद), कमल की जड़, किशमिश, दूर्वा दूब (मुलहठी), डाभ की जड़, कास की जड़, दन्ती मजीठ, सालर का बक्कल, समान मात्रा में लेकर जौकुट कर लें। 10 ग्राम का काढ़ा बनाकर सुबह एवं 20 ग्राम शाम को काढ़ा बनाकर सोते समय लें, यह सभी प्रकार के प्रमेह रोग को दूर करता है।

अश्विनी कुमार रस—काली मिर्च, सोंठ, आँवला, हरड़, पीपला मूल, शुद्ध हरताल, शुद्ध पारा, शुद्ध गंधक आदि अनेक औषधियों से बना अश्विनी कुमार रस पित्त विकृति से उत्पन्न प्रमेह को नष्ट करता है। प्रमेह के नष्ट होने से मधुमेह रोग की

संभावना नहीं रहती। प्रमेह रोग में अश्विनी कुमार रस की 1 या 2 गोली तुलसी के पत्तों के रस से सेवन करना चाहिए। (**नोट**—यह औषधि बाजार में तैयार मिलती है।)

हेमनाथ रस—यह 'भैषज्य रत्नावली' ग्रन्थ का योग है। इसके प्रयोग से केवल मधुमेह ही नहीं, शीघ्रपतन, स्वप्नदोष, बहुमूत्र, धातुक्षीणता, वीर्य का पतलापन आदि रोग भी दूर हो जाते हैं। यह समस्त प्रकार के प्रमेह में लाभप्रद है।

प्रयोग विधि—आवश्यकतानुसार 1 से 2 गोली सुबह शाम गिलोय काण्ड स्वरस, मधु और जामुन की मींगी के चूर्ण क्रमशः 15, 10 मि.ली. और 3 ग्राम के साथ दें।

योग एवं निर्माण विधि—शुद्ध पारा और शुद्ध गंधक प्रत्येक 12 ग्राम की मात्रा में लेकर इतना खरल करें कि कज्जली बन जाये। अब इसमें स्वर्ण भस्म, स्वर्ण माक्षिक भस्म, प्रत्येक 12 ग्राम, लौह भस्म, ढेला कर्पूर, प्रवाल भस्म, बंग भस्म प्रत्येक 6 ग्राम एक साथ डालकर खरल करें और घोटते-घोटते समसर्वत्र बना लें। तब इसमें एक साथ अफीम के जल, केले के फूलों का रस और गूलर के स्वरस की 7-7 भावना देकर इतना खरल करें कि गोलियाँ बनाने योग्य हो जायें। तब 125 मि.ग्रा. की गोलियाँ बनाकर सुखा लें।

✱ प्रमेह के रोगी को बावल का कूमला अंकुर एक-एक तोला सुबह-शाम चबाकर खाना चाहिए।

✱ बीयो (विजयसार) की छाल गर्म पानी में भिगोकर रखकर लेने से पेशाब में शक्कर जाती हो तो मिटती है।

✱ लाल मिर्ची के बीज को खूब बारीक पीसकर 3-3 ग्राम की मात्रा में 3 बार पानी के साथ लेने से प्रमेह मिटता है।

✱ बहुफली के चूर्ण को दूध में उबालकर पीने से प्रमेह मिटता है।

✱ बिल्व और बकुल की छाल का 2 ग्राम चूर्ण दूध के साथ लें अथवा 15 बीलपत्र और 5 कालीमिर्च पीसकर चटनी बना लें। इसको एक कप पानी में मिलाकर पीने से मधुप्रमेह में लाभ होता है। इसको लंबे समय एक-दो वर्ष लेने से मधुप्रमेह स्थायी रूप से मिटता है।

✱ **गलो (गिलोय)** का स्वरस में शहद मिलाकर पीने से हर प्रकार का प्रमेह मिटता है। प्रमेह रोग में गलो (गिलोय) और शहद क्यों?—प्रमेह रोग सही में देखा जाए तो यह पेशाब का रोग है। यह पेशाब का अतिसार है। जिस तरह अतिसार में दस्त के द्वारा द्रवधातुएँ निकल जाती हैं, उसी प्रकार प्रमेह में पेशाब द्वारा द्रवधातुएँ निकल जाती हैं। अतिसार और

प्रमेह भी दूसरे रोगों की तरह मंदाग्नि के कारण हैं। प्रमेह एक प्रकार की अजीर्ण ही है।

गलो अग्नि को प्रदीप्त करता है। इससे अजीर्ण मिटता जाता है। गलो संग्रहणी भी है। इससे द्रव धातुओं को बाहर निकलने नहीं जाने देता और इस तरह शरीर को कमजोर नहीं पड़ने देता। गलो पचे तब मीठा हो जाता होने से, पेशाब की बलतरा भी मिटती है। इसलिए गलो उत्तम है।

गलो का स्वरस में डालने के लिये ज्यादा रतास पड़ता पीला रंग का शहद लें। ऐसे शहद को क्षोद्र कहते हैं। इस क्षोद्र में भी प्रमेह मिटाने का गुण होता है।

स्वरस मतलब क्या—स्वरस मतलब (1) हरी औषधियों को पीसकर उसमें से निचोड़कर निकाला हुआ रस। (2) हरी औषधि के अभाव में सूखी औषधि को आठ गुणा पानी में डालकर, मूल पानी का चौथा भाग रहे वहाँ तक उबालकर उतार लेने के बाद, छानकर जो पानी रहे उसको भी स्वरस कहा जाता है।

✠ पलाश (ढाक) के फूल 1 तोला, मिश्री आधा तोला पीसकर खायें या जल में धोकर पियें। यह प्रयोग समस्त प्रमेहों का नाश करता है।

✠ सेमर की जड़ का चूर्ण आधा तोला, घी 1 तोला, मिश्री आधा तोला, जायफल का चूर्ण 3 रत्ती, सबको मिलाकर दूध या पानी के साथ सेवन करें।

✠ शतावरी, मूसली (स्याह, सफेद दोनों), असगन्ध, गोखरू, विधारा, तालमखाना, 1–1 तोला लेकर चूर्ण बनायें। नित्य दोनों समय 3–3 माशा चूर्ण बराबर मिश्री मिलाकर खायें। ऊपर से गरम (या ताजा) दूध पियें। बहुत ही शक्तिवर्धक योग है।

✠ तालमखाने के बीज का चूर्ण, खरैटी, गंगेरन तथा गोखरू को सममात्रा में लेकर चूर्ण बनायें तथा इन सभी औषधियों के बराबर वजन में मिश्री का चूर्ण मिलाकर इस चूर्ण को 4 ग्राम की मात्रा में दूध के साथ सेवन करें। प्रमेह में लाभकारी है।

✠ नागौरी असगन्ध, विधारा दोनों को सममात्रा में लेकर कूटपीस कर कपड़छान कर सुरक्षित रख लें। इसे 9 ग्राम की मात्रा में फाँक कर गाय का दूध मिश्री मिलाकर पीने से प्रमेह आदि सभी धातु विकारों में लाभ होता है।

✠ छुहारे 100 ग्राम, मिश्री 90 ग्राम, रूमी मस्तंगी 40 ग्राम तथा सफेद मूसली 20 ग्राम सभी को कूट पीसकर, छानकर ऊपर औटा (उबला) हुआ दूध, 1 चम्मच घृत मिलाकर पिलाना प्रमेह रोग में अतीव गुणकारी है।

✠ तालमखाना 6 ग्राम, जायफल 30 ग्राम का चूर्ण बनाकर, कपड़छान करके, उन

दोनों के वजन के बराबर मिश्री मिलाकर शीशी में सुरक्षित रख लें। इसे 3 से 10 ग्राम सेवन कराने से मूत्र के साथ आने वाली लार या थूक जैसी वस्तु आना शीघ्र ही बंद हो जाता है। दूध से सेवन करें।

✠ शीशम के हरे पत्ते 20 ग्राम लेकर पानी में पीसकर मिश्री मिलाकर ठण्डाई बनाकर पियें। पुरुषों का प्रमेह रोग तथा **स्त्रियों का प्रदर (ल्यूकोरिया)** रोग की रामबाण औषधि है। केवल 7 दिन में ही आश्चर्यजनक लाभ दिखाकर रोग जड़ से नष्ट कर देता है।

✠ उड़द के काढ़े में 1 रत्ती भूनी हल्दी और 6 माशा शहद मिलाकर पीने से प्रमेह में लाभ होता है।

✠ कज्जली-10 ग्राम, रस सिंदूर-5 ग्राम, बंग भस्म-10 ग्राम, शुद्ध धतुर बीज-10 ग्राम पीसकर पान के रस में घोटकर उड़द जैसी गोली बनायें। 1 से 2 गोली गर्म दूध के साथ लें। सभी प्रकार का प्रमेह मिटता है। इसके अलावा नपुंसकता भी मिटती है। बल वीर्य बढ़ाती है। वात व्याधि रोगों में भी अच्छा असर करती है।

(कज्जली—पारा और गंधक को समान मात्रा में लेकर खुब घोटते हैं, इसको कज्जली बोलते हैं। यह कज्जली बाजार में तैयार मिलती है।)

✠ मधुप्रमेह—सुवर्ण भस्म 1 ग्राम, मुक्ता भस्म 2 ग्राम, गलो सत्व 6 ग्राम, अफीम 3 ग्राम, जामुन की गुठली 7 ग्राम, गुड़मार बूटी- 8 ग्राम, लौह भस्म- 4 ग्राम, उंबरा का घनसत्व 10 ग्राम, अफीम को बीलपत्र के रस में घुटने का, बाद में शेष औषधि का चूर्ण तथा भस्म मिलाकर खरल करें। चना जैसी गोली बनायें।

मात्रा—1-1 गोली बीलपत्र रस से या बील्वासव से लें। इस दवा से स्त्रियों का सोमराग भी मिटता है।

✠ वातिक प्रमेह—रोप्य भस्म या वसंत कुसुमाकर रस लें। त्रिबंग भस्म या चंद्रप्रभावटी या शिलाजीत वगैरह लें।

✠ पित्त प्रमेह—ताप्यादि लौह या सुवर्ण मालती भस्म या चंद्रकला रस वगैरे लें। प्रवालपंचामृत—चंदनासव साथ में लें।

✠ कफ प्रधान प्रमेह—आरोग्यवर्धनी रस या त्रिबंग भस्म या संशमनी बटी वगैरे लें।

✠ स्वर्णक्षीर (दारूडी) का योग से बनाई हुई गोदंती भस्म, प्रमेह, प्रदर तथा गरमी का अन्य रोगों पर अकसीर है।

***

13. प्रमेह/मधुमेह (डायबिटीज) अनुभव

(1) मूत्रमार्ग से चीकणा तांतणावाला–प्रमेह रोग

पत्नी पूर्वशोभा की समस्या पति ने कही। पिछले एकाध महीने से पूर्वशोभा को एक विचित्र सा रोग हो गया था। मूत्र कई बार आता था। मूत्रस्राव के बाद चीकणा तांतणा निकलता था। वह लम्बे समय तक निकलता। जिस तरह मुँह में से लार टपकती है उसी तरह चीकणा तांतणा लटकता था। इस त्रास से पूर्वशोभा परेशान हो गई थी। साथ में शरीर में उसको अशक्ति लगती थी। हाथ–पाँव की माँसपेशीयों में बल घट गया हो वैसे उसको पड़े रहने का मन करता था। वह पति के साथ आयी थी परंतु उसके शरीर में, चेहरे पर थकान दिखाई देती थी।

उसका निदान किया, यह कफदोष के प्रकोप से हुआ 'प्रमेह' रोग था। इसको **'लालामेह'** अथवा **'आलालमेह'** कहते हैं। लाला मतलब लार और 'मेह' मतलब मूत्र। मूत्रमार्ग से लार जैसा चीकणा तंतु निकलता रहे वह कफ से होने वाले रोग का नाम है 'लालामेह'।

उसको उपचार बताया—

तीन से चार दिन का पूर्ण उपवास। केवल सोंठ डालकर उकाला हुआ पानी पीने का। एक लीटर पानी में आधी चमची सोंठ डालकर उकालकर छानकर वह पानी पियें। दवा में इस प्रकार उकाला (क्वाथ) बनाकर पियें। पुनर्नवा (साटोडी), बिना बीज का आँवला और हल्दी बराबर वजन लेकर उसको जमा करकर चूर्ण बना लें। करीब आधा लीटर पानी में पच्चीस ग्राम जितना चूर्ण डालकर धीमे ताप पर उकालें। तीन चौथाई भाग जितना पानी जल जाए तब उतार लें। ठंडा होने पर छान लें। आधा भाग सुबह और आधा भाग शाम को पी जाएँ।

तीन से चार दिन का उपवास के बाद बफाया हुआ मूँग का पानी पियें। सात दिन के बाद उस पानी के साथ जौ के आटे की सेकी हुई रोटी या भाखरी खायें। उसके सात दिन बाद दो वक्त मलाई वगर का दूध और दो बार मलाई वगर की छाछ लें।

दो महीने बाद पति–पत्नी मिलने को आये। सुबह की सूर्य किरणों में पूर्वशोभा के मुख पर ललास झलक रही थी।

उसके पति ने कहा, पूर्वशोभा का प्रमेह तो प्रथम सप्ताह में ही पूरा मिट गया था।

नोट—पाठकमित्रों यह प्रमेह, डायबिटीज (मधुमेह) का एक प्रकार है। कफ से हुआ प्रमेह मिट सकता है। ऐसा साध्य होता है। डायबिटीज का आरम्भ हो तो उसमें देशी उपचार कड़क परहेज के साथ करने से उत्तम लाभ होता है।

(2) ब्लडकोलेस्ट्रॉल और मधुमेह (डायबिटीज) की शुरुआत

सुशील कुमार को कुछ ऐसा हुआ। वह रस्ते में जा रहा था, ट्रेन पकड़ने भागा। ट्रेन तो पकड़ ली, परन्तु उसकी श्वास चढ़ गई थी। वह शांत नहीं हो रही थी। पसीना निकल रहा था। सुशील कुमार की उम्र 39 साल की थी। उसका शरीर बढ़ा हुआ था। जाँघ (सांथल) और नितंब में मैद (चर्बी) भरी हुई थी। पेट बाहर निकल गया था। सीढ़ियाँ चढ़ने में भी सुशील कुमार का हाँफ चढ़ती थी। सरकारी अफसर था, खाने-पीने का शौकीन, बैठालु जीवन, ऑफिस में चाय-नाश्ता तो चले, इसके अलावा पार्टी होती थी तो भारी पदार्थ खाने को मिले। रास्ते में श्वास चढ़ने से वह घबरा गया। सीधा वापस घर को आया और डॉक्टर को दिखाया।

कार्डियोग्राम निकलवाया, नॉर्मल था, ब्लड टेस्ट में कोलेस्ट्रॉल ज्यादा था। मूत्र परीक्षा में शक्कर पाई। रक्त परीक्षा में डायबिटीज की शुरुआत दिखाई। डॉक्टर ने बताया वजन कम करना पड़ेगा। कैसे कम करें वह कुछ बता नहीं पाया। कुछ दवाइयाँ लिख दी।

सुशील कुमार के बॉस (अफसर) दो दिन बाद सुशील कुमार को लेकर आये। **डायबिटीज की शुरुआत थी। कोलेस्ट्रॉल बढ़ा हुआ था।**

सुशील कुमार डर सा गया था। उसने सात दिन कि छुट्टी ली थी। उसको पाँच दिन का आहार क्रम इस प्रकार दिया।

(1) एक दिन कुछ भी नहीं खाने का नहीं, केवल उबाला हुआ पानी पियें। (2) दूसरे दिन सुबह और शाम को बफाया हुआ मूँग का पानी गरम-गरम पियें। इसके अलावा आधा गिलास पानी में एक नीबू निचोड़कर दिन में दो बार पियें। (3) तीसरे दिन मूँग के पानी के साथ कोई भी बफाया हुआ साग खायें। मूँग का पानी और साग में मसाला सब डालें। (4) चौथा दिन बफाया हुआ मूँग, बफाया हुआ साग, कच्चा कचुंबर (सलाद), दो वक्त छाछ और दो वक्त नीबू पानी पियें। (5) दवा में त्रिफला गुगल की गोली सुबह, दोपहर, शाम को दो-दो भूक्का करकर पानी के साथ फॉक जायें। 'मामेजवा धनवटी' की दो-दो गोली पानी के साथ निगल जायें। रोज रात को एक चम्मच त्रिफला चूर्ण पानी के साथ फाँक जायें। (6) पाँचवें दिन भी इसी प्रकार करें। छठ्ठे दिन मिलने आयें।

इसके अलावा सुबह-शाम एक-एक घण्टा चलने की सूचना दी। छठे दिन सुशील कुमार आये। इतने दिन के उपचार से उनका 2 किलो वजन घट गया था। हाँफ कम हुई, स्फूर्ति बढ़ी थी। नौकरी पर दूसरे दिन चले जाने को कहा। अभी सात दिन इसी तरह खुराक रखने को कहा। सात दिन के बाद धीरे-धीरे आहार लेने को कहा। हर सप्ताह एक-एक चीज की छूट, दलहन (कठोल—चना, मूँग, मोठ वगैर) बफाकर खायें। खाखरा खाने, पापड़ खाने, फलों की छूट दी। परन्तु तेल, घी, मक्खन, मलाई और मीठा (गुड़, शक्कर) बंद रखा। फलों में सेब, चीकू , संतरा, पपीता मापसर लेने की छूट दी। महीने के बाद सभी रिपोर्ट नॉर्मल आई। खुराक में तेल-घी की थोड़ी-थोड़ी छूट लेने की सूचना दी। दो टाइम खाना खायें। परन्तु नाश्ता नहीं करें। सप्ताह में एक दिन बफाया हुआ खाना खायें। मीठा (शक्कर, गुड़) और नमक कम खायें। तेल, घी, मक्खन, मलाई भी कम खायें।

सुशील कुमार को तीन माह तक सभी दवाइयाँ चालू रखी।

नोट—त्रिफला गूगल की गोली मेद (चर्बी) उतारने वाली और डायबिटीज मिटाने वाली है। मामेजवा घनवटी डायबिटीज की शुरुआत हो तो मिटा देती है। त्रिफला चूर्ण रसायन है।

(3) शुक्रमेह का सफल इलाज (डायबिटीज)

एक पुरुष आया, उसने लज्जा के साथ अपनी समस्या बताई। उसको थोड़े दिनों से मूत्रमार्ग में से 'शुक्र' का स्राव होता था। इस तरह शुक्रधातु बह जाने से वह स्वयं अशक्त (कमजोर) हो जाएगा, ऐसा उसको भय था।

उस पुरुष को **'शुक्रमेह'** नाम का रोग है, ऐसा निदान किया। आयुर्वेद में बीस प्रकार के मेह रोगों का निरूपण लिखा। 'मेह' शब्द का अर्थ है मूत्र/मूत्रमार्ग द्वारा होने वाले रोग। आज जिसको 'डायबिटीज' के नाम से जानते हैं, उस प्रसिद्ध रोग के प्राचीन लोगों ने बीस प्रकार का बताकर विस्तार से वर्णन किया है। कफ दोष बढ़कर मूत्रमार्ग को दूषित करे तो दस प्रकार का मेह रोग होता है, यह दस प्रकार का मेह रोग साध्य है अर्थात आसानी से मिट सकते हैं। उस पुरुष को 'शुक्रमेह' नाम का विकार था, उसमें मुख्य दोष कफ था। कफदोष से हुआ शुक्रमेह रोग मिट सकता है। पित्तदोष से छः प्रकार का मेह रोग होता है उनको 'याप्य' कहा जाता है, ये छः विकार मिटते नहीं। परन्तु उसमें पथ्यापथ्य का पालन, योग्य विहार का पालन तथा योग्य औषधियों का सेवन करने से रोग नियंत्रण में रहता है। वायुदोष के प्रकोप से चार प्रकार का मेह रोग होता है। वे भी साध्य नहीं हैं और याप्य भी नहीं हैं। वे असाध्य हैं।

उस पुरुष को सभी अन्नपान का त्याग करवाया। दो समय केवल बफाया हुआ मूँग खाने, उसमें थोड़ी मात्रा में नमक डालने का, इसके अलावा उसमें सोंठ-कालीमिर्च डालने, हल्दी और आँवले का चूर्ण डालने, इसी तरह इक्कीस दिन कड़क पथ्य पालने के लिए कहा।

एक उकाला इस प्रकार का लेने को कहा। अर्जुन (सादड़) की छाल और चंदन का भूक्का बराबर भाग बीस-बीस ग्राम जितना लेकर करीब आठ कप जितने पानी में वह भूक्का डालकर सुबह धीमे ताप पर वह पानी उकालकर करीब पौन भाग का पानी जला दें। उसके बाद बर्तन नीचे उतार लें। इस क्वाथ में से आधा भाग सुबह पी जायें और आधा भाग शाम को सूर्यास्त से एक घंटा पहले पी जाएँ।

इक्कीस दिन के बाद वह पुरुष मिलने को आया। उसने कहा वह पूरी तरह से रोगमुक्त हो गया है।

उस पुरुष को क्रम से नित्य का भोजन लेने की सूचना दी।

(4) **कफ से उत्पन्न डायबिटीज (प्रमेह रोग)**

कफ से उत्पन्न प्रमेह **शनैर्मेह** कहलाता है। कंचनलाल सेठ को धीरे-धीरे और थोड़ा-थोड़ा मूत्रस्राव होता था। शनैः शनैः शनैर्मेही, मंद मंद प्रमेहती। अर्थात शर्नेर्मेह का रोगी धीरे-धीरे और थोड़ा-थोड़ा मूत्र करता है। कंचनलाल सेठ को कफ से होने वाला शनैर्मेह नाम का डायबिटीज है ऐसा निदान किया।

घी, तेल, शक्कर, गुड़, आलू, चावल, मीठे फल पूरी तरह बन्द कराया। सुबह और शाम को एक-एक घण्टा चलने की स्पष्ट सूचना दी। दवाई इस प्रकार बनायें। बिना गुठली का हरड़, बहेड़ा और आँवला यह तीनों मिलाकर 200 ग्राम और गलो (गिलोय, गुड्डुची) 200 ग्राम। इन चारों द्रव्यों को साथ मिलाकर पीसकर भुक्का करें। चार कप जितना पानी तपेली में डालें। उसमें करीब 20 ग्राम जिना भुक्का डालकर धीमे ताप पर उबालें। करीब तीन कप पानी जल जाए तब उतार लें। ठण्डा हो जाए तब चालनी से छान लें। इस उकाले में से आधा भाग सुबह खाली पेट और आधा भाग शाम को पाँच बजे (या रात को सोने से पहले) पी जायें।

महीने के उपचार से कंचनलाल सेठ का रोग पूरी तरह मिट गया। बाद में उन्हें धीरे-धीरे रोज का आहार दिया। चलने का नियम रोज रखने की सूचना दी।

(5) **डायबिटीज की शुरुआत**

[पेशाब मटमैला या पेशाब में (मूत्रमार्ग से) तांतणा (लार) जैसा नहीं टपकता हो तो यह इलाज करें। ब्लड शुगर ज्यादा आई हो और पेशाब साफ हो।] उम्र 52 वर्ष। डायबिटीज की शुरुआत है। कोई विलायती दवा नहीं लेनी है। मार्गदर्शन देने की विनती।

बहुत से लोग होंगे जिनको डायबिटीज की शुरुआत हो। इस तरह अगर इस रोग का आरंभ ही हुआ हो तो इससे बचा जा सकता है। खाने में सभी मीठी वस्तुएँ, चावल, आलू, केला, संपूर्ण बन्द कर दें। तेल, घी भी बन्द कर दें।

श्रम करने से बहुत फायदा होता है। रोज सुबह और शाम एक-एक घंटा टहले। दवा में आँवला और हल्दी श्रेष्ठ है। आँवला और हल्दी बराबर वजन लेकर चूर्ण बना लें। सुबह-दोपहर और शाम को एक-एक चम्मच चूर्ण पानी के साथ फाँक लें। इस चूर्ण का नियमित सेवन करें। कड़क परहेज, नियमित चलने का श्रम और हल्दी-आँवला के नियमित सेवन से डायबिटीज जैसे रोग से बचा जा सकता है। वजन नहीं बढ़ने दें, खाने में ध्यान रखें। डायबिटीज की शुरुआत हो तो तुम बच सकते हो। एक बार यदि यह बीमारी घर कर गई तो इसका मूल नहीं हटा सकते।

(6) इक्षुमेह (मधुमेह से मिलता-जुलता रोग)
(मीठे पेशाब का रोग—गन्ने के रस जैसा मीठा पेशाब)

आधुनिक युग में कितने रोगों को काबू करने के प्रयत्न हो रहे हैं। सफलता भी मिली है फिर भी अनेक रोग ऐसे हैं, जो घटने के बजाय बढ़ रहे हैं जैसे कैंसर, एड्स, हृदयरोग, मधुमेह आदि। मधुमेह से मिलती-जुलती व्याधि का नाम है इक्षुमेह। (इक्षुमेह का इलाज नहीं करने से यह भी आगे जाकर मधुमेह में बदल जाता है।)

'इक्षुमेहतः इव मधुरम् अत्यर्थमय' अर्थात **गन्ने का रस जैसा मीठा पेशाब** हो वह इक्षुमेह है। लोग इस रोग को मीठी पेशाब का रोग कहते हैं। इक्षुमेह की विशेषता यह होती है कि मूत्र में शक्कर होती है, परंतु रक्त में सामान्य होती है। आयुर्वेद द्वारा इस व्याधि की चिकित्सा करनी चाहिए, ऐसा मानना है, कारण कि इक्षुमेह के अन्य लक्षण बताते हैं कि रोगी को अजीर्ण, अरुचि, आलस्य, अधिक निद्रा, तेज खाँसी, प्रतिश्याय (सर्दी) और कभी-कभी उल्टी भी होती है। इक्षुमेह के रोगी की योग्य चिकित्सा नहीं करे और मधुर (मीठा) पदार्थ खाने को चालू रखे तो मधुमेह (डायबिटीज) हो सकता है। महर्षि वाग्भट्ट ने इस रोग की सफल चिकित्सा बताई है।

इस रोग के रोगी ऊपर बतायी तकलीफ से पीड़ित रहते हैं। शास्त्र की दृष्टि से चिकित्सा की जरूरत है। ऐलोपैथी में इस रोग की खास दवा नहीं है और चिकित्सा करने जितना भी महत्व देखने में नहीं आता। जबकि आयुर्वेद के प्राचीन ग्रंथों में इस रोग की चिकित्सा बताई है। आयुर्वेद में मूत्रमार्ग के रोगों में बीस प्रकार के प्रमेह बताये गये हैं और उसका कारण भी स्पष्ट है। इन बीस प्रकार के प्रमेह में दस प्रकार का प्रमेह कफ दोष से होते है। इनमें इक्षुमेह का समावेश भी है। इन हर एक प्रकार के प्रमेह

की चिकित्सा समय पर न हो तो आगे जाकर परिणाम स्वरूप मधुमेह (Diabetis Militus) में परिवर्तित हो जाते हैं। (अर्थात मधुमेह रोग हो जाता है) मधुमेह में मूत्र और रक्त में मात्रा से ज्यादा शक्कर होती है।

पहले की बजाय आजकल प्रमेह का प्रमाण बहुत बढ़ा है। इसका मुख्य कारण है—आस्यासुख (Sedentary Life) मतलब कि बिना श्रम का वैभवी जीवन, खूब ही आरामदायक स्थति में पड़े रहना, हलन, चलन कम करना, बैठे-बैठे काम करना, मेहनत न करना। दूसरा कारण है—स्वप्नसुख—मतलब विशेष सोना, दिन में सोना, खाना खाकर तुरंत सोना। तीसरा कारण है—चिंता, मानसिक तनाव। यह कारण भी आजकल प्रमुख भूमिका निभाता है। मतलब चिंता, भय, तनाव उत्पन्न करे ऐसे कार्यों से दूर रहने का प्रयत्न करें, अगर वह सर पर आ भी जाए तो उसको स्वाभाविक मानकर हो सके उतना चिंता से दूर रहें। चौथा कारण है—वारसा, प्रमेह और मधुमेह वारसा में मिलता रोग है। मतलब जिनको वारसा (वंश) में मिलने की दहशत हो वे पहले से ही शारीरिक श्रम और पथ्य खुराक लेने का ध्यान रखें, जिससे इस रोग से बचा जा सके। इसके अलावा अन्य कारण हैं नये अन्न का सेवन करना, मिठाइयों का विशेष सेवन (शक्कर से बने पदार्थों का अतिरेक) करना। प्रमेह होने के बाद भी ध्यान रखने में नहीं आये तो मधुमेह हो जाता है जो कि असाध्य रोग है।

इस इक्षुमेह के कारण थोड़ा नुकसान होते देखा गया है। पेशाब में शक्कर की मात्रा ज्यादा आती है तो रोगी को मानसिक त्रास होता रहता है। यह मानसिक त्रास शरीर को नुकसान करता है। इसके अलावा मूत्र में लगातार शक्कर रहने से मूत्रमार्ग कमजोर पड़ता है जिससे इस अंग को संक्रमण हो सकता है। इस रोग में रक्त में शक्कर का परिमाण सामान्य होता है, इसलिए चिकित्सा की कोई जरूरत नहीं, ऐसा समझकर कुछ न करना ठीक नहीं है। आयुर्वेद की बताई हुई और रोगियों की औषधियाँ यहाँ बताई जाती है, जो पथ्य खुराक के साथ नियमित प्रयोग से बड़ी परेशानी से बचा जा सकता है—

हरड़, कायफल, मोथ और लोघ्र का क्वाथ (उकाला) शहद मिलाकर अथवा दारूहल्दी, वावडींग और खेर का क्वाथ (उकाला) शहद के साथ अथवा त्रिफला, हल्दी और लोघ्र का क्वाथ (उकाला) शहद के साथ पीएँ। क्वाथ के साथ जीवित प्रभावटी लेने से ज्यादा अच्छा परिणाम मिलेगा। (शहद मिलाने से पहले उकाले को हल्का गर्म कर लें या ठंडा कर लें। गर्म चीज के साथ शहद नहीं लें और मात्रा भी 1-2 चम्मच से ज्यादा नहीं लेना चाहिए।

उपचार—ऐसे इक्षुमेह के रोगी को सभी मीठा पदार्थ, चावल, आलू, केले का

संपूर्ण त्याग करने चाहिए। रह सके तो सात दिन केवल बफाया हुआ मूँग पर रहें। जिससे रोग गिनती के दिनों में मिट जाए।

नीम की आंतर छाल और नीम का पत्ता लाकर कूट डाले। इसके पच्चीस ग्राम भाग को आधा लीटर पानी में डालकर धीमे ताप पर उकालें। करीब आधा पानी जल जाये तब ठण्डा होने पर छान लें। इस उकाला का दो भाग करें। आधा सुबह और आधा भाग शाम को (या रात को) पी जायें।

ऊपर बताया हुआ परहेज और नीम के क्वाथ से सात दिन में ही 'इक्षुमेह' मिट जायेगा। बाद में क्वाथ आधा भाग बनाकर केवल सुबह एक बार पीयें। धीरे-धीरे आहार पर आयें। बाद में क्वाथ दस दिन में एक बार पीयें उसके बाद छोड़ दें। (हमेशा के लिए मीठे पदार्थ हो सके उतना कम खाये।)

नोट—नीम की आंतरछाल आयुर्वेद औषधि की दुकान पर मिलती है।

(7) एक अनुपम औषधि कैशोर गुगल

प्रमेह (डायबिटीज की शुरुआत)—एक प्रौढ़ व्यापारी के पाँव, हाथ और मुँह पर सूजन था। शरीर पर चर्बी थी। डायबिटीज का आरंभ था। उनको सभी आहार छुड़वाकर सुबह शाम केवल लौकी (घिया) का बफाया हुआ साग लेने और मूँग का पानी लेने को बताया। दिन में तीन बार मोला (बिना मलाई का) दूध एक-एक गिलास लेने, दवा में रोज छः गोली किशोर गूगल की लेने तथा सुबह-दोपहर-शाम को 2-2 गोली भूक्का कर पानी या दूध के साथ लेने को कहा। एक महीने के उपचार में शरीर का सूजन उतर गया, हल्का, सप्रमाण हो गया। धीरे-धीरे रोज के आहार पर लाया। अब वे स्वस्थ हैं और रोज की दो-दो गोली किशोर गूगल सुबह-शाम भूक्का करकर दूध के साथ लेते हैं।

घाव (व्रण)—शरीर में किसी भी प्रकार का व्रण (घाव) हो गया हो, सड़ता हो, मवाद उत्पन्न होती हो, तो कड़क परहेज के साथ दो-दो गोली सुबह, दोपहर, शाम किशोर गुगल की लें। दोनों समय केवल लौकी का बफाया हुआ साग और मूँग का पानी लें। सोचे नहीं उससे भी अच्छा परिणाम मिलेगा। घाव को रोज साफ करके उसमें 'जित्यादि तेल' का टीपा डालें।

औषधि कैशोर गूगल के बारे में

पाठक मित्रो, एक अनुपम औषधि के बारे में बताता हूँ। औषधि का संस्कृत नाम है 'कैशोरक गुग्गुल'। आम भाषा में इस औषधि को 'कैशोर गूगल' के नाम से जाना जाता है। कई देशी फार्मेसी इस औषधि को बनाती है। 'कैशोरम्' मतलब है किशोर अवस्था का रूप। इस औषधि का नित्य सेवन करने से मनुष्य का रूप किशोर

अवस्था जैसा प्रकाश देता है। इससे इस गूगल की दवा को "कैशोर गूगल" कहते है।

भावप्रकाश ग्रंथ के रचयिता पंडित भावप्रकाश इस औषधि के निर्माण और उसके गुणों का निरूपण करते कहते हैं : **"अभिभूय जरादोष करोति कैशोरक रूपम"**। जरादोष मतलब वृद्धावस्था का दोष। यह दवा वृद्धावस्था के दोषों को अभिभूत करती है। अर्थात इन दोषों का नाश करकर मनुष्य का किशोर जैसा रूप करती है। बुढ़ापे में मनुष्य की चमड़ी फिक्की और झुर्रियों वाली, बिना लस्टर (चमक) की हो जाती है। कैशोर गूगल का नित्य सेवन करने वाले की चमड़ी किशोर जैसी कान्ति (चमक) को पाती है। जो औषधि इस तरह बुढ़ापे को नजदीक न आने दे अथवा आये हुए बुढ़ापे को धीरे-धीरे धकेले ऐसी औषधि को अनुपम कहा जाता है। इसमें जरा भी अतिशयोक्ति नहीं है। सभी प्रौढ़ और वृद्ध व्यक्तियों को इस औषधि का नित्य सेवन करना चाहिए। सुबह-शाम खाली पेट दो-दो गोली कैशोर गूगल की पीसकर पानी के साथ फाँक जायें। आयुष्य के अंत तक यह औषधि इस तरह नित्य सेवन करनी चाहिए। जिनको दूध प्रिय हो और अनुकूल हो वे दूध के साथ यह दवा फाँक जायें।

(8) मूत्रमार्ग से चीकणा तांतणावाला एक विचित्र रोग

उपचार के लिये गुरुजी के पास आया वह रोगी व्यवसाय से दर्जी था। उसकी उम्र 50 वर्ष होगी। शरीर भरावदार था। उसको हुई विचित्र तकलीफ इस प्रकार थी। उसको मूत्र की हाजत (इच्छा) होती तो खुलासा करने के बाद (पेशाब करने के बाद) मूत्रमार्ग से सफेद चीकणा तांतणा निकलता, तांतणाओं का कोई अन्त ही नहीं आता था। मुँह में से जैसे चिकनी लार टपके, वैसे मूत्रमार्ग से लार का तांतणा निकलता।

मूत्र का खुलासा (पेशाब करने के बाद) करने के बाद भी लार निकलती रहती, इससे वह अटक जाती और उसकी प्रतीक्षा करने में काफी समय निकल जाता था। इस तरह दिन में अनेक बार समय बिगड़ता। इस कारण उसका दर्जी का काम भी समय पर नहीं हो सकता था। ऐसा दो सप्ताह से चल रहा था। नजदीक के टाउन से उपचार के लिये आये हरजीभाई दर्जी बोल पड़े, "वैद्यबापा, इस रोग से मुझे छुड़ाओ।"

गुरुजी ने हरजीभाई को आश्वासन दिया और रोग के विषय में समझाया। इस रोग का नाम है 'आलालमेह'। लाल या लाला इस संस्कृत शब्द का अर्थ होता है 'लार'। 'आ' का संस्कृत अर्थ होता है 'सहित'। 'मेह' शब्द का अर्थ होता है 'मूत्र'। इस रोग में मूत्र का स्राव लार के साथ होने से अथवा मूत्रमार्ग में से चीकना लार का तांतणा अति परिमाण में निकलते होने से इसको प्राचीन लोगों ने 'आलालमेह' नाम

दिया है। पाठकमित्रों जानते हैं बीस प्रकार के मेह (डायबिटीज) की आयुर्वेद में व्याख्या की गई है उसमें से दस प्रकार का कफ मेह कफ दोष से होता है। कफ के प्रकोप से होने वाले यह मेहविकार 'साध्य' हैं अर्थात ठीक हो सकते हैं। हरजीभाई को हुआ यह विशिष्ट रोग कफ के प्रकोप से हुआ रोग था। इसको गुरुजी ने सात ही दिनों में मिटा दिया।

(1) दो दिन नकोरड़ा उपवास। केवल सोंठ डालकर उकाला हुआ गरम-पानी प्यास लगे तब पीयें। (एक लीटर पानी में आधा चम्मच सोंठ डालकर उकाले, फिर छानकर पियें) (2) पाँच दिन बफाया हुए मूँग के पानी पर रखा, वह दो बार लें। (3) आठवें दिन के बाद धीरे-धीरे रोज का एक पदार्थ बढ़ाते हुए रोज के आहार पर लौटें। परंतु एक महीना तक शक्कर, गुड़, मीठे फल, घी, तेल, पूरी तरह बंद रखें।

दवा में पहले दिन से ही पुनर्नवा (सारोडी) का उकाला बताया। सारोडी को संस्कृत में पुनर्नवा कहते हैं। यह आयुर्वेद औषधि की दुकान पर मिलती है। उसमें से 10 ग्राम भुक्का लेकर चार कप पानी में डालकर धीमे ताप पर उकाले। करीब तीन कप पानी जल जाए तब गुनगुना उकाला चालनी से छानकर पी जाये। शाम को वापस बनाकर पीयें।

दो दिन में ही आधा परिणाम मिला। सात दिन के बाद भी हरजीभाई को बीस दिन तक सुबह एक टाइम उकाला चालू रखने की सलाह दी। चीकणां तांतणा वह कफ ही है। कड़क परहेज और उकाला से शीघ्र परिणाम मिला।

(9) मूत्रमार्ग से चीकणा तांतणा—2

केबिन में रोगी ने प्रवेश किया, उसको कहा, आओं बैठों। कहो क्या तकलीफ है। यदि रोगी को जान जाता, तो उसको नाम से संबोधन करता, परंतु यह रोगी प्रथम बार आया था। 45 से 50 वर्ष की उम्र थी। अकेला ही मिलने आया था। रोगी केवल मेरे सामने देख रहा था। अपेक्षा से ज्यादा क्षण निकल जाने पर रोगी मित्र को मुस्करा कर कहा, "कहो....."

उसने कहा, "क्या कहूँ साहब?"

उसको कहा, "तुम्हारी जो तकलीफ है वह कहो।"

उसके मुख पर विषाद छाया था, वह और गहरा बन गया।

उसने कहा, "मुझको मूत्रमार्ग से धात जाती है, बहुत ज्यादा धात जाती है, चीकणी सी।"

रोगी से कई प्रश्न पूछे। उसने जो उत्तर दिया उसका संक्षेप में सार इस प्रकार है। पिछले आठ-दस दिन से वह मूत्र की हाजत के लिए जाता है, तब पेशाब होने

के बाद चीकणा तांतणा निकलता था। वे तांतणा (लार) चीकणे और लंबे-लंबे होते है। एक तांतणा टूटे वहाँ दूसरा निकलने लगता है। उसका कई मिनट तक अंत नहीं आता था। घर के बाथरुम में या खुले में, रस्ते में शौचालय में जाए तो परेशान हो जाए, बहुत त्रास होता था। परंतु बाहर सार्वजनिक शौचालय में लंबे समय तक खड़ा रहना पड़े तो शरम भी आए। अभी घर में किसी से बात की नहीं। किसी स्पेशलिस्ट डॉक्टर के पास में जाने का निर्णय अभी नहीं हो सका। स्वयं व्यवसाय से वकील है।

उसने पूछा, "वैद्यराज, ऐसे किसी रोगी का आपको अनुभव है।"

उसने कहा, "है, इस रोग का नाम है आलालमेह।"

नाम सुनकर वे देखते रहे। विचित्र नाम था, वे समझे नहीं। बाद में उनको इस रोग के विषय में समझाया। 'मेह' शब्द का मतलब होता है 'मूत्र'। 'लाल' या 'लाला' शब्द का अर्थ होता है 'लार'। 'आ' का मतलब सहित। मूत्रमार्ग से लार सहित जो स्राव होता है उस रोग का नाम 'लालामेह'। किसी ग्रंथकार ने उसको 'आलालमेह' नाम भी दिया है। इसमें दस प्रकार का प्रमेह कफदोष के प्रकोप से होता है जो 'साध्य' है, मिट सकते हैं। आलालमेह के रोगियों का इसके पहले उपचार के लिये थोड़ा अनुभव है, इससे यह दर्द अवश्य मिटेगा ऐसा उसको समझाया।

रोगी को पहले तो यह समझाया कि मूत्रमार्ग में जो 'धात' जाती है, उसका अर्थ वह जो सोच रहा वैसा धातु का स्राव नहीं है। वीर्य धातु बह जाती है, ऐसा रोगी मान रहा था। किसी चिकित्सक ने उनको, "तुमको धात जाती है।" ऐसा बता दिया होगा या रोगी ने स्वयं अनुमान लगा लिया होगा। चीकणा तांतणा यह कफ का तांतणा है और एक-दो सप्ताह में यह रोग पूरी तरह से मिट जाएगा, ऐसा रोगी को समझाया। पत्नी को बिना संकोच इस विषय में बात करने का समझाया।

रोगी को दो दिन उपवास कराया। सभी खुराक पूरी तरह बंद। प्यास लगे तब उबालकर ठंडा किया पानी पीने, तीसरे दिन से केवल दो टाइम बफाया हुआ मूँग पर रहने को कहा। मूँग में नमक भी नहीं डालें। सात दिन पूरा हो तब आकर मिलने को कहा। दवा इस प्रकार दी।

(1) पुनर्नवा (सारोडी), हल्दी और आँवला-इन तीनों का चूर्ण में से करीब दस ग्राम जितना लेकर चार कप पानी में डालें। तीनों द्रव्य बराबर वजन लेकर मिलाकर चूर्ण तैयार करें। चूर्ण के बदले भूक्का होगा तो भी चलेगा। धीमे ताप पर पानी में ये द्रव्य उबालें। करीब पोना भाग का (तीन कप जीतना) पानी जल जाए तब उक्त बर्तन उतार लें। थोड़ा ठंडा हो तब वस्त्र से या चलनी से छानकर पियें। ऐसा क्वाथ (काढ़ा) सुबह, शाम, रात को इस तरह तीन बार बनाकर पियें।

सात दिन के बाद रोगी मिलने को आया, तब चेहरे पर प्रसन्नता थी। पत्नी को साथ लाया था। उपचार के चार दिन में ही रोग मिट गया था। उसको धीरे-धीरे रोज के आहार पर लौटने का क्रम बताया। अब इन तीनों द्रव्यों का उकाल केवल दो बार लेने की सूचना दी। सात दिन बाद छोड़ देने को कहा।

सारोडी का संस्कृत नाम 'पुनर्नवा' है। सारोडी नाम की यह वनस्पति आयुर्वेद औषधि कि दुकान पर मिलती है। मूत्रमार्ग के रोगों कि यह बहुत ही प्रभावशाली दवा है। यह 'पुनर्नवा' है अर्थात शरीर के तंत्र को फिर से नया बनाने वाली परम गुणकारक वनस्पति है। आयुर्वेद के ग्रंथकारों ने सभी प्रकार के मेह (प्रमेह) रोगों में हल्दी आँवला को श्रेष्ठ कहा है। यहाँ बताई गई परहेज तथा औषधि आलालामेह में अवश्य उत्तम और तेजी से परिणाम बताती है।

(10) डायबिटीज की शुरुआत

डायबिटीज के कारण आई मंद कामेच्छा

पुस्तक पढ़ते-पढ़ते गुरुजी की याद आई। गुरुजी की विलक्षण बुद्धि का अनेक बार प्रत्यक्ष परिचय होता था। इधर एक अनुभव लिखता हूँ (वैद्यराज का है), जिसमें गुरुजी की विलक्षण बुद्धि का साक्षात्कार होगा।

"वैद्यबापा नमस्कार!"

चालीस वर्ष के वनचंद सेठ धोती-झब्बा पहने थे। भरावदार शरीर और शुभवर्ण के साथ उनकी विनम्रता उनको ज्यादा सुंदर बनाती थी। प्राथमिक बात के बाद वनचंद सेठ ने एक कागज पर अपनी समस्या छोटे में लिखकर गुरुजी को दी। चार बच्चों के पिता वनचंद सेठ की पिछले तीन-चार माह से कामेच्छा बिल्कुल मंद पड़ गई थी। शिश्न में उत्थान आता नहीं था। उम्र छोटी इससे उसकी मानसिक पीड़ा बढ़ गई थी। स्वयं क्या हमेशा के लिये नपुंसक हो गये हैं? इसके अलावा शरीर में भी अशक्ति लगती थी।

गुरुजी ने वानचंद सेठ को नजदीक के नगर से रक्त और मूत्र का परीक्षण पेथोलोजी लेबोरेटरी में करवाकर दो दिन में लाने की सूचना दी। रिपोर्ट देखने के बाद उपचार करूँगा ऐसा कहा। इस प्रकार वनचंद सेठ रिपोर्ट लेकर आये। मूत्र में और खून में शक्कर की मात्रा डायबिटीज की शुरुआत बता रहे थे। गुरुजी ने वनचंद सेठ को समझाया "अच्छा हुआ वनचंद तुम समय पर आ गये।" अभी डायबिटीज की शुरुआत है, इससे यह मिटाई जा सकती है। तुम्हारी नपुंसकता का कारण डायबिटीज है। घबराओ मत। डायबिटीज मिट जाएगी, इसके साथ कामेच्छा भी जगेगी और उत्थान भी होगा। अगर डायबिटीज ज्यादा बढ़ गया तो उसको मिटा नहीं सकते।

गुरुजी ने वनचंद सेठ के भरावदार शरीर और बढ़ी हुई फांद (तोंद) पर दृष्टि डालते हुए कहा—यह 'मेद (चरबी)' उतारनी पड़ेगी। उसने कहा—वैद्यजी जैसा बोलोगे, वैसा करूँगा।

गुरुजी ने परहेज दिया। पहले दिन नकोरडा उपवास केवल उकाला हुआ पानी पियें। बाद में पाँच दिन दो टाइम बफाया हुआ मूँग का पानी पियें। (एक मुट्ठी मूँग को एक लीटर पानी में रात को भिगोकर सुबह उसी पानी में उसको उकाले। बाद में रगड़कर छान लें। मूँग का छिलका उतार दे। उसमें अदरक, लहसुन, धानाजीरा (धनिया-जीरा), नमक, नीबू आदि मसाला डालें। परंतु वघार नहीं दें।) बाद में पाँच दिन बफाया हुआ मूँग खायें। साथ में सलाद खायें। पतली मोली चाय बिना शक्कर की दो बार पियें।

एक बार बिना मलाई-मक्खन की पतली छाछ गिलास भरकर पियें।

रोज सुबह मलशुद्धि के बाद और शाम को भोजन के पहले एक-एक घंटा चलें।

उसको दवा इस प्रकार दी—

(1) रसायन चूर्ण 2 ग्राम में हल्दी का चूर्ण 2 ग्राम मिलाकर, सुबह, दोपहर और शाम को पानी से फाँक जायें।

(2) इस चूर्ण को लेने के बाद 'मामेजवा घनवटी' की दो-दो गोली, तीन टाइम पानी के साथ लें।

(3) सुबह-शाम वसंत कुसुमाकर रस की गोली एक-एक पीसकर शहद का दो टीपों में मिलाकर घूँटकर चाट जायें।

वनचंद सोलहवें दिन मिलने आया। चरबी घटी थी। अब उसकी कामेच्छा भी बढ़ी थी। गुरुजी ने सभी उपचार चालू रखा। मूँग के साथ दोनों टाइम बफाया हुआ साग और दो टाईम दो-दो जौ की रोटी खाने की छूट दी। पंदरह दिन बाद आने के लिए कहा। साथ में खून की और मूत्र की रिपोर्ट नई निकाल कर लाने को कहा।

इस तरह वनचंद रिपोर्ट लेकर आया। डायबिटीज खत्म हो गई थी। खून और मूत्र में शक्कर का परिमाण सामान्य हो गया था। गुरुजी ने सभी उपचार एक महीना चालू रखने की सूचना दी। रोटी की मात्रा भूख के अनुसार बढ़ाने को बताया। तिल के तेल का वघार देने की छूट दी। अब ब्रह्मचर्य पालने की जरूरत नहीं, ऐसा भी कहा। महीने के बाद वनचंद सेठ मिलने का आया। उसकी मंद कामेच्छा की समस्या खत्म हो गई थी। उत्थान पहले की तरह सामान्य (नॉर्मल) हो गया था। उसको हमेशा के लिए शक्कर, चावल, मिठाई अल्पमात्रा में लेने की सूचना दी। केवल 'रसायन

चूर्ण' रोज सुबह एक चम्मच जितना जीवनभर फाँक जाने का—ऐसी सलाह दी। (रसायन चूर्ण खाली पेट नहीं लें, सुबह नाश्ता आदि करने के बाद लें।)

पाठक मित्रों, गुरुजी ने नपुंसक हो गये वनचंद सेठ की समस्या के मूल में डायबिटीज हो सकती है, जो धारणा की वह उनकी विलक्षण बुद्धि का दर्शन है। जो पुस्तक पढ़ते-पढ़ते गुरुजी का स्मरण हुआ उस पुस्तक का नाम है 'वाट एवरी वुमेन शुड नो अबाउट मेन।' इस पुस्तक की लेखिका डॉ. जेईस ब्रदर्स अमेरिका एक मानस शास्त्री, सेक्सोलोजिस्ट और प्रसिद्ध ग्रंथ लेखिका हैं। डॉ. जेईस ब्रदर्स अपने इस ग्रंथ में इस विषय में बताती हैं कि अमेरिका में प्रतिवर्ष तीन सौ हजार पुरुषों को डायबिटीज होता है। इसमें से पचास प्रतिशत से ज्यादा पुरुष नपुंसक हो गये होते हैं अथवा होने वाले होते हैं। हाँ, डायबिटीज पुरुष को नपुंसक (इम्पोटन्ट) बना देती है यह बात सर्व स्वीकृत हुई है। पाठक मित्रों, सावधान, ज्यादा मीठे पदार्थ (शक्कर से बने), ज्यादा आहार, बैठालु जीवन का त्याग करके शरीर को सशक्त और सप्रमाण रखों। साथ ही यह भी ध्यान रखो जिनके माता-पिता को डायबिटीज हो उनकी संतानों में यह रोग हो सकता है। इससे उनकी संतानें तो खास ध्यान रखकर आहार में परिवर्तन करें। इस तरह संभावित भय से बच सकते हैं। मनुष्य अगर आहार में सावधानी रखे और नित्य जीवन में व्यायाम को स्थान दे तो डायबिटीज से बच सकता है।

(11) मूत्रमार्ग में पड़ती लार का उपचार

पैंतीस की उम्र में चंद्रमोहन ने अपनी समस्या बताई।

दो सप्ताह से मूत्र की प्रवृत्ति बढ़ गई है। बार-बार जाना पड़ता है और पेशाब करने के बाद-मूत्रमार्ग में चीकंणा तांतणा निकलता है। वह काफी देर तक निकलता रहता है, परेशान हो जाए और साथ ही पेशाब जाने की हाजत भी बहुत बार होती है।

चंद्रमोहन का मुँह, पेट की तोंद काफी आगे थी। आहार के बारे में उससे जानकारी ली उसको मीठा बहुत प्रिय था। घी-दूध, मक्खन-मलाई भी प्रिय थे। चलने का बिल्कुल कम, बैठाडु जीवन। उसको समझाया यह मधुप्रमेह का एक प्रकार है। कड़क परहेज और उपचार से मिट जाएगा।

उपचार इस प्रकार दिया—

1. दो दिन नकोरडा उपवास। चपटी सोंठ डालकर उकाला पानी थोड़ा गर्म हो तभी पी लें।
2. रोज सुबह-शाम एक घंटा चलें।
3. तीसरे दिन से आहार में केवल बफाया मूँग का पानी दिन में तीन बार

पियें। उसमें सोंठ, अदरक, हल्दी, धनिया, जीरा, हरा धनिया अजवाइन डालने की छूट। बघार नहीं करें। ऐसा तीन दिन बाद बफाया मूँगह्नथोड़ा सोंठ डालकर खाने की छूट। नमक डालने का नहीं। ऐसा कुल दस दिन पूरा होने के बाद मिलने को कहा।

4. उसको एक उकाला भी बताया था। जो इतने दिन लेना था। 400 ग्राम पानी में सोंठ, आँवला और हल्दी डालकर धीमे ताप पर उकालें। जब 100 ग्राम बचे तब उतारकर थोड़ा ठंडा हो तब छानकर सुबह-शाम आधा-आधा भाग पियें।

दस दिन में चंद्रमोहन ने संपूर्ण राहत है ऐसा निवेदन किया। यह रोग कफ दोष बढ़ने से होने वाला 'आलालामेह' है। इसमें कफ बढ़ने से लार मूत्रमार्ग से निकलती रहती है।

उपवास, परहेज-उकाला, चलने का श्रम कफनाशक होने से गिनती के दिनों में संपूर्ण राहत हो गई।

(12) **त्रिकटु चूर्ण (प्रमेह, डायबिटीज)**

वर्षाऋतु में उपयोगी एक सादा सरल औषधि बताता हूँ। इस नमी वाले ऋतुमास में जठराग्नि मंद हो जाती है और कफ-वायु के विकार विशेष होते हैं। खासकर सर्दी, खाँसी, दम, इयोसिनोफिलिया, अरुचि, अपच, दस्त वगैरह रोग इस ऋतु में विशेष देखने को मिलते हैं।

शारंगधर ने एक 'त्र्युष्ण चूर्ण' बताया है। 'त्रि' मतलब तीन और 'उष्ण' मतलब तीखा द्रव्य। ये तीन तीखे, गरम, उष्ण द्रव्य कौन से? लींडीपीपर (पीपर), कालीमिर्च और सोंठ। इन तीन द्रव्यों के योग को 'त्रिकटु' भी कहते हैं। 'कटु' शब्द का संस्कृत में अर्थ होता है तीखा। हाँ, कटु मतलब कड़वा नहीं। तो कड़वा रस के लिए संस्कृत में क्या शब्द है? हाँ साहब 'तिक्त' मतलब तीखा नहीं कड़वा। पीपर, कालीमिर्च एवं सोंठ इन तीनों द्रव्यों को बराबर भाग लेकर पीसकर कपड़े से छानकर चूर्ण बना लें। यह हुआ त्र्युष्ण चूर्ण अर्थात त्रिकटु चूर्ण।

शारंगधर ने इस चूर्ण को अग्नि को प्रदीप्त करने वाला, मेदनाशक, चमड़ी के रोग मिटाने वाला, जूनी सर्दी और अरुचि मिटाने वाला कहा है। गोला ओर गले के विकारों को भी मिटाता है। बिल्कुल सामान्य औषधि और गुण कितने। आयुर्वेद औषधि की दुकान से तीनों द्रव्य ताजा बनाकर द्रव्य बना लें या तैयार चूर्ण भी मिलता है वह लायें। इस चूर्ण को पीनस रोग को मिटाने वाला भी कहा है।

एक स्पष्टता यहाँ कर लेते हैं। यह दवा उष्ण, गर्म है। इससे जिनकी पित्त प्रकृत्ति

हो, जिनको दाह-बलतरा की फरियाद रहती हो, जिनको रक्तस्राव होता हो, शरीर में कहीं भी छाला (अल्सर) हो, स्त्रियों को मासिक ज्यादा आता हो, कोठे रतवा हो (गर्भ नहीं बैठता हो), सगर्भावस्था हो ऐसी स्थिति में त्रिकटु चूर्ण का सेवन नहीं करें। अब त्रिकटु चूर्ण का प्रयोग बताता हूँ—

कफ प्रमेह (मधुमेह, डायबिटीज)—कफ से हुआ प्रमेह होने पर इसमें त्रिकटु चूर्ण के सेवन से लाभ होता है। इसमें रोगी सुबह-शाम त्रिकटु के दो ग्राम चूर्ण में दो ग्राम हल्दी चूर्ण और दो ग्राम आँवले का चूर्ण अच्छी तरह मिलाकर गुनगुना पानी से फाँक जायें। दो दिन उपवास करे। तीसरे दिन दोनों समय मूँग का पानी पियें। चौथे दिन से मूँग के पानी के अलावा दो वक्त चाय लें। (डायबिटीज वाले बिना शक्कर की।) इस प्रकार कोई भी बफाया साग, बफाया कठोल। दलहन (मूँग, मोठ) का पानी, कोटा खाखरा, सलाद, दो वक्त चाय, इस प्रकार आहार दो-तीन या ज्यादा सप्ताह लें। बाद में धीरे-धीरे रोज के आहार पर लौटे।

मेदह्लचरबी—यह प्रयोग मेद उतारने की इच्छा वालों का मेद भी उतारेगा। इसमें प्रमेह के रोगी को जिस प्रकार उपवास और आहार की योजना बताई है उस प्रकार करें। इसके अलावा मेद-चरबी की प्रकृतिवालों को सप्ताह में एक दिन उपवास करें। उसी तरह एक दिन केवल बफाया मूँग का पानी और खाखरा पर रहें। इस तरह रहने से मेद-चरबी नहीं बढ़ेगी । मेद उतारने के इच्छुक रोगी त्रिकटु चूर्ण सुबह-शाम 2-2 ग्राम शहद में चाटें।

गोला आफरा—पेट में गोला-आफरा के रोगी को सुबह-दोपहर-शाम त्रिकटु चूर्ण 2-2 ग्राम शहद में चाटें। आहार में बफा हुआ या कोरा खायें।

शरदी—जिनको हमेशा सर्दी रहती हो, छींक आती हो, नाक में से पानी गिरता हो, नाक बंद हो जाता हो, खाँसी आती हो ऐसे रोगी सुबह, दोपहर, शाम 2-2 ग्राम जितना त्रिकटु चूर्ण शहद में मिलाकर चाट जायें। इस चूर्ण के साथ इस प्रकार कड़क परहेज पालें। घी, तेल, मक्खन, मलाई, मिठाई, बर्फवाली ठंडी चीजें पुरी तरह बंद कर दें। रोटी, भाखरी, खाखरा कोरा खायें। दाल-साग बफाकर खायें। पानी घर पर हो तो चपटी सोंठ डालकर उकालकर ठंडा करके पियें। अगर मलशुद्धि बराबर नहीं हाती हो तो देर रात को या सुबह जल्दी उठकर एक से डेढ़ चमची जितना हरड़ का चूर्ण पानी से फाँक जायें। धीरज रखकर इस उपचार को करते रहने वाले को सर्दी-खाँसी-कफ मिटता है। सर्दी मिटने पर खून-माँस वापस भरने लगता है।

अरुचि—जिनको भूख बराबर लगती न हो, खाने में रुचि खत्म हो गई हो, वे ऊपर सर्दी में बताया उस हिसाब से कड़क परहेज पालेंऔर दवा में खाना खाने के

एक घंटा पहले, दो ग्राम त्रिकटु चूर्ण में चार-पाँच बूँद अदरक का रस और आधी चम्मच जितना शहद अच्छी तरह मिलाकर चाट जायें। इस प्रयोग से अग्नि प्रदीप्त होगी और खाने के लिये रुचि खुलेगी।

श्वास (अस्थमा, दमा)—के रोगी अन्य दवाओं से परेशान हो गये हो तो अगर उनमें आत्मबल हो तो अन्नपान को पूरी तरह त्याग करके, उपवास करें। सुबह-दोपहर-शाम 2-2 ग्राम जितना त्रिकटु चूर्ण शहद मिलाकर चाट जायें। प्यास लगे तो चपटी सोंठ डालकर उकाला पीने लायक गरम-गरम पानी ही पियें। दम का अटैक आये तब इस प्रकार उपवास आरंभ करें। एक-दो-तीन दिन जहाँ तक श्वास (दम) का हमला शांत न हो वहाँ तक पेट में अन्न बिल्कुल नहीं डालें। श्वास संपूर्ण बैठ जाए उसके बाद दूध का उबाला, मूँग का पानी जैसे प्रवाही पदार्थ से आहार शुरू करें और धीरे-धीरे मूल आहार लौटें। इस तरह जब भी दमा का अटैक आये तब करें।

समझदारी पूर्वक जरूरत पड़े तब आयुर्वेद चिकित्सक का मार्गदर्शन लेकर ऐसे कफदोष से हुए बहुत से रोग मिटाये जा सकते हैं। कड़क परहेज यह पहली शर्त है। सोंठ, कालीमिर्च, पीपर की यह दवा कफनाशक दवा है। हाँ, शुरुआत में कहा है वैसा पित्तदोष वाले और जैसा दूसरा निर्देश किया है वैसे रोगी यह उपचार नहीं करें। अनुभवी चिकित्सक की सलाह लें।

(13) डायबिटीज, कोलेस्ट्रोल, ब्लडप्रेशर

बोर्डर पर—मेरे शरीर के सामने इक्कीस फरियाद है।

उपेन्द्रभाई आये। वे ज्योतिषाचार्य का काम करते थे। उन्होंने कहा, "मेरे शरीर के सामने मेरी इक्कीस फरियाद है।"

उपेन्द्रभाई को कहा, "अपनी तकलीफ बताओ।"

"पहले तो मुझको पेट में हमेशा गड़बड़ रहती है, दूसरा कुछ खाने का मन ही नहीं होता, पेट हमेशा खाना खाकर खड़े होने के बाद जैसा भारी लगता है, वैसा हमेशा रहता है। दस्त अधिकतर चिकना आता है, दस्त के लिये दिन में तीन-चार बार जाना पड़ता है। चाहे जितना खाए शरीर में शक्ति लगती नहीं, एक विचित्र प्रकार का आलस्य रहता है। माथा अधिकतर भारी रहता है, गले में से कई बार कफ जैसा चिकना-चिकना निकलता है, मुँह का स्वाद बेस्वाद लगता है तो कभी मीठा जैसा लगता है, कान में कभी-कभी धाक पड़ी हो ऐसा लगता है। ग्यारहवीं, सभी से ज्यादा मुझको ठंड लगती है, मुझको चद्दर ओढ़कर सोना पड़ता है। पेट भी धीरे-धीरे आगे आ रहा है पिछले सप्ताह डॉक्टर से रिपोर्ट निकलवाई थी, डायबिटीज, कोलेस्ट्रोल, ब्लडप्रेशर बोर्डर लाइन से थोड़ा-थोड़ा ऊपर आया है। डॉक्टर के कहे अनुसार दवा

की जरूरत नहीं। परंतु ध्यान रखने में नहीं आये तो बढ़ सकता है। सोलहवीं फरियाद है दो-तीन दिन से कभी-कभी घुटने में दुःखता है। बैठा-बैठा रहने से या कोई भी कारण से कमर में भी दुःखता है। अठारहवाँ प्रश्न मेरा नींद का है, किसी क्लाइन्ट का जप करने बैठू तो मुझको अचानक बैठे-बैठे नींद आ जाती है, पहले ऐसा नहीं था। उन्नीसवाँ प्रश्न श्वास चढ़ने का है, ऊपर चढ़ने पर श्वास चढ़ती है, निरन्तर खड़ा ही रहना पड़ता है। आँखों और कान में लगातार खुजली रहती है।'' उपेन्द्रभाई यह सब लिखकर लेकर आये थे।

''आपका बैठाडु जीवन, भूख बिना खाने की आदत, भोजन ज्यादा करना''

''और हाँ, मुझसे मधुर (मीठा) रस का सेवन ज्यादा होता है, जो कि मुझे अच्छा लगता है, इससे वह ज्यादा हो जाता है।''

इस कारण आपकी जठराग्नि मंद पड़ गई है। इसके कारण खाया हुआ भोजन का पाचन बराबर न होने से सभी समस्याएँ चिकना दस्त, अशक्ति के अलावा माथा भारी लगना आदि उत्पन्न हुई हैं। माथे में कफ बढ़ जाने से नींद-तंद्रा बढ़ गई है और इस वजह से आँख-कान में खुजली ज्यादा आती है।

उपचार—सूँठ, गुड़, घी इन तीनों को बराबर भाग लेकर मिश्रण करकर हिलाते हुए गर्म करने का। जब बराबर मिल जाए तब उतारकर ठंडा करके सुपारी जितना लड्डू बनाये। रोज सुबह और रात को दो बार एक-एक लड्डू बराबर चबाकर खा जायें। हाँ खाने में घी-तेल, मेवा, मैदा, मीठा (शक्कर) की बनावट बंद करें। बिना भूख न खायें। भूख से थोड़ा कम खायें। इसके अलावा रोज सुबह-शाम एक-एक घंटा घूमने की आदत डालें। प्यास लगे तब चपटी सोंठ डालकर उकाला पानी ही पियें। उपचार के तीन महीने बाद उपेन्द्र भाई आये। वे बोले उनकी सभी समस्याओं में लाभ हुआ है। वे हँसते हुए बोले, ''मेरे पास एक पेट से परेशान क्लाइन्ट आया था। उसको ज्योतिषशास्त्र में समाधान बताने के बदले यह लड्डू बता दिया।'' वह भी थोड़े दिन बाद बोला—''अब ठीक है।'' लाभ हो गया।

***

14. मधुमेह (डायबिटीज)–अनुभव (उपचार कथा)

(1) डायबिटीज में मामेजवा

डायबिटीज उपेक्षा करने जैसा रोग नहीं है। खून में शक्कर की मात्रा बढ़ जाने पर डायबिटीज हो जाने पर इसको निर्मूल करना लगभग असंभव हो जाता है। यह रोग बढ़ जाने के बाद असाध्य है इससे बच नहीं सकते।

परहेज ओर दवा छोड़ देने वाले रोगी के खून में जो शक्कर बहुत बढ़ जाए तो रोगी की आँख पर खराब असर होने की बहुत संभावना रहती हैं। देखने की शक्ति भी चली जाती है। कई के मुँह पर लकवा का असर हो जाता है। इसलिए इस रोग की उपेक्षा नहीं करें। खाने में जरूरी परहेज पालें और रोज पैदल चलने का परिश्रम करें।

बहुत सी देशी दवाइयाँ डायबिटीज में उपयोगी होती है। इसमें से एक है मामेजवा। देशी फार्मेसी से मामेजवा लाकर उसका चूर्ण बना लें। रोज सुबह और शाम को ढाई–ढाई ग्राम चूर्ण पानी के साथ फॉक जायें। लंबे समय तक सेवन करें।

परहेज के साथ मामेजवा का सेवन करने से लाभ होता है। मूत्र परीक्षण और रक्त परिक्षण करवाते रहें। खाँड की मात्रा सामान्य से ज्यादा लगे और अशक्ति की फरियाद रहती हो तो चिकित्सक की सलाह अनुसार दवा लें।

जरूरत पड़े तो डॉक्टर की दवा भी ले सकते हैं। महत्व की बात है मनुष्य का आरोग्य। अनिवार्य हो तो एक बार ऐलोपैथी की दवा भी ले सकते हैं।

(2) मधुमेह (डायबिटीज) को होते ही दबा दो

हाँ, डायबिटीज होते ही उसको दबा दो। यह रोग भयंकर है। इसका जोर बढ़ने पर रोगी की कई शक्तियाँ क्षीण होने लगती हैं। वरली में रहने वाले सुरेन्द्र भण्डारी को पूछेंगे तो वह इस रोग के बारे में फटाफट बोलने लगे।

‘‘अरे, यह रोग तो राक्षस जैसा है। हमारा एक व्यापारी को बिना मीठे चले ही नहीं। रोज मिठाई चाहिए। उसको डायबिटीज हो गई। डायबिटीज है ऐसी खबर पड़ने के बाद भी उसको बिना मिठाई चले नहीं। ऐसा समझ लो डायबिटीज कि गोलियाँ ले लेकर चलाता था। परन्तु खून में शक्कर बहुत ज्यादा बढ़ जाने से उसको

आधे मुँह का लकवा हो गया। मुँह टेढ़ा हो गया। एक आँख उसकी मुश्किल से खुलती। फिर बंद करे तो बंद नहीं हो पाएँ। टेढ़े होंठ मे से पानी पियें तो निकल कर थोड़ा बाहर आ जाता। दूसरा एक ऐसा ही व्यापारी था उसको ब्लडशुगर बढ़ने के बाद आँखो की रोशनी ही चली गई।

सुरेन्द्र भण्डारी अभी अटके नहीं। उन्होंने आगे कहा, ''मेरा एक निकट का मित्र है, उसको जानता हूँ। बहुत समय से डायबिटीज है। उसकी कामेच्छा चली गई। डॉक्टर कहते हैं यह डायबिटीज का असर है।

इतनी बात करने के बाद सुरेन्द्र भण्डारी कहते हैं ''एक बार उनको अशक्ति लगी, ब्लड टेस्ट करवाया तो ब्लड में खाना खाने के दो घंटा बाद शुगर की मात्रा ज्यादा आई। दो सौ पच्चीस जितनी थी। मैं तो डर गया, मारे गये। यह जानलेवा रोग धीरे-धीरे मारेगा और खत्म कर डालेगा।'' वे इलाज के लिए आए थे। उनको उपचार इस प्रकार दिया।

भण्डारी को दो नकोरड़ा उपवास करवाया। केवल उकालकर ठंडा किया हुआ पानी पीने और बाद में एक महीना तक बफाया हुआ मूँग और जौ की रोटी खाने की सूचना दी। उसके साथ कच्चा साग (सलाद) तथा बफाया हुआ साग खाने, चाय-दूध बिना शक्कर पीने, हमेशा के लिए शक्कर, गुड़, केला जैसी मीठी वस्तुएँ छोड़ देने, चावल, आलू भी नहीं खाने की सलाह दी।

दवा में—संशमनी नाम की गोली सुबह, दोपहर, शाम को पाँच-पाँच गोली पानी के साथ निगल जायें। डेढ़ महीने के कड़क परहेज और दवा लेने के बाद वापस पेशाब और खून की रिपोर्ट लें।

रिपोर्ट्स नॉर्मल आने के बाद जौ और गेहूँ पचास पचास प्रतिशत मिलायें हुएँ आटे की रोटी खायें। सभी साग, सलाद, दाल, दलहन (कठोल) खायें। ऋतु-ऋतु का फल खायें। रोज सुबह-शाम एक-एक घंटा टहलें। परंतु खाने में शक्कर, गुड़, केला, चावल, आलू वगैरे सभी मीठी चीजें हमेशा के लिए बन्द कर दें।

अब सुनो भण्डारी की बात—''अपने को तो जीना है और निरोगी सशक्त जीवन जीना है। सलाह के हिसाब से कड़क परहेज पालें। साहब, ऊपर वाले की असीम कृपा से सभी रिपोर्टस नॉर्मल आई। दी गई सूचना का आज तक पालन करता हूँ। शक्कर का एक कण छ महीने से मुँह में डाला नहीं है। कोई चावल या आलू नहीं लिया है। रोज घूमता हूँ। बरसात हो तो छतरी लेकर निकल जाता हूँ।'' उनको हमेशा लेने के लिये एक दवा बताई है। हल्दी और आँवले का बराबर भाग मिलाकर चूर्ण बनाकर रखें। सुबह और शाम को एक-एक चमची फाँकी मार जायें।

(3) गीली खुजली, मुँह से लार, ताव और डायबिटीज

तलाटी एक साथ बहुत सी फरियाद लेकर उपचार के लिये आया। दोनों पाँव में खुजली और सोजन। खुजली में से चिकना पानी गिरे और खुजली आए। खुजली के कारण शरीर पर ताव आ जाए। शरीर भारी लगे और साथ में डायबिटीज की शुरुआत हो गई थी। मुँह से लार टपकती और तकिया लार से गीला हो जाता। रोगी को और भी कई परेशानियाँ थी, अरुचि, मोल (उबका), अशक्ति, आलस और माथा का भार आदि। उसको कहा, ''उपवास करना पड़ेगा।''

वह उसके लिए तैयार था। उसको उपचार इस प्रकार दिया—

(i) तीन दिन नकोरडा उपवास बताया। तीन दिन केवल सोंठ-हल्दी डालकर उकाला हुआ पानी, प्यास लगे तब थोड़ा गरम-गरम पियें। चार लीटर पानी में एक चम्मच सोंठ, आधा चम्मच हल्दी डालकर उकालें। जब आधा रह जाए तब छान कर पियें। इसके अलावा तीन दिन कुछ खाये पियें नहीं। चौथे दिन पर बफाया हुआ मूँग का पानी सुबह-शाम पियें। पाँचवें दिन बफाया हुआ मूँग का पानी के साथ बफाया हुआ लौकी का साग खायें। छठ्ठे दिन पर पूरा मूँग बफाया हुआ और साथ में बफाया हुआ कोई भी साग केवल (टमाटर, आलू छोड़कर) खायें। अब मसाला थोड़ा-थोड़ा डालें। इस तरह दस दिन पूरा करें। ग्यारहवें दिन से सुबह-शाम गेहूँ का दो-दो कोरा खाखरा खायें। दलहन (कठोल) में कोई भी कठोल (मूँग, मोठ, चना वगैर), दाल या कोई भी दलहन बफा कर खायें। इस तरह पन्द्रह दिन तक पहुँचे। सोलहवें दिन बता कर जायें। प्रति दिन पानी तो हल्दी-सोंठ वाला ही पियें।

(ii) दवा में एक उकाला दिया। साटोडी (पुर्ननवा) का मूल, दारूहल्दी, हरड और गलो (गिलोय, गुडुची) यह चारों द्रव्य बराबर भाग लें। पीसकर अधकचरा भूक्का करें। इसमें से करीब दस ग्राम भूक्का दो कप पानी में डालकर धीमा ताप पर उकालें। करीब डेढ़ कप पानी जल जाए तब उतार लें। जब गुनगुना गर्म हो तब छानकर उसमें आधा कप गौमूत्र डालकर पी जायें।

(iii) उकाला के साथ 2 ग्राम जितनी गूगल की गोली निगल जायें। इस तरह शाम को भी ताजा उकाला बनाकर गौमूत्र के साथ पी जायें और दो ग्राम गूगल की गोली निगल जायें।

भेंसा गूगल को साफ करकर रोज एक-दो घंटा कूटें। यह काम रोज करें।

इसमें से करीब दो ग्राम जितना भाग अलग करकर गोली की तरह बनाकर उकाले के साथ निगल जायें।

सोलहवें दिन मिलने आये। चार किलो से भी ज्यादा वजन उतरा था। खुजली सुख गई थी। मुँह में से लार पड़ना मिट गया था। शरीर में स्फूर्ति बढ़ी थी। पाँव में सोजन का नामोनिशान नहीं था। दवा-पानी पहले की तरह लेने की सूचना दी। भोजन में खाखरा के बदले रोटी की छूट दी। बाद में वापस रोगी मिलने को आये तब पूरी तरह रोग मुक्त थे। उनको धीरे-धीरे रोज के आहार पर लौटने को कहा। उकाला अब सुबह एक बार पियें और वह पंद्रह दिन बाद छोड़ देने की सलाह दी। सप्ताह में एक दिन बफाया हुआ मूँग पर रहने तथा महीने में एक बार उपवास करने की सलाह दी।

(4) मूत्रमार्ग के रोग—चंद्रप्रभावटी

पूर्णिमा के चाँद जैसी प्रभावशाली आयुर्वेद में एक विख्यात औषधि है। वैद्य के अलावा और भी लोग इससे परिचित हैं। यह औषधि है "चंद्रप्रभावटी"। चंद्र स्वभाव से सौम्य है, शीतल है। यह चंद्रप्रभावटी भी शीतल है। इस चंद्रप्रभावटी में भी आयुर्वेद की अनेक उत्तम औषधियों का सम्मेलन है। तीनों दोषों (कफ, वायु, पित्त) पर प्रभाव डाल सके, ऐसे द्रव्यों का इसमें योग है।

मूत्रमार्ग का रोग—चंद्रप्रभा मूत्रमार्ग के रोगों की एक उत्तम औषधि है। मूत्रेन्द्रिय में दाह और सोजन आने से मूत्र की मात्रा घट जाती है और मूत्र बूँद-बूँद कष्ट के साथ आता है। ऐसे मूत्रमार्ग को लगते विकारों में, पथरी होए तो उसमें तथा कफजन्य प्रमेह (डायबिटीज) हो तो उसमें चंद्रप्रभावटी सुबह और शाम दो-दो गोली भूक्का करके लें। पेशाब छूट से नहीं आता हो तो गोखरू का उकाला के साथ लें और डायबिटिज हो तो हल्दी, आँवला के उकाला के साथ लें। आहार में तेल, घी, मिठाई बंद कर दें। उकाला बनाने के लिये भी इधर मार्गदर्शन दिया है। जिसका उकाला करना हो उस दवा का भूक्का करीब 12 ग्राम जितना, दो कप पानी में डालकर धीमे ताप पर उकालें। करीब डेढ़ कप जितना पानी जल जाए और आधा कप जितना रहे तब तपेली उतार कर, थोड़ा ठंडा होने के बाद छानकर उकाले का प्रयोग करें। ज्यादा पेशाब आता हो तो 'शास्त्रीय योग' में वसंत कुसुमाकर रस देखें।

(5) खुजली—डायबिटीज-हाई. बी.पी., मोटापा (चर्बी)

तीन एक महीना पहले मुंबई से एक पति-पत्नी उपचार के लिए आए। इसमें रोगी चालीस की उम्र पार कर चुकी पत्नी थी। उनकी तीन मुख्य तकलीफें थी। (1) दोनों पाँव में गीली खुजली थी। खुजली से दोनों पाँव का काफी भाग रुका हुआ

था। खुजली जुनी थी परंतु पिछले छः महीने से बिगड़ गई थी। (2) डायबिटीज की शुरुआत थी। डॉक्टर ने कहा शुरुआत है इसके लिए परहेज लगातार पालोगे तो दवा की जरूरत नहीं पड़ेगी। (3) तीसरी तकलीफ थी हाइपर टेन्शन की। बी.पी. ऊपर में एक सौ साठ-सत्तर हो जाता और नीचे में सौ के ऊपर बढ़कर एक सौ पाँच और एक सौ दस तक पहुँच जाता था।

गुरुजी ने दंपती को बोला—"यह जो चौथी तकलीफ दिखती है उसका क्या। आओ वजन के काँटे पर चढो।"

"हाँ, मेरा वजन बहुत है।"

काँटे पर वजन किया तो अस्सी किलो था। लंबाई (हाइट) कितनी उस पर औरत बोली "पाँच फुट दो इंच"।

'जब शादी की थी तब वजन' कितना था।

"अरे वैद्यजी, उस वक्त पूरा पचास किला था।"

"तुम्हारी तीनों तकलीफो का उपचार करूँगा, तो चौथी तकलीफ का भी उपचार हो जाएगा। कड़क परहेज पालोगी तो ही खुजली, डायबिटीज और हाई बी.पी. में सफलता मिलेगी। कड़क परहेज तुम्हारी चरबी भी घटाएगी। तुम्हारा वजन पचपन किलो के नीचे आ जाए तो सब ठीक हो जाये। इतना करने को तुम्हारे को लंबा तप-परहेज करना पड़ेगा। अगर लंबा परहेज नहीं कर सको तो कम से कम वजन साठ किलो के नीचे जाए वहाँ तक परहेज पालना पड़ेगा।

"मैं करूँगी, मेरे बच्चे भी कहते हैं, इतना वजन बढ़ा लिया है।"

रोगी बहन परहेज पालने के लिए दृढ़ मन से तैयार थी। उनको बताया, "परहेज शुरू करो उसी दिन से बी.पी. की गोली बंद कर दो।"

परहेज का चालीस दिन का क्रम दे दिया। (1) पहले तीन दिन पूरा उपवास, घर के बाहर नहीं निकलें। पूरा आराम करें। उकाल कर ठंडा किया पानी पियें। (2) चौथे दिन से दो टाईम मोला (बिना मलाई का) दूध एक कप पीने का तथा दो टाइम मोली (बिना शक्कर की, पूरे दूध की) चाय पियें। एक टाइम गाजर का रस एक कप पीने का तथा दो वक्त काकड़ी, गाजर, प्याज, बीट, टमाटर, मूली वगैरे सलाद लें। इस तरह सात दिन निकलने के बाद यह सभी वस्तुओं के अलावा दो टाईम फल प्लेट भरकर खाने की छूट लें। चालीस दिन बाद रुबरू मिलकर जायें। नमक पूरी तरह बंद। (3) उन रोगी बहन को पहले दिन से एक सूचना और दी थी—स्नान करने से पहले पुरे शरीर पर तिल के तेल की मालिश करके बाद में आधा घंटे बाद हल्के गर्म पानी से स्नान करें। जिससे शरीर की चरबी उतरे तो चमड़ी पर निशान न

पड़े। उपचार में रोगी का सहयोग इतना था कि वह दस-दस दिन से फोन करकर सब बताते थे।

पहले दस दिन निकलने के बाद रोगी ने फोन पर जो बताया उसका संक्षेप ऐसा है—वजन पाँच किलो उतरा, खुजली सुख गई थी, ब्लडप्रेशर सामान्य था, डायबिटीज की तपास कराई नहीं थी।

रोगी को दवा इस प्रकार दी थी—(1) त्रिफला गूगल (2) महामंजीष्ठादि घनवटी (3) आरोग्यवर्धिनी (4) संशमनी वटी—इन चारों की एक-एक गोली सुबह-दोपहर-शाम को (चूर्ण करके) पानी के साथ लेने का। मतलब सुबह-दोपहर-शाम की 4-4 गोली होती है।

चालीस दिन के बाद दंपती रुबरू मिलने आये। तब पहली नजर में तो रोगी बहन को पहचान पाना मुश्किल था। वजन कुल चौदह किलो जितना उतरा था। शरीर हल्का लगता था। स्फूर्ति बढ़ी थी। चरबी के कारण पहले अल्प श्रम से श्वास चढ़ता था वह अब चढ़ता नहीं था। बी.पी. सामान्य था। डायबिटीज के लिए रक्त और मूत्र का परीक्षण करवाया था। उसमें रिपोर्ट नॉर्मल आई थी।

'यही परहेज और यही दवा चालू रखने को कहा।'

दुसरे चालीस दिन बाद दंपती प्रत्यक्ष मिलने आये थे। वजन आठ किला उतरा था। अब 68 किलो था।

अब रोगी बहन को दो टाइम बफाया हुआ मूँग या दूसरा कोई दलहन (कठोल, मूँग, मोठ, चना इत्यादि) खाने की छूट दी। दूसरे मसाले डालने की छूट है (नमक डालने का नहीं)। दो समय चाय में आधी-आधी चम्मच शक्कर लेने की छूट दी। परंतु सप्ताह में एक दिन संपूर्ण उपवास करने को कहा। रोगी की खुजली पूरी तरह बैठ गई थी। उसके दाग पाँव पर थे परन्तु वे भी धीरे-धीरे हल्के पड़ रहे थे।

दस दिन बाद में रोगी बहन का फोन आया : एक-दो महीने के बाद मुझको अमेरिका जाना है। मेरा पुत्र वहाँ है उसकी औरत को अच्छे दिन (गर्भवती) है। पुत्र का आग्रह है, मुझको वहाँ आने और साथ में रहने को कह रहा है। दोनों की उम्र अभी छोटी है और थोड़ी घबराहट है।

उनको कहा—"अब जा सकती हो, तब तक चालीस दिन पूरे हो जाएँगे। तब रोटी, भाखरी (मेथी, बथुआ वगैर की रोटी) खाखरा की तथा दाल-साग की छूट लेनी। अब आगे दवा की जरूरत नहीं। सप्ताह में एक दिन उपवास करने का। हमेशा के लिए संतुलित खाना खाने और हमेशा के लिए नमक, शक्कर, घी, तेल कम लेना।"

रोगी बहन ने बात पूरी कर लेने के बाद फोन अपने पति के हाथ में दिया। वे बोले, "वैद्यराज, आपका हृदय से आभार। आपके उपचार से एक सुस्त पड़ गई स्त्री, हिरणी जैसी चपल हो गई। आपने तो इसका कायाकल्प करकर दस वर्ष उम्र घंटा दी।"

गुरुजी हँसते हुए बोले—"हाँ, सब शक्य है। खुजली को सुखाकर शांत कर देना भी शक्य है। ब्लडप्रेशर को नॉर्मल करना भी शक्य है। डायबिटीज की शुरुआत हो तो उसको मिटाना भी शक्य है। परंतु साथ-साथ नकामी चरबी को उतारकर हिरणी जैसी चपल और स्फूर्तिला बनाना भी अशक्य नहीं। यह सभी व्याधि-विकार माँगते हैं, परहेज का समझपूर्ण तप। यह उक्ति (वाक्य) सही है, तप बिना सिद्धि नहीं। उपचार के लिए आए रोगी अगर कड़क परहेज जरूरत हो और पालने को तैयार न हो तो हाथ में पकड़ा पेन नीचे रख देता हूँ और स्पष्ट कह देता हूँ। सॉरी, मैं आपके काम का आदमी नहीं हूँ। मैं आपका रोग मिटा नहीं सकता।"

(6) डायबिटीज निकलते ही दबा दो

रोगी ने मूत्र और रक्त परीक्षण की रिपोर्ट बताई। सुबह खाली पेट लिया हुआ तथा दोपहर को भोजन के बाद दो घंटे बाद लिया मूत्र और रक्त में सामान्य से ज्यादा शक्कर की मात्रा आई।

रोगी ने कहा, "मेरे पिताजी को भी डायबिटीज था।"

उसको कहा, "तुम्हारे को भी है।"

"मुझको इस रोग से बचना है। मैं जानता हूँ यह रोग धीरे-धीरे मनुष्य की बहुत-सी शक्तियाँ खत्म कर देता है।"

अभी डायबिटीज की शुरुआत ही थी, इसलिए उस रोगी को लाभ होने की शक्यता थी। उसको शक्कर, पूरी तरह बंद करने को कहा। चावल आलू, शक्करकंदी जैसे पदार्थ और घी, मक्खन भी बंद करवा दिये। दो वक्त लंच और डिनर में केवल बफाया हुआ मूँग और जौ की रोटी खाने को कहा साथ में बफाया हुआ साग और ग्रीन सलाद छूट से खाने का। बहुत मीठा न हो ऐसा खट्टा-मिठा फल दिन में दो बार लेने का। रोज मूँग को भिगोकर अंकुरित करते रहने का। सुबह अंकुरित मूँग 50 ग्राम चबा-चबाकर नास्ते में लें। रोज सुबह-शाम एक से दो घंटा नियमित चलें।

पाँच दवा का मिश्रण बताया—गलो, गोखरू, आँवला, हल्दी और मामेजवा। यह पाँच द्रव्यों को समभाग लेकर इकट्ठा करकर चूर्ण बना लेने का। सुबह-शाम इस चूर्ण में से 10-10 ग्राम चूर्ण पीने के पानी में मिलाकर पी जायें या फाँकी लें।

एक महीने का कड़क परहेज और उपचार के बाद मूत्र और रक्त का रिपोर्ट निकलवाया तो नॉर्मल आया।

"अब?"

जीवनभर सावधान रहने का। जिन रोगों को 'किलर' माना जाता है उसमें डायबिटीज अग्रस्थान है। जीवनभर व्यायाम और श्रम को स्थान दो। शक्कर-गुड़ जैसे मीठे पदार्थों का त्याग करो। जौ में थोड़ा गेहूँ (चौथा भाग) मिलाकर उसकी रोटी या भाखरी खाने का। बघार में थोड़ा तेल की छूट। कम मिठास वाले फल खाने का। शाकभाजी छूट से खाने का।

डायबिटीज की शुरुआत हो तो उसको दबाया जा सकता है। बाद में वह काबू में आती नहीं। यह रोग वारसागत है। (क्योंकि घर में खाना-पीना उसी तरह का चलता है, जो आपकी माताजी बनाती होगी। इससे यह रोग घर में दूसरों को भी हो सकता है।) साथ ही पूर्वजों को यह रोग हो और वे रोज के खाने में मीठी वस्तुएँ ज्यादा खाते हों, तो इस रोग का भोग बनते देर नहीं लगती। बैठाडू जीवन और आहार इस रोग के होने का मुख्य कारण है। यह रोग ज्ञानतंत्र को बहुत नुकसान करता है। आयुर्वेद में बीस प्रकार के प्रमेह का निरूपण आचार्यों ने किया है। 'चरक संहिता' में भगवान आत्रेय कहते हैं कि खाने-पीने के लोलुप और स्नान तथा घूमने-फिरने में (श्रम) नहीं करने वाले मनुष्य को पक्षी जिस तरह अपने घोंसले वाले वृक्ष पर तेजी से आते हैं उसी तरह तेजी से प्रमेह होता है।

शाम को पक्षी अपने घोंसले की तरफ तेजी से आते होते हैं। इस तरह तेजी से खाने में लोलुप (लालची) और बैठालू मनुष्यों के शरीर में प्रमेह (डायबिटीज) रोग प्रवेश करता है।

(7) डायबिटीज में पथ्य का महत्व—(डॉ. पंडित का उपचार)

गुरुजी के पास से आयुर्वेद के उपचारों का प्रत्यक्ष ज्ञान मिला। उसमें औषधि के बारे में ज्ञान मिला। परंतु औषधि के विषय में ग्रंथों में काफी जानकारी है, उसी प्रकार रोग का निदान करने के विषय में भी गहरा ज्ञान ग्रंथों में विस्तार से है। चरक संहिता, सुश्रुतसंहिता, अष्टांग हृदय जैसे प्राचीन मूल ग्रंथ तथा उसके बाद के अनेक ग्रंथों में भी विस्तार से बताया गया है।

गुरुजी में उपचार के लिए पूरा ज्ञान था। परंतु उनका 'भार' हमेशा पथ्यापथ्य पर रहता। दवा को वे दूसरे नंबर पर रखते और कम महत्व देते थे।

एक डॉक्टर पंडित उनके पास उपचार के लिये आये। डॉ. पंडित गुजरात के एक नगर में प्रेक्टिस करते ऐलोपैथी के डॉक्टर थे। उनको डायबिटीज की शुरुआत

थी। डॉ. पंडित को ऐलोपैथी औषधियाँ लेनी नहीं थी। किसी की सूचना से वे गुरुजी के पास रिपोर्ट लेकर आये।

डॉ. पंडित को डायबिटीज का आरंभ था। सुबह (फास्टिंग) में (भोजन से पहले) और खाना खाने के दो घंटे बाद रिपोर्ट में मूत्र और रक्त के परीक्षण में नॉर्मल से ज्यादा शुगर आती थी।

गुरुजी के साथ डॉ. पंडित को संवाद करने का आनंद आता था। वे डेढ़-दो महीने से आते तो रात को रुक जाते थे। गुरुजी ने उनको तीन ही उपचार बताये।

(i) शक्कर, गुड़, केला, आम, दाख जैसे सीधे मीठे पदार्थों का पूरी तरह त्याग। चावल से बनती चीजें, आलू, शक्करकंदी पूरी तरह बंद। तेल-घी कम बापरने का। मलाई बिना दूध से जमाया दही की छाछ पीने का। इसके बाद खाने का क्या? रोटी, खाखरा, भाखरी (मेथी, बथुआ वगैरे की रोटी), बाजरे की रोटी कोरी खाने का, इसके साथ बफाया हुआ साग, सलाद, बफाया हुआ दलहन (कठोल, मूँग, मोठ, चना इत्यादि), बफाई हुई सभी दाल खाने की छूट दी। मध्यम मसाला डालने का। ऐसा कड़क पथ्यापथ्य जीवन भर पालने का।

(ii) गुरुजी ने दूसरी सलाह दी वह थी विहार की। रोज सुबह उठकर मलशुद्धि के बाद घूमने जायें। दो घंटे घूमने का, इसी प्रकार शाम को घूमने जायें। रात को क्लिनिक का काम पूरा होने के बाद, चलते-चलते घर आ जायें। नियमित श्रम करते रहें। रात को समय से सो जायें व मन-मगज पर किसी प्रकार का 'तनाव' नहीं रखें।

(iii) हाँ, दवा बतायी थी। हल्दी, आँवला, गलो, गोखरू और मामेजवा यह पाँच द्रव्य समभाग लेकर चूर्ण बना लेने का। रोज सुबह और रात को सोते वक्त एक-एक चम्मच चूर्ण पानी के साथ फाँक जायें। यह चूर्ण जीवनभर लेते रहें।

ऊपर के उपचार से डॉ. पंडित डायबिटीज से जीवनभर मुक्त रहे। हाँ, वे कभी-कभी मिलते थे। ऐसे उदाहरण से परहेज का महत्व समझ सकते हैं।

(8) डायबिटीज, घुटने का दर्द, ब्लडप्रेशर—(महायोगराज गूगल)

रोगी की कुर्सी पर बैठने के साथ मध्यम उम्र के उस पुरुष रोगी ने कहा, "तकलीफ का पार नहीं, क्या-क्या बताऊँ?"

"एक के बाद एक बताओ। उसको कहा।"

''यह रिपोर्ट पाँच दिन पहले की है। यूरिन और ब्लड में शुगर ज्यादा आयी है। डायबिटीज की शुरुआत है।''

''घुटने में दर्द है, उठते-बैठते और दूसरी क्रियाएँ करते दुःखावा होता है।

पाँव में सोजन आती है, जाती है। सुबह उठता हूँ तो मुँह पर थेथर (सूजन) होती है। यह पेट-पेडु पर चरबी बढ़ गई है। थोड़े श्रम से हाँफ चढ़े और थाक लगे। शरीर में सभी जगह चल (खुजली) आती है। ब्लडप्रेशर भी थोड़ा हाई रहता है। वायु से पेट ढमढोल हो जाता है। ऊपर चढ़कर अटक जाए तो हृदय के पास दुःखावा होता है।''

रोगी ने अपनी मुख्य तकलीफें बताई। उसको बताया ''मिटेगा परंतु कड़क परहेज पालनी पड़ेगी।'' उसको उपचार क्रम दिया—दो दिन संपूर्ण आराम करने का। दो दिन नकोरडा उपवास करने का। केवल सोंठ डालकर उकाला हुआ पानी पीने का (1 लीटर पानी में आधे चम्मच सोंठ का चूर्ण डालकर उकालने का, बाद में छानकर पीने का।) तीन दिन रोज सुबह उठते ही एक चमची हरड़ का चूर्ण पानी से फाँक जाने का।

तीसरे दिन से दो वक्त फलों का ताजा रस पीने का। दो-तीन बार सीजन का फल चबा-चबाकर खाने का। बिना शक्कर की चाय दो वक्त पियें। इस तरह दस दिन परहेज पालने के बाद आगे दो दिन सब्जियों का सूप पीने का तथा दो वक्त ग्रीन सलाद छूट से खाने का। दस दिन के बाद बफाया हुआ मूँग एक-एक चमची के साथ एक-एक रोटी खाने का। ऐसी परहेज बीस दिन करने के बाद नमक, तेल, मसाला तथा रोज के खोराक की छूट। जीवनभर घी-तेल-मिठाई-शक्कर बिल्कुल कम मात्रा में लेने का। रोगी को सुबह-शाम चलने की सूचना दी थी वह हमेशा के लिये नियमित पालने का।

दवा एक ही बताई थी 'महायोगराज गूगल' की एक-एक गोली सुबह, दोपहर, शाम को भूक्का करके या दाँत से तोड़कर (चूरा करके) पानी के साथ निगल जाने का। यह दवा दो महीने के बाद छोड़ देने का। यह 'दवा' संयोगस (योग से) बनती दवाओं में 'राजा' समान दवा है। यह योगराज है। यह अनेक रोगों को मिटा सकती है। परंतु कड़क परहेज पाले बिना आयुर्वेद की दवाओं का सोचा हुआ परिणाम नहीं ला सकते। सबसे पहले परहेज आता है बाद में दवा। उस रोगी को दस दिन के उपचार से ही बहुत राहत हुई। याद रहे कि परहेज बिना चमत्कार होता नहीं। परहेज पालने से दवा बिना भी कई रोग मिट जाते हैं।

(9) एलोपेथी दवा के साथ आँवला-हल्दी का प्रयोग

आचार्य ने मुस्कराते हुए जो बयान दिया वह संक्षेप में इस प्रकार है—

''आपसे मिला था तब डायबिटीज की तकलीफ के लिये आयुर्वेदिक उपचार पूछा था। आपने जो प्रयोग बताया वह मैंने इस दौरान किया और दूसरी दवाएँ छोड़ दी। अभी थोड़े दिन पहले ही टेस्ट करवाया, डायबिटीज तो उसमे नॉर्मल आया था। डॉक्टर से डायबिटीज की (ऐलोपैथिक) दवाएँ लेनी की नहीं, इस बारे में पूछा तो उन्होंने (डॉक्टर ने) कहा, जरूरी नहीं। आपने कौन-सी दवा ली है, जिससे इतना फायदा हुआ है? जवाब में आपका प्रयोग बताया।''

कौन-सा प्रयोग?

यह प्रयोग है 'हल्दी-आँवला का।' दोनों का समानभाग चूर्ण बनाकर कपड़े से छानकर मिला लो। बाद में इस मिश्रण में से सुबह 10 ग्राम खाली पेट और शाम को खाना खाने के एक घंटा पहले 10 ग्राम चूर्ण पानी के साथ फाँक जाने का। यह डायबिटीज के लिये उत्तम प्रयोग है। ''चरक संहिता'' में तथा दूसरे आयुर्वेद के ग्रंथों में भी इस प्रयोग को सभी प्रकार के प्रमेह को मिटाने वाले प्रयोगों में 'सर्वोत्तम' प्रयोग बताया है।

सभी प्रकार के प्रमेहों में घात्रि कहते 'आँवला' को और 'निशा' कहते 'हल्दी' को यह सर्वोत्तम उपचार है। डायबिटीज के रोगियों को धीरज रखकर निष्ठापूर्वक यह प्रयोग लंबे समय तक (6 से 12 महीने तक) सेवन करना चाहिए।

पथ्यापथ्य—इस रोग में पथ्यापथ्य यह प्रथम और मुख्य शर्त है। सभी मीठे, चीकणे और भारी पदार्थ रोगी को छोड़ देने का। इसके अलावा नियमित परिश्रम करना चाहिए। सुबह-शाम एक-एक घंटा चलने का। परिश्रम में क्षीण हुई अग्नि प्रदीप्त होती है और मधुर, स्निग्ध और भारी पदार्थ पचाने की उसकी शक्ति बढ़कर डायबिटीज मिटता है। पथ्य का पालन और परिश्रम बिना इस रोग में केवल दवा से लाभ नहीं होता है।

डायबिटीज उपेक्षा करने जैसा रोग नहीं है। यह मूल में से मिट गया है यह मानकर अपथ्य का सेवन करने वाले कभी बड़ी मुश्किल में फँस सकते हैं। यह रोग जिनको हुआ है उनको आहार-विहार में जागृत रहने का और कभी-कभी चेकअप कराते रहने की खास सलाह है।

दूसरी बात 'चमत्कार' में कभी विश्वास नहीं रखने का। आँवला-हल्दी से यह रोग सौ टका मिट जाएगा, ऐसा मानने का नहीं। ऐलोपैथी में डॉक्टर की सलाह से दवा ली हो तो उसके साथ हल्दी आँवले का नियमित प्रयोग करने का। क्रमशः इससे फायदा होता जाए, वैसे-वैसे डॉक्टर की सलाह लेकर ऐलोपैथिक औषधियों का परिमाण घटाते जायें। डॉक्टर की सलाह के बिना अपने आप स्वयं कुछ नहीं करें।

ऊपर बताया 'आँवला-हल्दी' का प्रयोग सभी डायबिटीज के रोगी कर सकते

हैं। इससे कोई नुकसान नहीं है, होगा तो फायदा ही। 6 महीने से 12 महीने तक तो धीरज रखकर नियमित यह प्रयोग करना चाहिए साथ में डॉक्टर की सलाह के हिसाब से ऐलोपैथिक दवा जरूरी हो तो लेने का।

(10) डायबिटीज में गलो (गिलोय, गुडुची)

एक रोगी को खाना खाने के दो घंटे बाद ब्लड में शुगर की मात्रा दो सौ आई। उस रोगी को मूँग और जौ के आटे की रोटी पर एक महीना रखा। बफाया हुआ मूँग और सलाद खाने की छूट। मोली (बिना शक्कर) की चाय पीने का, बिना मलाई का दूध पीने की छूट। परंतु शक्कर, गुड़, चावल, आलु, मीठे फल बिल्कुल बंद। सुबह-शाम एक-एक घंटा चलने का। दवा में गलो के घन में से बनती 'सशमनी' नाम की गोली सुबह, दोपहर, शाम और रात को दस-दस लेने का। हाँ, रोज कुल चालीस गोली होती है। (गोली चूर्ण करके लें) दूसरा सप्ताह रोज चार टाइम आठ-आठ गोली लेने की सूचना दी। तीसरे सप्ताह रोज चार टाइम पाँच-पाँच गोली और चौथा सप्ताह रोज चार टाइम तीन-तीन गोली लेने की सूचना दी। डेढ़ महीने बाद ब्लड यूरिन की रिपोर्ट निकलवाई तो नॉर्मल थी। उसको शक्कर, गुड़ का सम्पूर्ण त्याग हमेशा के लिए करने की सूचना दी। चावल, आलू थोड़ी मात्रा में लें। सीजन के मीठे फल भी मापसर ले सकते हैं। हमेशा सुबह-शाम चलने का नियम रखने का। डायबिटीज की शुरूआत हो तो सफलता अवश्य मिलेगी।

(11) डायबिटीज की शुरुआत में ही सावधान—मधुप्रमेह

एक रोगी आये, "आपके बताये प्रयोग से मेरा मधुप्रमेह रोग मिट गया। यह खून की रिपोर्ट बिल्कुल नॉर्मल आई है।"

ये रोगी तीन महीने पहले आये थे। उन्होंने फैमेली डॉक्टर की सलाह से ब्लड रिपोर्ट और यूरिन रिपोर्ट निकलवाई थी। उस वक्त डायबिटीज रिपोर्ट में आई थी। परंतु मार्जिन पर ही थी। रोग अभी बढ़ा नहीं था। इसलिए मैंने उनको समझाया कि कड़क परहेज और सादा दवाओं से उनका रोग मिट जाएगा। उनके शरीर में चर्बी थोड़ी ज्यादा थी। रोगी की उम्र 35 वर्ष की थी। मेरा ऐसा अनेक अनुभव है कि डायबिटीज की शुरुआत होए तो कड़क परहेज और सादी औषधियों से ही उत्तम परिणाम मिल सकता है। इसके लिए धीरज रखकर, संयम रखकर पथ्यापथ्य का पालन करना चाहिए।

उन रोगी मित्र को खुराक में नीचे अनुसार क्रम दिया (1) पहले सात दिन बफाया मूँग का पानी दिन में तीन बार कटोरी भरकर पीने का। (2) दूसरा सात दिन बफाया मूँग दो टाइम खायें। मूँग में और मूँग के पानी में नमक आदि डालने की छूट (3) तीसरे सप्ताह बफाया मूँग, बफाया साग और सलाद खाने की छूट। केला,

सीताफल के अलावा सौ ग्राम फल खाने की भी छूट थी। (4) चौथा सप्ताह बफाया साग, बफाया कोई भी दलहन। कठोल (मूँग, मोठ, चना इत्यादि।) सुबह-शाम कोरा तीन-तीन खाखरा, शाम को खिचड़ी सौ ग्राम, फल खाने की छूट दी। चार सप्ताह बाद पेशाब की, रक्त की रिपोर्ट निकलवाई। दोनों रिपोर्ट नॉर्मल थी।

रोगी को जो सादी घरगथ्थु दवा बताने में आई उसके बारे में विचार करते हैं। 'चरक संहिता' की व्याख्या करने वाले भगवान आत्रेय ने सभी प्रकार के प्रमेह में उत्तम दवा कही हैः हल्दी और आँवला। रोगी को यही दवा बताई गई थी। इन दोनों के चूर्ण का समान मात्रा में मिश्रण करने का। इस मिश्रण में से सुबह-शाम 2-2 ग्राम चम्मच दवा पानी के साथ फाँक जायें। हल्दी परम कफनाशक है। आँवला त्रिदोषनाशक है और रसायन गुण वाला है। धीरज रखकर पथ्य पालन के साथ इन दोनों घरगथ्थु दवाओं का दीर्घकालीन सेवन करने से अवश्य फायदा होता है।

ऊपर के रोगी को एक महीना पथ्य पालन के बाद दूसरे महीने बघार में कपासिया का तेल का थोड़ा उपयोग करने की छूट दी। थोड़ा भात खाने की भी छूट दी। इसके अलावा दो वक्त कम शक्कर की चाय पीने की भी छूट दी। फिर भी सप्ताह में एक दिन केवल मूँग के पानी पर रहने को कहा। इसके अलावा तीन महीने में एक सप्ताह—सात दिन केवल बफाया मूँग, बफाया साग, सलाद पर रहना है। हर तीन महीने एक बार ऐसा आरोग्य सप्ताह करना है।

तीन महीना होने के बाद रोगी सात दिन मूँग पर निकालकर प्रत्यक्ष मिलने को आया। रोगी को परहेज, दवा के अलावा, सुबह-शाम एक-एक घंटा चलने की भी खास सूचना दी। रोगी उसका भी पालन करते थे।

हल्दी-आँवला का सेवन छह महीने तक करने की सूचना दी। जिनको डायबिटीज की शुरुआत हो, नॉर्मल से शक्कर थोड़ी ज्यादा आती हो, खून और मूत्र में, उनको ऊपर अनुसार उपचार करने की सलाह है। अवश्य फायदा होगा।

हाँ, मित्रों, यह तो तुम्हारे मन-मगज में उतरना ही चाहिए कि डायबिटीज हो और ब्लड तथा यूरिन में शुगर का प्रमाण ज्यादा हो ऐसे रोगियों को मैं ठीक करता नहीं क्योंकि कड़क परहेज पालकर बीमार रोगियों को एक बार नॉर्मल किया जा सकता है, परंतु मनुष्य स्वाद प्रिय है। उसको मधुर (मीठा) रस का आकर्षण भी रहता है और यह लोलुपता उसको वैसा आहार-विहार की अतिरेक के लिए आकर्षित करती है। परिणामस्वरूप रोग बढ़ जाता है और घातक साबित होता है।

वंशानुगत हुए और छोटी उम्र में ही डायबिटीज को तो आधुनिक उपचारों और उनके मार्गदर्शन में ही जाना पड़ता है।

(12) आरंभ में ही डायबिटीज को किस तरह दबाने का?

सुपर्णा अपने ससुरजी के डायबिटीज के उपचार के लिये सलाह लेने आई। उसकी रिपोर्ट देखी। खाना खाने के दो घंटे बाद रिपोर्ट में ब्लडशुगर दो सौ बीस थी। नवल किशोर की उम्र के हिसाब से वह 130-140 हो तो नॉर्मल हो। डॉक्टर ने दवा लिखकर दी थी। तीन दिन पहले ही रिपोर्ट निकलवाई थी। अभी दवा शुरू नहीं की थी।

उनको बराबर समझाया कि रोग का आरंभ है। इससे बिना दवा परहेज से वह काबू में आ जाएगा। नंदकिशोर रोग से भड़क गये थे। वे परहेज पालने को तैयार थे। (उनके शरीर में चर्बी नहीं थी। केवल मीठी वस्तुएँ (शक्कर की बनी) ज्यादा खाने से डायबिटीज हो गई थी।) उनको शक्कर, गुड़ वगैरह सभी मीठी वस्तुएँ खूब मीठा फल, चावल, आलू, शक्करकंदी पूरी तरह बंद करवा दिया। चाय-दूध पीने का परंतु मोला (शक्कर, मलाई वगर का)। दाल-साग में जरा भी मीठा नहीं डालें। केला-सीताफल जैसा खूब मीठा फल के अलावा खट्टा मीठा फल खायें।

रोज सुबह-शाम एक-एक घंटा चलने का। तेल, घी, मक्खन, नमक खाने का,परंतु बिल्कुल 'अल्प' मात्रा में।

नंदकिशोर ने पूछा, "कोई दवा?"

उनको सादी दवा बताई। हल्दी और आँवले का बराबर भाग मिश्रण में से सुबह-शाम एक-एक चम्मच फाँक जायें। यह चूर्ण जीवन भर लें। आयुर्वेद के ऋषियों ने इन दो द्रव्यों को डायबिटीज (प्रमेह) की श्रेष्ठ दवा बताया है।

"परहेज पालो और दवा की जरूरत नहीं। कड़क परहेज पालकर दो महीने बाद रिपोर्ट निकलवाओ। बिल्कुल सामान्य शुगर हो जाए उसके बाद में शक्कर, गुड़, मीठा, चावल, केला, आलू, नमक जैसे पदार्थ हो सके उतना कम खाने का। चलने का नियम कभी छोड़ने का नहीं। वर्ष में दो बार रिपोर्ट निकलवाएँ। नॉर्मल से ज्यादा शुगर बढ़ जाए तो सावधान होकर परहेज कड़क कर दें।"

दो महीने बाद नंदकिशोर ने रिपोर्ट निकलवाई। रिपोर्ट नॉर्मल देखकर वह खुश हो गया।

(13) डायबिटीज, हाईब्लडप्रेशर, हृदय में जकड़न, अनिद्रा

दरवाजा खुला, जयेश भाई पडिया मिलने को आये। वैसे जयेश भाई मैं शाम को नीचे जाता हूँ तो कभी-कभी मिल जाते हैं। परंतु आज वे काफी परेशान दिख रहे थे। उनको डायबिटीज थी। उनकी उम्र थी 37 वर्ष।

उनसे पूछा, "कैसे आना हुआ, सब ठीक तो है। कोई तकलीफ है क्या?" उन्होंने कहा, "एक तो डायबिटीज है, दूसरा ब्लडप्रेशर बढ़ जाने से पीछे माथे के

भाग में दर्द सा रहता है। हृदय की धड़कन भी बढ़ी हुई सी लगती है। हृदय जकड़ा हुआ सा लगता है।'' वे रुक गये।

''और''

''रात को नींद भी बराबर नहीं आती।''

उनसे दूसरी बात की। फिर उनको एक उपचार बताया। उसका योग इस प्रकार है। फिर उनको एक उपचार बताया। उसका योग इस प्रकार है—

योगः आँवला, हल्दी, गिलोय (गलो), गोखरू, शंखपुष्पी समान मात्रा में लेकर बारीक चूर्ण बना लेने का। यह चूर्ण प्रतिदिन सुबह-शाम एक-दो चम्मच गाय के घी, शहद या ठंडे पानी से लें।

शरीर से मोटे स्त्री-पुरुषों की चर्बी घट जाती है। श्वास का नियमन होता है। हाईपर टेंशन (हाई. बी.पी.) दूर होता है। कैंसर में फायदा होता है। रोग प्रतिरोधक शक्ति में वृद्धि होती है।

उपचार—यह चूर्ण जयेश भाई को सुबह-शाम एक-एक चम्मच पानी से लेने को दिया।

पाँच दिन बाद ही जयेश भाई आये। अब उनको बिल्कुल ठीक था।

दवा के बारे में—

आँवला—यह भारी रूखा, शीतवीर्य, अम्लरस प्रधान तथा लवणरस को छोड़कर शेष पाँच रसोंवाला होता है। यह विपाक में मधुर, रक्तपित्त तथा प्रमेह को दूर करने वाला होता है। यह ठंडे, त्रिदोषहर, रसायन, वय स्थपन (यौवन को स्थिर रखने वाले) हृद (हृदय के लिये हितकर), नेत्रों के लिये उपयोगी, अत्यधिक धातुवर्धक, रक्तवर्धक व मलशुद्धि कारक है। आँवले में शुक्रधातु की वृद्धि करने का विशेष गुण होता है।

हल्दी—हल्दी चटपटी, कड़वी, रूखी, गर्म, कफ, पित्त व त्वचा रोगों का नाश करने वाली होती है।

गिलोय (गुडुच, गलो)—आयुर्वेद मतानुसार गिलोय गुण में लघु (हल्की), स्निग्ध, तासीर में गर्म, पचने में मीठी, स्वाद में चटपटी, कड़वी, रसायन, खाने में स्वादिष्ट, ग्राही, बलदायक, वात-पित्त-कफ नाशक (त्रिदोषशामक) होती है। यह भूख बढ़ाने वाली, ज्वर, आम (आमवात), तृषा, प्रमेह, खाँसी, पाण्डु, कामला, कृमि, वमन (उल्टी), श्वास, बवासीर, वातरक्त (गाउट), मूत्रकृच्छ, (मूत्रावरोध), रक्तशोधक, धातुवर्धक, जलन, पथरी, नेत्र, केश और चर्मरोग, अम्लपित्त, उदरविकार, यकृतविकार, यकृत रोग, मधुमेह, क्षयरोग, हृदय रोग और वात प्रकोप में लाभकारी होती है।

परीक्षणों से ज्ञात हुआ है कि वायरस पर गिलोय का प्राणघातक असर होता है। इसमें सोडियम सेलिसिलेट से अधिक दर्द निवारक गुण होते हैं। क्षय रोग के जीवाणुओं की वृद्धि को रोक पाना, उनके सिस्ट बनने में रुकावट पैदा करना, इन्सुलिन की उत्पत्ति को बढ़ाकर ग्लूकोज का पाचन करना, रोग संक्रमण को रोकने की क्षमता के कारण एंटीबायोटिक की तरह गिलोय भी कार्य करती है।

आयुर्वेद शास्त्र में गिलोय को ज्वर की महान औषधि बताया गया है। यह सभी प्रकार के ज्वर मसलन मेद ज्वर, जीर्णज्वर, टाइफाइड, मलेरिया आदि में एक उत्तम औषधि है। इससे गर्मी शांत होती है कुनैन की तरह बढ़ाती नहीं।

गुडुच कफयुक्त खाँसी में शीघ्र लाभ पहुँचाती है। चिकित्सकों ने परिक्षण किया है कि गुडुच का रस अधिक मात्रा में दिया जाए तो क्षयरोग की विकृति कम होती है। दूसरे रोगों से हुई शारीरिक निर्बलता भी गुडुच के रस से नष्ट होती है।

गुडुच सभी तरह के प्रमेह रोगों में लाभकारी है। गुडुच के क्वाथ से रक्तशर्करा की विकृति नष्ट होती है। चिकित्सकों ने गुडुची के सत को मधुमेह (डायबिटीज) के लिए बहुत उपयोगी माना है। नीम वृक्ष पर लगी हुई गुडुची की बेल को मधुमेह रोग के लिए अत्यंत गुणकारी बताया गया है।

तृष्णा, उदररोग, अग्निभाप, प्रवाहिका (पेचिश), गृहणी आदि रोगों में भी यह बहुत लाभ पहुँचाती है।

गुडुची की लता के डंठलों को सुखाकर उनका चूर्ण बनाया जाता है। इसे संस्कृत में अमृता भी कहते हैं। इसमें अमृत जैसा गुण होता है। गुडुच त्रिदोषशामक होने से वायु-पित्त और कफ तीनों रोगों तीनों प्रवृत्तियों और तीनों ही प्रधानता वाली ऋतुओं में इसे लिया जा सकता है। गिलोय कड़वी होती है। यह खाली पेट लेने से रक्त में शुगर की मात्रा घटा देती है। इसलिए यह मधुमेह में उपयोगी है। इसे ज्यादा मात्रा में नहीं लिया जा सकता। इसको नाश्ता करने के बाद ही लेना चाहिए।

मात्रा—चूर्ण 3 से 6 ग्राम। सत्व 1 से 2 ग्राम। काढा 50 से 100 मिली. लीटर। रस 15 से 25 मिली. लीटर।

गोखरू—आयुर्वेदिक मतानुसार गोखरू मधुर, स्निग्ध, शीतल, वात-पित्त शामक, विपाक में मधुर, मूत्राशय का शोधन करने वाला, बलदायक, पुष्टिदायक, अग्निप्रदीपक, स्वादिष्ट, वीर्यवर्धक, मूत्रकृच्छ, पथरी गलानेवाला, पेट के समस्त रोगों को दूर करने वाला, मूत्रपिंड को उत्तेजना देने वाला, वेदनानाशक, सूजाक, प्रमेह, श्वास, खाँसी, बवासीर, वातरोगनाशक, गर्भाशय को शुद्ध करने वाला, बन्ध्यत्व मिटाने वाला, प्रोस्टेट ग्रंथि का सूजन दूर करने वाला एवम् हृदयरोग में गुणकारी होता है।

यह स्निग्ध होने के कारण बल्य व शुक्रल है। यह पौष्टिक भी है। ये ठंडे होते हैं। इसलिए गिलोय की उष्णता को शांत करते हैं। इसमें जठराग्नि को प्रदीप्त करने का विशेष गुण होता है। गोखरू मूत्रल होता है। इससे पेशाब खुलकर आता है।

खोजों से ज्ञात हुआ है कि यह सभी प्रकार के गुर्दों के विकारों में प्रभावशाली दिखाई पड़ता है। मूत्र की मात्रा बढ़ाकर पथरी को कुछ ही हफ्तों में टुकड़े-टुकड़े कर बाहर निकाल देना गोखरू का विशेष गुण है।

शंखपुष्पी—आयुर्वेदिक मतानुसार शंखपुष्पी कड़वी रसवाली, स्निग्ध, विपाक में मधुर, प्रकृति में शीतल, त्रिदोषनाशक, कांति, बुद्धि, बलवर्धक, शांतिदायक, स्मरणशक्ति बढ़ाने वाली, तेजवर्द्धक, मस्तिक दोषहर, मानसिक कमजोरी नाशक होती है। यह हिस्टीरिया, अनिद्रा, याददाश्त की कमी, उन्माद (पागलपन), भ्रम, मिर्गी, दस्तावर, कृमि, कुष्ठ, विषहर, मानसिक रोग, शुक्रमेह, उच्चरक्तचाप, बिस्तर पर पेशाब करने की आदत में गुणकारी है। मानसिक उत्तेजना और तनावों को शांत करने में यह कारगर साबित हुई है।

स्मृति सुधा शंखपुष्पी के सेवन से न केवल मस्तिष्क की कमजोरी दूर होती है, बल्कि बुद्धि में सुधार होता है। विचार तारतम्य बनाये रखने में और मानसिक तनाव रोकने में मदद मिलती है। यह शुक्रमेह नाशक व मधुमेह को दूर करने वाली होती है। मानसिक रोग जैसेह्नभ्रम, उन्माद (पागलपन), अनिद्रा, अपस्मार, मिर्गि रोगादि को नष्ट करने वाली होती है। शंखपुष्पी यह मानसिक उत्तेजना को शांत करने वाली होने से अन्य औषधियों के साथ देने से ब्लडप्रेशर को भी नियंत्रित करती है।

(14) डायबिटीज, कोलेस्ट्रोल, ब्लडप्रेशर

डायबिटीज में दस रिपोर्ट नॉर्मल आये तो भी वह कंट्रोल में है ऐसा ही कह सकते हैं।

एक व्यक्ति आया। उसने कहा, ''मैं आपसे कभी सीधा नहीं मिला। मेरे बहनोई को डायबिटीज, कोलेस्ट्राल, ब्लडप्रेशर सभी दवा लेने पर भी काबू में नहीं आता था। डॉक्टर ने काफी कोशिश की। परंतु आपके मार्गदर्शन से उनको बहुत फायदा हो गया।''

''बहनोई का नाम?''

''सुरेशचंद्र मोठिया''

''नहीं, परंतु याद नहीं, उपचार जो बताया था। उसके बारे में आपको बताना चाहिए क्या फायदा हुआ। क्या उपचार था वह बताएँ।''

''एक तो सुबह-शाम आधा-आधा घंटा चलने का। खाने में मीठा, चावल पूरी तरह बंद कर दिया। दोनों टाइम भूख से थोड़ा कम खाने का। बहनोई ने बताया रोटी

एक कम खाकर सलाद ज्यादा लेने का। हाँ, बीच में भूख लगे तो सीजनल सलाद या बफाकर सूप बनाकर लेने का बताया या पपीता सेब वगैरह लेने को बताया था।''

''यह तो सामान्य सूचना है, इसके अलावा?''

उपचार—''इसके अलावा आपने एक दवा बताई। मामेजवा चूर्ण, जामुन बीज चूर्ण, करेला चूर्ण, आँवला चूर्ण, हल्दी चूर्ण, सुदर्शन चूर्ण सभी बराबर भाग लेकर मिलाकर इसका आधा भाग काला जीरा का चूर्ण और इसका चौथाई भाग मेथी का पाउडर का चूर्ण मिलाकर बनाने को बताया। इसमें से रोज सुबह-शाम एक-एक चमची मिश्रण पानी के साथ फाँक जाने को बताया।''

''तो आपने वह शुरू कर दिया।''

''जी हाँ, हम दोनों ने मिलकर साथ ही मिश्रण बना लिया।'' उसको समझाया, देखो यह सही नहीं है। एक व्यक्ति को दिया उपचार दूसरे व्यक्ति को सीधे चालु नहीं करना चाहिए। हर एक की प्रकृति, उम्र, रहने का स्थल, काल सब अलग होता है उसको देखकर उपचार दिया जाता है। शायद कभी नुकसान हो जाए।

''अरे, इन देशी दवाओं में आड़असर की चिंता नहीं,'' भाई बीच में ही बोल पड़े।

उनको समझाया, ''यह गैरसमझ है, हर कैसे लेने से उत्तम औषधियाँ भी अस्त्ररूप बनकर हानि कर सकती हैं।''

''परंतु मुझको तो फायदा हुआ। मुझको दो वर्ष से शुगर की समस्या थी। खाली पेट 150-60 और खाना खाने के बाद 210 शुगर आती थी। डॉक्टर ने एलोपैथी दवा चालू करने का कहा। परंतु मेरे बहनोई ने उपचार बताया और यह फाँकी शुरू कर दी।''

''पच्चीस दिन पहले रिपोर्ट निकलवाई तो पाँच-दस पोईंट शुगर ज्यादा थी। खास बढ़ी नहीं। इसलिए ऐलोपैथी दवा ही चालू नहीं की। बाद में दुसरे पच्चीस दिन बाद रिपोर्ट निकलवाई तो शुगर बिल्कुल नॉर्मल। इसके बाद हर दो महीने से रिपोर्ट करवा रहा हूँ तो शुगर नॉर्मल ही आती है। इसका मतलब क्या मेरा डायबिटीज मिट गया। उसके इस वचन से गंभीरता आ गई।''

''भाई, डायबिटीज में दस रिपोर्ट नॉर्मल आये तो वह कंट्रोल में है ऐसा कहा जाए, मिट गई है ऐसा नहीं कहने का।''

''परंतु,''

''सुनो, उतावल मत करो। अभी तो तुम पुरा परहेज पालते हो। मिट गया समझ पुनः वापस सब खाने का चालू करो, चलने का कम करो, अचानक कोई टेन्शन माथे पर आ जाए , तो शुगर चाहे तब बढ़ सकती है।''

"परंतु मैं इसकी नियमित रिपोर्ट निकलवाता रहता हूँ।"

"तो ठीक है, परंतु डायबिटीज कंट्रोल में है, ऐसा ही समझने का। ऐसा समझकर जागृत रहने का, परंतु मिट गया ऐसा नहीं समझने का। नियमित रिपोर्ट निकलवाकर चैक करवाते रहने का।"

"आपको अच्छा है यह जानकर भी आनंद हुआ। आपको जैसा उपचार है वैसा चालू रखो, परंतु परहेज पर खास ध्यान रखने का। मीठा, खाने का चालू नहीं कर देने का। तेल, घी, नमक भी कम खाने का। परंतु यह औषधि मिश्रण बिना समझे किसी दूसरे को सूचित मत करो, इसके लिए वैद्य की सलाह लो।"

उन भाई ने पुनः हाथ जोड़ा, बोले "धन्यवाद" मैं आपका कहने का अर्थ समझ गया, मैं ध्यान रखूँगा।

(15) रोगनाशक सप्ताहचक्र (डायबिटीज)

स्विडिश संशोधक डॉ. स्मिथ का निष्कर्ष है कि पेट पर जमा हुई बहुत अधिक चर्बी से हृदयरोग और लकवा का हमला होने की संभावना पाँच गुणा बढ़ जाती है। मेदस्वी आदमी को होता अन्य विकारों में चमड़ी के रोग, डायबिटीज (मधुमेह), आमवात, संधिवात, सोजन वगैरह भी है। शरीर पर ज्यादा चर्बी, सोजन उतारकर शरीर को रोगमुक्त करने वाला 'सप्ताहचक्र' यहाँ बताता हूँ। धीरजपूर्वक इस क्रम मुताबिक आहार-विहार का क्रम पालने से रोगों से मुक्त होकर शक्ति और नवजीवन की ताजगी का अनुभव होगा इसमें कोई शंका नहीं है। हमारे कई अनुभवों की निचोड़ रूप यह चक्रयोजना बनाई है।

(1) पहला दिन नकोरडा उपवास करने का। उकाला हुआ पानी प्यास लगे तब पीने का। मन दृढ़ कर एक दिन का उपवास करें।

(2) दूसरे दिन बफाया हुआ मूँग का पानी बड़ी कटोरी भरकर दो टाइम पीने का। मूँग को बफाते वक्त नमक, हल्दी, धनिया-जीरा, मिर्च वगैरह मसाला थोड़ा डालने की छूट है।

(3) तीसरे दिन बफाया मूँग का पानी दो टाइम पीने का। इसके अलावा दो टाइम सलाद छूट से खायें। सलाद में ककड़ी, गाजर, प्याज, मूली, थोड़ी पत्तागोभी, मोगरी, बीट वगैरह खा सकते हैं।

(4) चौथा दिन मूँग का पानी दो टाइम, सलाद दो टाइम सौ-सौ ग्राम और बफाया साग (आलू-टमाटर सिवाय) दो टाइम खायें।

(5) पाँचवे दिन बफाया मूँग दो टाइम भूख अनुसार खाने का। इसमें सभी मसाला मापसर डालने की छूट। मूँग के साथ बफाया साग, सलाद और दोपहर को कोई भी फल छूट से खायें। केला एक से ज्यादा नहीं खायें।

(6) छठे दिन ऊपर अनुसार सब लेने का। इसके अलावा दोपहर और रात को खाने में दो-दो गेहूँ का खाखरा कोरा खाने की छूट।

(7) सातवें दिन ऊपर हिसाब से ही सब लेने का। दोपहर को एक चम्मच भात और एक चम्मच तेल के बघारवाली दाल लेने की छूट। शाम को ऊपर अनुसार सब बफाया हुआ खाने का।

ऊपर अनुसार सात दिन पूरा करने के बाद इसी प्रकार पुनरावर्तन करें। मतलब कि पहला दिन नकोरडा उपवास करने का। इस तरह सात दिन ऊपर अनुसार करने का। इस प्रकार सप्ताह चक्र का पुनरावर्तन होना चाहिए। इस तरह कितना चक्र पूरा करने का? रोग की स्थिति अनुसार धीरज रखकर सप्ताह चक्र दुबार करने का। पहला सप्ताह में ही उत्तम लाभ होगा।

मेद-चरबी-सोजन-आमवात—से पीड़ित रोगियों को रोज सुबह 15 ग्राम जितना एरण्डी का तेल सोंठ वाली चाय के साथ पीने का। एक बात की स्पष्टता कर लेते हैं। चाय, कॉफी या दूध का उकाला दिन में दो वक्त पीने का। इस सप्ताह चक्र में सभी रोगियों को सभी दिन छूट है। ऊपर के रोगियों को दवा में 'महायोगराज गूगल' की गोली सुबह, दोपहर, शाम 2-2 गोली भूक्का करकर फाँक जाने का।

डायबिटीज—मार्जिन ऊपर आता हो ऐसे रोगियों को जरूरत अनुसार चार, आठ, बारह सप्ताह चक्र करने का। दवा में 'मामेजवा घनवटी' सुबह, दोपहर, शाम को 2-2 गोली भुक्का करकर पानी के साथ निगल जाने का।

चमड़ी पर खरजवा (दाद)—हो ऐसे रोग में ऊपर का सप्ताह चक्र के साथ 'महामजीष्ठादि घनवटी' सुबह-दोपहर-शाम दो-दो गोली भूक्का करके पानी के साथ निगल जायें। रोज रात को डेढ़-दो चम्मच जितना स्वादिष्ट विरेचन चूर्ण पानी से फाँक जायें।

सर्दी—के रोगियों को ऊपर अनुसार चक्र पालने का। दवा में सुवर्णवसंतमालती, महलक्ष्मीविलास रस और श्वास कास चिंतामणि रस तीनों आधी-आधी गोली साथ में भूक्का करके शहद में घोंटकर सुबह-शाम चाट जाने का। सोंठ डालकर उकाला हुआ पानी पीने का। श्वास (अस्थमा) के रोगी और इयोसिनोफिलिया के रोगीयों को भी इसी अनुसार सप्ताह चक्र करने का और सर्दी के बताये अनुसार औषध सेवन का अनुसरण करने की सलाह है।

हाँ, संशोधक डॉ. स्मिथ का निष्कर्ष गंभीरता से लेना चाहिए। आयुर्वेद ने रोगों के दो प्रकार का कहा है। एक संतर्पण जन्य रोग। वह संतृप्त होकर अतिशय खाने से होता है। दूसरा रोग असंतर्पणजन्य रोग को जाता है। वह पोषण (स्वास्थ्यवर्धक

खुराक) प्रर्याप्त नहीं मिले, रोज के जीवन में वैसे मनुष्यों को होता है। ऐसे रोगियों को पोषण मिले वैसे आहार की सबसे पहले जरूरत होती है।

सुखी लोगों को अतिशय खाने से होते रोग ही होते हैं। इससे उनके उपचार में पहली कड़क परहेज ही आती है। वे ही सच्चे वैद्य होते है, जो रोगी के पास से पथ्य पालन कराये।

(16) **स्वास्थ्य प्रश्नोत्तरी**

पाँव में दर्द (डायबिटीज, ब्लडप्रेशर)

प्र. मैं एक 59 वर्ष की गृहणी हूँ। मुझको पिछले दस महीने से बाँये (लेफ्ट) पैर में खूब दर्द होता है। सहन नहीं होता। पाँव के घुटने के जोड़ के ऊपर के भाग तक में खूब बलतरा होता है। सणका मारता है। चटका भरता है। नसें खेंचती हो वैसा होता है। पाँव पर भार देकर हाथ भी लगाया जाता नहीं। अब दुःखावा दाँत के मसूड़ों तक आ गया है। कमर भी दुःखती है। कमर के भाग में बिल्कुल सुन्न हो गई हो वैसा लगता है। मुझको डायबिटीज तथा बी.पी. है। अनेक प्रकार की दवा (ऐलोपैथी दवा, डॉक्टर से) करवाई मगर कोई फरक नहीं पड़ता। चलती हूँ तो खूब दुःखता है।**सोनी कोकिलाबहन आर. (सरसपुर, अहमदाबाद)**

उत्तर (1) बायाँ पैर पर क्षीर बला तेल अथवा महानारायण तेल की मालिश करकर हल्का सेक करने का। शेक लिए नगोड, सरगवा तथा एरण्डी का पत्ता लाकर कूटकर अधकचरा भूक्का (छूँदा) जैसा बना लेने का। एक तपेली में आधा पोना भाग डूबे उतना पानी लेकर इन तीनों वनस्पतियों का आधा छूँदा डाल देने का। और आधा छूँदा की पोटली बनाकर हथेली पर स्टील की चालनी रखकर भाप निकले वहाँ रखकर हल्का सेक करने का। एक के बदले दो पोटली भी बनाई जा सकती है और एक के बाद एक भाप में गर्म करकर सेक कर सकते हैं।

(2) निर्गुण्डी (नगोडा) का रस निकालकर सुबह-शाम पीने में आए तो भी लाभ होगा। इसके अलावा महारास्नादि क्वाथ और मास्यांदि क्वाथ—दोनों में से दो चम्मच प्रवाही लेकर उसमे पानी मिलाकर सुबह-शाम पीने से दुःखावा और हाई बी. पी. में लाभ होगा। अच्छी नींद आएगी। पाँव और कमर का दुःखावा मिटे उसके लिए महावात विध्वंसन रस की एक-एक गोली सुबह-शाम पानी के साथ लेने का। रोज के खोराक में वाल, वटाणा, चोला, पापड़ी, ग्वार, आलू (बटाटा), शक्करकंदी, चना, वालोल और कोदरी जैसे वायु करने वाले पदार्थ नहीं लेने का। ब्लडप्रेशर हाई रहता हो तो रोज के खोराक में नमक की मात्रा

घटा देने का अथवा दो दिन में एक टाईम के लिए नमक छोड़ देने का। डायबिटीज है इसके लिए मिठाई, गुड़ जैसे मीठे पदार्थ बंद कर देने का। सादा, सुपाच्य खुराक लेना। दिन में थोड़ा आराम करना, परंतु सोना नहीं।

(17) **स्वास्थ्य प्रश्नोत्तरी**

प्र. मेरी उम्र 40 वर्ष है, ऊँचाई 5 फुट 6 इंच और शरीर मध्यम। तकलीफ में डायबिटीज है। कभी-कभी वासवाली वा छूट होती है। पेट साफ नहीं होता। कब्ज रहती है। इसके अलावा पाँव का तलिया जलता है। कभी-कभी रात को खुजली आती है। रात को कपड़ा बदलुँ तो पूरे शरीर पर खुजली आती है और लाल चकत्ता हो जाता है। गुदामार्ग में खुजली आती है। स्फूर्ति रहती नहीं। सीढ़ियाँ चढ़ने पर थोड़ी तकलीफ होती है। हाथ में वजन वाला सामान उठाऊँ तो हाथ थक जाता है। दस्त में चिकनाहट इतनी ज्यादा होती है कि मल इधर का उधर चिपक जाता है और खूब पानी डालने के बाद भी टब साफ होता नहीं।

(दीपक जैन, दहिंसर (ईस्ट) मुंबई-400068)

उत्तर डायबिटीज में खाने पीने में ध्यान में नहीं रखने से यह सभी तकलीफें हो जाती है। आपकी शारीरिक समस्या के लिए उपचार इस प्रकार बताता हूँ—

(1) दस्त में चिकनाहट दूर हो पाचन सुधरे इसके लिए आमपाचन की वटी दो-दो गोली भूक्का करकर सुबह-शाम पानी के साथ लेनी।

(2) कब्ज मिटे इसके लिए एरण्ड भ्रष्ट हरीतकी चूर्ण अथवा तो स्वादिष्ट विरेचन चूर्ण की एक आध चमची रात को फाँक जाने का।

(3) खुजली मिटे इसके लिए सुबह-शाम एक चमची हरिद्राखंड फाँक जाने का। खुजली शुरू हो इसके पहले या इस दरम्यान महामारिच्यादि तेल दिन में एक-दो बार लगाने का। तिल का तेल या नारियल के तेल में कपूर डालकर शीशी में बनाकर रखने का (100 ग्राम तेल में 4-5 कपूर डालने का।) उसको भी जरूरत पड़ने पर दिन में एक-दो बार लगाने से खुजली नहीं आयेगी। मजिष्ठादि घनवटी की 2-2 गोली (भूक्का करके) निगलने से भी खुजली दूर होती है।

(4) मधुमेह (डायबिटीज) के लिए आँवला और हल्दी का चूर्ण बराबर भाग मिलाकर सुबह-शाम एक-एक चमची फाँक जाने का। वसंत कुसुमाकर की एक-एक गोली सुबह-शाम भूक्का करके या चबाकर लेने का। निष्पात चिकित्सक की सलाह लेकर मधुमेह काबू में किस तरह रहे

इसकी जानकारी लो। (इस पुस्तक में भी पढ़ सकते हैं।) रोज सुबह-शाम 30-45 मिनट घूमने का।

(18) **स्वास्थ्य प्रश्नोत्तरी**

प्र. मेरी लड़की की उम्र 35 वर्ष, वजन 74 किलो और ऊँचाई 5 फुट 8 इंच है। अभी पूरी बॉडी चेकअप करवाया। उसकी रिपोर्ट में डायबिटीज और गॉलब्लेडर में छोटी-छोटी पथरी आई है। हमारी फैमेली में आज तक किसी भी व्यक्ति को डायबिटीज नहीं हुआ और कभी पथरी का दुःखावा नहीं रहा। इस समस्या का निवारण बतायें। **(भारती पटेल, बड़ोदरा)**

उत्तर कोई भी रोग वारसागत नहीं होता। (अगर कोई रोग वारसागत है तो घर में खाना-पीना बदलना जरूरी है।) घर में खाना-पीना वंशानुगत होता है। जो माँ ने बनाया वही बेटी बनाती है। (बाजारों में बनते उल्टे-सीधे आइटम सीखकर आ जाती है।) इससे घर में खाने-पीने को बदलो। आयुर्वेद आहार-विहार पर ही ज्यादा ज़ोर देता है। आहार-विहार बदलने से रोग काबू में आ जाता है। घर में सभी को नमक और शक्कर कम खाने की सलाह है। इससे घर में दुसरों को बीमारी से बचाव होगा।

तुम्हारी लड़की अभी परहेज पूरी तरह पाले तो रोग काबू में अभी आ जाएगा। आयुर्वेद की दृष्टि से डायबिटीज के रोगी को इतना ध्यान रखना जरूरी है।

(1) आलसी, बैठालू जीवन का त्याग करने का। रोज सुबह-शाम आधा-पोना घंटा घूमने का। दिन में सोने का नहीं, सुबह देर तक सोने का नहीं। किसी निष्पात व्यक्ति के मार्गदर्शन में व्यायाम या योग प्राणायाम कर सकते हैं।

(2) ज्यादा नींद हो इस कारण शरीर का वजन वजन बढ़ा हो तो व्यक्ति को सावधान हो जाने का। सभी तरह का मीठा पदार्थ जैसे शक्कर, मिश्री, गुड़, मिठाई, आइसक्रीम, श्रीखंड, दही, चावल, आलू, केला, दूध से बनी चीजें मक्खन, मलाई आदि छोड़ देने का।

(3) ताजा हल्दी और आँवले का रस निकालकर रोज सुबह पीओ। अगर आँवले का सीजन नहीं हो तो हल्दी और आँवले का चूर्ण समभाग मिलाकर रखो। वह सुबह-शाम एक-एक चम्मच फाँक लो। करेला, जामुन, शिलाजीत आदि डायबिटीज के रोगियों के लिए हितकर है।

(4) पथरी के लिये सुबह खाली-पेट दो-तीन गिलास पानी पीओ। उसके बाद एक घंटा कुछ खाने पीने का नहीं। पानी पेशाब द्वारा उतर जाए।

टमाटर, चावल, पालक, दूध या दूध की बनावट खाने का नहीं तो पथरी थोड़े दिन में निकल जाएगी। मूली पर थोड़ा आँवले का चूर्ण लगाकर खाने से भी पथरी निकल जाती है।

औषधि इस प्रकार शुरू करनी

(1) वसंत कुसुमाकर रस (सुवर्णयुक्त) 1-1 गोली (भुक्का करकर) सुबह-शाम पानी के साथ।

(2) चार चमची जंबवासव थोड़ा पानी मिलाकर खाना खाने के बाद पीओ।

(3) 25 ग्राम सर्वतोभद्र क्वाथ का भूक्का दो गिलास पानी में डालकर धीमे ताप पर उकालने का। पोना कप जितना प्रवाही बचे तब उतारकर छानकर पीने लायक गर्म हो तब पीने का।

(4) प्रमेहान्तक चूर्ण एक-एक चमची सुबह-शाम फाँकने का अथवा प्रमेह हर योग की दो-दो गोली सुबह-शाम पानी के साथ लेनी।

(5) प्रमेह गज केसरी रस एक-एक गोली सुबह-शाम पानी से लेने का।

इन औषधियों को नियमित लेने से डायबिटीज आगे बढ़ेगा नहीं और नया हो तो दूर भी हो सकता है।

19) **स्वास्थ्य प्रश्नोत्तरी**

प्र. मेरी माँ की उम्र 65 वर्ष है। डायबिटीज होने से उनकी दवा चालू है। परंतु बहुत समय से पूरे शरीर पर खुजली, खंजवाल आती है। खाज के कारण पपड़ी बन जाती है। खासकर रात के समय खुजलाने के बाद जलन होती है। डॉक्टर की दवा का असर रहे वहाँ तक सब ठीक। दवा से खूब नींद आती है। गोली लेने के बाद दो-तीन दिन खूब नींद आती है। दवा का असर कम होने से नींद कम हो जाती है। हाथ-पाँव में पिंडी चढ़ जाए, पाँव जकड़ जाता है। शरीर खूब दुःखता है और एकदम ढीला हो गया हो वैसा अहसास होता रहता है तो उसकी दवा बतायें। डायबिटीज के कारण खोराक में किस बात का ध्यान रखने का उसके बारे में भी बतायें। **—एक औरत**

उत्तर पूछे अनुसार आपकी माँ की तकलीफ को ध्यान में रखकर उपचार इस प्रकार बताता हूँ—

(1) आरोग्यवर्धिनी तथा गंधक रसायन की 2-2 गोली सुबह-शाम पानी से।

(2) हरिद्राखंड 2-2 चमची सुबह-शाम फाँकने का। ऊपर पानी पी सकते हैं।

(3) शरीर में जहाँ भी खुजली आये वहाँ महामारिच्यादि तेल की मालिश करनी।

(4) 25 ग्राम मंजिष्ठादि क्वाथ का भूक्का लेकर दो गिलास पानी में भिगोकर उकालने का। पोना कप जितना प्रवाही बाकी रहे तब उतारकर छानकर पी जाने का।

(5) महा वात विध्वंसन रस की 2-2 गोली सुबह-शाम पानी के साथ लेनी।

खुजली, शरीर में दुःखावा और डायबिटीज को ध्यान में रखकर परहेज इस प्रकार पालने का।

खुजली मिटे नहीं वहाँ तक दही, श्रीखंड, छाछ, इमली, टमाटर नीबू वगैरह सभी प्रकार की खटास बंद। सभी तरह के फल, सभी तरह की मिठाई बंद। डायबिटीज हो ऐसे लोगों को दिन में सोने का नहीं। बैठालू जीवन नहीं जीने का। सुबह-शाम एक-एक घंटा घूमने का।

ताजी हल्दी खास लेने का। डायबिटीज वालों के लिए आँवला और ताजी हल्दी का रस उत्तम है। परंतु आँवला की खटास के कारण खुजली या शीतपित्त या जोड़ों का दर्द बढ़े तो आँवला नहीं लेने का। डायबिटीज वालों को पोसाए तो रोज 1-1 गोली वसंतकुसुमाकर रस की लेनी। दाद मिट जाए उसके बाद परहेज में थोड़ी फेरफार कर सकते हैं।

***

15. डायबिटीज का उपचार संक्षेप में

शक्कर, गुड़, केला, चावल, आलू, शक्करकंदी, सीताफल जैसे मीठे फल व सभी मीठे पदार्थ बंद कर देने का। तेल-घी-नमक भी अल्पमात्रा में लेने का।

रोटी भी मिश्रित आटे की खानी चाहिए

(1) चना+जौ समानमात्रा लेकर आटा पिसवा लेने का।

(2) जौ का आटा पाँच भाग, चने का आटा एक भाग।

(3) जौ, चना, गेहूँ, मोठ, मसूर, ज्वार के दाने, राजमा, बाजरा, सोयाबीन, अरहर, कुलथी, मटर, उड़द, लोबिया, ग्वार इनमें से जो मिले वह सममात्रा में आटा पिसवाएँ।

(4) गेहूँ 7 किलो, मूँग 1 किलो, जौ 1 किलो और चना या सोयाबीन 1 किलो।

(5) 70% गेहूँ, 20% चना, 5% जौ, 5% मेथीदाना।

(6) चना, जौ, गेहूँ इत्यादि समानमात्रा में 10 किलो लेकर उसमें 1 किलो सोयाबीन मिलाकर पौष्टिक आटा बनाएँ।

(7) केवल चना (बेसन) की रोटी 10 दिन खाने से पेशाब में शक्कर जाना बंद हो जाता है।

उपचार

डायबिटीज

(1) मामेजवा लाकर उसका चूर्ण बनाकर, ढाई-ढाई ग्राम चूर्ण पानी के साथ।
या

(2) हल्दी+आँवला—समभाग मिश्रण में सुबह-शाम 1-1 चम्मच दवा पानी के साथ फाँक जाने का। या

(3) मामेजवा घनवटी—सुबह-दोपहर-शाम 2-2 गोली भूक्का करके पानी से।

(4) वसंतकुसुमाकर रस की 1-1 गोली सुबह-शाम भूक्का करके या चबाकर पानी से जिनको पोसाए उनको हमेशा लेनी।

(5) गलो (गिलोय, गुडुच), गोखरू, आँवला, हल्दी और मामेजवा बराबर भाग लेकर 10–10 ग्राम सुबह–शाम पानी के साथ।

डायबिटीज, घुटने का दर्द, ब्लड प्रेशर

महायोगराज गुग्गुल भुक्का करकर 1–1 गोली दिन में तीन टाइम पानी से।

डायबिटीज, कोलेस्ट्रॉल, ब्लड प्रेशर

मामेजवा चूर्ण, जामुन के बीज, करेला, आँवला, हल्दी, सुदर्शन चूर्ण सभी बराबर भाग मिलाकर उसमें आधा भाग काला जीरा का चूर्ण और इसका चौथा भाग मेथी पाउडर का चूर्ण 1–1 चमची सुबह–शाम पानी से फाँकने का।

डायबिटीज, हाईब्लडप्रेशर, हृदय में जकड़न, अनिद्रा

आँवला, हल्दी, गिलोय (गलो, गुडुच), गोखरू, शंखपुष्पी समान मात्रा में मिलाकर सुबह–शाम एक–दो चम्मच गाय के घी, शहद या ठंडे पानी से।

***

16. वैद्यों के कई मधुमेहनाशक परीक्षित योग–भाग–1

(1) **मधुमेहश्वरम्**—यह मधुमेह की नयी आविष्कार की गई औषधि है, जो 5 दिन के प्रयोग के बाद से ही पर्याप्त लाभ दिखाना प्रारम्भ कर देती है। अनुमानतः 3 से 5 मास के लगातार प्रयोग से मूत्र और रक्त में शुगर (शर्करा) की मात्रा सामान्य हो जाती है। यह दिव्य औषधि आ. ड. म. विज्ञान शोध संस्थान, दूधपुर-मंगलगढ़ (समस्तीपुर) में रात-दिन कठिन साधनामय कई वर्षों के शोध के बाद उपलब्ध हुई है। विभिन्न हास्पिटल्स, चिकित्सालयों, स्वास्थ्य केन्द्रों आदि में रोगियों पर इस औषधि के प्रत्यक्ष परिक्षण किये गये तथा इसे 0.5% से 1, 2, 3, 4 और 5% तक मूत्रगत शर्करा और किसी भी अनुपात में रक्तगत शर्करा में लाभप्रद और निरापद पाया गया। यदि रोगी चिकित्साकाल में पथ्य-परहेज से रहे, आहार-विहार आदि में संयम-नियम का पालन करे तो मधुमेह रोग इस औषधि से धीरे-धीरे दूर होकर रोगी को पूर्ण स्वस्थता प्रदान करता है।

योग और निर्माण विधि

मेथी के बीज, नीम के पत्ते और अन्तरछाल, बेल के पत्ते और जड़ की छाल, करेले का छिलका बिना बीज का, जामुन के बीज की गिरी, आम की गुठली की गिरी, द्रोणपुष्पी के ताजे हरे पत्ते, आँवला बिना बीज का सूखा, छोटी हरड़, बीना गुठली का बहेड़ा, गुड़मार के पत्ते, गुडूची के काण्ड के ताजे हरे टुकड़े किये हुये, गुजर के ताजे हरे फल, मामज्जक (कड़वी नाई, मामजेवा) के पंचाँग, सप्तरंगी की जड़ की छाल, पलाश की ताजी जड़ की छाल, कटकरंज के बीज की गिरी, जामुन के हरे और मुलायम पत्ते। इन 18 पदार्थों को स्वच्छ जल से धोकर प्रत्येक ढाई किलोग्राम की मात्रा में लेकर स्वरस निचोड़ने वाली मशीन (ज्यूसर) से बार-बार स्वरस निकाल लें। अब शेष बचे गूदे को सुखा और जलाकर भस्म करके अलग रख लें। अब उपर्युक्त पदार्थ को पुनः ढाई किलोग्राम की मात्रा में लेकर एक साथ जौकूट करके क्वाथ बनायें। फिर इन्हें छानकर मंद आँच पर घनसत्व बनाकर सुखा और

खरोंच कर अलग रखें। अब काले पत्थर के खरल में ऊपर बनाये भस्म और घनसत्व को रख सालसरादिगण से भवित शुद्ध सूर्यतापी शिलाजीत, नाग भस्म, यशद भस्म, बंग भस्म, मोती भस्म, प्रवाल भस्म, गिलोय सत्व, कटकंरज के फूल, हल्दी का घनसत्व, नीम का तेल, कूठ का घनसत्व, विजयसार घनसत्व, त्रिफला क्षार, भृंगराज पत्र घनसत्व और वासक पत्र घनसत्व 500 ग्राम डालकर इतना खरल करें कि सब एकरस हो जाये तब इसमें ऊपर बनाया अलग रखे स्वरस में से थोड़ा-थोड़ा डालकर लगातार खरल करते रहें। इस प्रकार समस्त स्वरस को डाल पचा देने के बाद इन्हें दृढ़ हाथों से खरल करके सुखा लें। फिर इसे तौलकर इसका दसवां भाग कालीमिर्च का बारीक चूर्ण मिला लें। फिर इतनी ही द्रोणपुष्पी क्षार का कपड़छान चूर्ण मिलाकर खरल में घोटकर समसर्वत्र करें। इन सबको कपड़े से छानकर 500 मि. ग्रा. की मात्रा में कैप्सूलों में भर लें।

प्रयोगविधि—वयस्कों को 2-2 कैप्सूल तथा 5-12 वर्ष तक के बच्चों को 1-1 कैप्सूल सुबह, दोपहर और सायं करेले के ताजे स्वरस और गिलोय काण्ड स्वरस प्रत्येक 15 मि.ली. के साथ निगलवायें। पथ्य परहेज का अवश्य पालन करें।

(2) **मधुमेह गजकेशरी**—यह स्वर्गीय वैद्य श्री वी. एस. प्रेमाजी का अनुभूत योग है। जो कि 'सुधानिधि' प्रयोग संग्रह अंक में प्रकाशित हुआ था। यह योग इस प्रकार है—

शिलाजतु सत्व—4 ग्राम, आरोग्यर्धिनी वटी—2 ग्राम

त्रिबंग भस्म—3 ग्राम, वसन्त कुसुमाकर रस—1 ग्राम

चन्द्रप्रभावटी—2 ग्राम

आँवले के ताजे स्वरस की सात भावना तथा आंबा हल्दी क्वाथ की तीन भावना देकर 3-3 रत्ती की गोलियाँ बनाकर छाया में सुखा लें।

सेवन विधि—प्रातः एक गोली गोमूत्र या त्रिफला के पानी से दें। दोपहर को एक गोली करेले के क्वाथ या करेले के ताजे रस से खायें। रात को एक गोली साधारण गर्म गौदुग्ध से लें। भोजन में अदरक या सोंठ के साथ कालीमिर्च का चूर्ण 2 रत्ती भर दोनों समय लें। यदि कीकर की फलियों का आटा रोटी में प्रयोग किया जाए तो विशेष लाभ होता है। 100 दिन तक इसे निरंतर सेवन करने से मधुमेह ठीक हो जाता है।

(3) **मधुमेहारी**—यह श्री स्वर्गीय वैद्य श्री बी. एस. प्रेमाजी (दिल्ली) का अनुभूत योग है जो कई दशक पूर्व "धनवंतरि" के परुषरोगांक में छपा था। योग इस प्रकार है—

वसन्त कुसुमाकर रस	10 ग्राम	आमलक सत्व	110 ग्राम
त्रिबंग भस्म	20 ग्राम	आम्र पुष्प	130 ग्राम
लौह भस्म	30 ग्राम	नीम पुष्प	120 ग्राम
शिलाजीत सत्व	40 ग्राम	करंज की गिरी	30 ग्राम
जामुन की गुठली	50 ग्राम	अभ्रक सत्व भस्म	30 ग्राम
गुड़मार बूटी	60 ग्राम	श्रंग भस्म	30 ग्राम
आमा हल्दी	70 ग्राम	बेक्रान्त भस्म	30 ग्राम
बहेड़ा	80 ग्राम	अग्निस्थायी-ताल भस्म	30 ग्राम
हल्दी	90 ग्राम	अग्निस्थायी-मनःशिल भस्म	30 ग्राम
करेला घनसत्व	100 ग्राम	अग्निस्थायी-मल्ल भस्म	30 ग्राम

सबको खरल में पीस लें। फिर चारगुणा मेंडासिंगी का ताजा स्वरस डालकर भावना दें। तदनन्तर इसी प्रकार से सौंफ तथा ताजा सोया का रस समभाग डालकर भावना दें। तदनन्तर एक दृढ़ शराब सम्पुट में बंद करकर क्रमशः सात कपड़ मिट्टी करे। ठीक प्रकार से सूखने पर दस उपलों की अग्नि दे। शीतल होने पर खरल में डालकर एक भावना आम हरिद्रा स्वरस की दें तथा अंत में एक भावना करेले के स्वरस की देकर एक कैप्सूल में डालकर दें।

प्रयोगविधि—प्रातः सायं 1-1 मात्रा ताजे जल के साथ दें।

लाभ—इस योग से तीसरे दिन ही शक्कर का आना बन्द हो जाता है और नियमित रूप से 40 दिन तक सेवन कराने से पुराने से पुराना मधुमेह भी ठीक हो जाता है। इसका परीक्षण कई रोगियों पर किया जा चुका है। एक रक्त शर्करा रोगी को कुछ दिन प्रयोग करने से रक्त शर्करा सदैव के लिए ठीक हो गयी।

(4) **सप्तरंग्यादि वटी**—वैद्य सदा शिव शर्मा तथा अन्य विद्वानों द्वारा अहमदाबाद के न्यू सिविल हॉस्पिटल रिसर्च विभाग द्वारा बहिरंग विभाग में 30 रोगियों पर इसका परीक्षण किया गया जिसका परिणाम उत्साहजनक रहा।

योग इस प्रकार है—सप्तरंगी, आमलकी, हरिद्रा, मामेजवा, जामुनबीज, महासुदर्शन चूर्ण प्रत्येक 75 मि. ग्रा. आरोग्य वर्धिनी-25 मि. ग्रा., त्रिबंग भस्म-25 मि.ग्रा. पानी की सहायता से 500 मि.ग्रा. की गोलियाँ बनाई गई जिन्हें करेला, आमलकी एवं हरिद्रा की 3-3 भावना दी गई।

मात्रा— 2-2, 3-3 या 4-4 गोलियाँ दिन में 3 बार जल के साथ दें।

(5) **मधुमेह नियंत्रक चूर्ण**—यह डॉ. ओ. पी. तिवारी का अनुभूत योग है जो मधुमेह को नियंत्रित रखकर शरीर को स्वस्थ रखता है। यदि मधुमेह होने की आशंका हो या परिवार में इतिवृत मिलता हो तो इस चूर्ण के सेवन से मधुमेह होने का भय टल जाता है। योग इस प्रकार है—

आँवला-100 ग्राम	हल्दी-40 ग्राम
मेथी-40 ग्राम	तेजपत्र-20 ग्राम
स्याह जीरा-40 ग्राम	

सबको अलग-अलग कूट-पीसकर कपड़छान करके उपरोक्त अनुपात में मिला लें। मधुमेह रोगी सुबह-शाम भोजन के आधे घंटे पूर्व आधा-आधा चम्मच की मात्रा में सेवन करें। अंग्रेजी दवाओं पर आश्रित रोगियों को इस चूर्ण में 100 ग्राम शुद्ध शिलाजीत और मिला लेनी चाहिए। धीरे-धीरे अंग्रेजी औषधियाँ कम करते जाना चाहिए।

(6) **शिवागुटिका बनाम मधुसूदन टेबलेट**—ये तेजपुर के ख्याति प्राप्त वैद्य श्री गिरधारीलाल जी मिश्रा का अनुभूत योग है जो 'सुधानिधि' अनुभूत चिकित्सा प्रयोग संग्रह में प्रकाशित हुआ था। शिवा गुटिका नामक शास्त्रीय योग के घटक द्रव्यों में थोड़ा परिवर्तन करके आदरणीय वैद्यजी ने इस योग का निर्माण किया है, जो मधुमेह में उत्तम सिद्ध हुआ है। योग इस प्रकार है—

शुद्ध शिलाजीत	320 ग्राम	काकड़ा सिंगी	40 ग्राम
गुड़मार	320 ग्राम	आँवला	40 ग्राम
नीम पत्र	160 ग्राम	विदारीकन्द	20 ग्राम
जामुन बीज	40 ग्राम	तालीसपत्र	10 ग्राम
त्रिबंग भस्म	40 ग्राम	वंशलोचन	10 ग्राम
गिलोय सत्व	400 ग्राम	दालचीनी	10 ग्राम
सोंठ	40 ग्राम	नागकेशर	10 ग्राम
काली मिर्च	40 ग्राम	तेजपत्र	10 ग्राम
पिप्पली	40 ग्राम	छोटी इलायची	10 ग्राम

घटक द्रव्यों की घुटाई करके त्रिफला, दशमूल क्वाथ, गिलोय, बला, पटोल पत्र, यष्टिमधु की 3-3 भावना देकर फिर गौमूत्र और गौदुग्ध की 1-1 भावना दें।

अष्टवर्ग 160 ग्राम, विदारीकन्द, शतावरी, जटामाँसी, मुण्डी, जीरा, स्याह जीरा, शालपर्णी, प्रश्नपर्णी, रास्ना, चित्रक, पुष्करमूल, दन्ती, गजपिपली, इन्द्रजौ,

चव्य, नागरमोथा, कुटकी पाठा, काकड़सिंगी और विजयसार प्रत्येक 20-20 ग्राम लेकर सबको जौकुट कर बराबर-बराबर वजन (80-80 ग्राम) की 7 पुड़ियाँ बना लें। सात दिन तक लगातार 1-1 पुड़ियाँ 320 मिली. पानी में क्वाथ बनाकर 1-1 भावना दें। फिर विजयसार क्वाथ, करेला स्वरस, नीम स्वरस, बिल्बपत्र स्वरस, जामुन पत्र स्वरस की 1-1 भावना दें। बाद में हाथ से 200 मि. ग्रा. की गोलियाँ बना लें।

मात्रा—1-2 गोली दिन में 2 बार भोजन के बाद जल के साथ दें।

(7) **मधुमेहर कैप्सूल**—यह स्वर्गीय वैद्य वेदप्रकाश गुप्त का योग है जो ''आयुर्वेद विकास'' के मधुमेह चिकित्सांक में छपा था। यह मूत्र तथा रक्त शर्करा दोनों में ही लाभप्रद है। उदयपुर में राजकीय चिकित्सालय में इसका परीक्षण हो चुका है। योग इस प्रकार है—

जामुन की पत्ती	10 ग्राम	विभीतक की गिरी	10 ग्राम
जामुन की गुठली	10 ग्राम	बड़ी इलायची	20 ग्राम
बीलपत्र	10 ग्राम	आँवला (गुठली रहित)	10 ग्राम
अजवायन	10 ग्राम	निम्ब पत्र (कोमल पत्ती छाया शुष्क)	20 ग्राम
कांकायन पत्र	10 ग्राम	शुद्ध शिलाजीत	20 ग्राम
विभीतक पत्र	10 ग्राम	त्रिबंग भस्म	3 ग्राम

जामुन की छाल की क्वाथ 70 मि.ली., गुडूची स्वरस 280 मि.ली., मेथी क्वाथ 280, मि.ली. करेला स्वरस 280 मि.ली. प्रत्येक की 7-7 भावना देकर सुखाकर 500 मि.ग्रा. के कैप्सूल भर लें।

मात्रा—1-1 कैप्सूल सुबह-शाम जल से दें। भोजन के पश्चात दोनों समय मेथी का चूर्ण 5-5 ग्राम भी जल से दें।

(8) गूलर वृक्ष की अंदर की छाल, जामुन की गुठली की गिरी प्रत्येक औषधि 24 ग्राम, सौंठ- 6 ग्राम, कालीमिर्च, प्रवाल भस्म प्रत्येक औषधि 3 ग्राम, लौह भस्म-1 ग्राम सबको बारीक पीसकर मिला लें। 1 से 2 ग्राम तक छाछ या दही की नमकीन लस्सी से दें। मधुमेह की बहुत सफल औषधि है।

(9) **आचार्य पं. विश्वनाथ जी द्विवेदी का योग**—बेल के ताजे पत्तों को एक पुट में रखकर पकायें और फिर इनका स्वरस निकालकर छान लें। यह स्वरस 60 मि.ली., बेल के फूलों का स्वरस 60 मि.ली., नीम के पत्तों का स्वरस 24 मि.ली., गूलर के फूलों का स्वरस 60 मि.ली., मामज्जक घनवटी-500 मि.ग्रा., पलास के फूलों का ताजा स्वरस और घनसत्व 12 ग्राम लें।

निर्माणविधि—इन्हें काले पत्थर की खरल में घोंटकर 1-1 ग्राम की गोलियाँ बना लें।

प्रयोगविधि—आवश्यकता एवं सहन-सामर्थ्य अनुसार 1 से 2 गोली करेले के छिलके के स्वरस 15 मि.ली. के साथ सुबह-शाम प्रयोग करायें। यदि इसमें शुद्ध शिलाजीत 12 ग्राम और गिलोय सत्व 15 ग्राम मिला दिया जाये तो विशेष लाभ होता है। वह मूत्र और रक्त में शुगर (शर्करा) को कम करता है तथा ओजक्षय को संतुलित करके स्फूर्ति पैदा करता है।

(10) **आचार्य द्विवेदी का यह दूसरा योग है**—पलास घनसत्व, मामज्जक घनवटी तथा गुडूची घनसत्व प्रत्येक समभाग लेकर एक साथ खरल करके 700 मि.ग्रा. की गोलियाँ बना लें।

प्रयोगविधि—1-1 गोली सुबह, दोपहर और सायं प्रतिदिन आवश्यकतानुसार 1 से 4 सप्ताह तक निरंतर दें।

गुण—शरीर में दर्द, किसी भी अंग में दर्द, जोड़ों में दर्द, प्यास, खुजली, आदि को लाभ पहुँचाकर मूत्र एवं रक्त में शुगर की मात्रा को कम करती है। मधुमेह में लगातार खिलाने से कोई हानि नहीं होती है।

(11) **ठाकुर दलजीत सिंह, चुनारवालों का योग**—जिसको हिंदू विश्वविद्यालय, वाराणासी के चिकित्सा अनुसंधान विभाग ने परिक्षण करके मधुमेह रोग में ऐलोपैथिक मेडिसिन 'इस्टोनिन' से अधिक गुणकारी और निरापद पाया।

योग एवं निर्माण विधि—यशद भस्म, त्रिबंग भस्म और नाग भस्म प्रत्येक 10 ग्राम, शुद्ध सूर्यतापी शिलाजीत, नीम के पत्तों का घनसत्व, जामुन के बीजों की मींगी का घनसत्व, गुड़मार बूटी के पत्तों का घनसत्व, मामज्जक घनसत्व, गिलोय घनसत्व, सप्तरंगी की जड़ की छाल का घनसत्व प्रत्येक 80 ग्राम। इन्हें एक साथ काले पत्थर की खरल में मजबूत हाथों से लगातार घोटें। इसके बाद इसमें बेल के ताजे पत्तों का स्वरस, विजयसार का स्वरस तथा कन्दूरी स्वरस में से प्रत्येक की 7-7 भावना दें। इन्हे पुनः घोटें और घोटते-घोटते जब गोलियाँ बनाने योग्य हो जाये तो 250 मि.ग्रा. की गोली बना और सुखाकर काँच की शीशी में रख लें।

प्रयोगविधि—आवश्यकतानुसार 1-2 गोली मिश्री मिलाये, उबाले हुए गाय के दूध के साथ सुबह शाम प्रयोग करायें। यह रक्त में उपस्थित शर्करा को दूर कर ओज को बढ़ाता है। बी.एच.यू. के चिकित्सा वैज्ञानिकों ने इसे उत्तम और विषैली प्रतिक्रिया रहित पाया तथा अब भी इस पर शोध कार्य चल रहे हैं।

(12) **मधुमेह की चिकित्सा हेतु एक अनुभूत औषधि योग**—डॉ. श्री कृष्ण दीक्षित, डॉ. प्रदीप कुमार प्रजापति तथा डॉ. अंजना चौबे, रसशास्त्र विभाग,

चिकित्सा विज्ञान संस्थान, काशी हिन्दू विश्वविद्यालय ने सचित्र आयुर्वेद के जुलाई 1996 अंक में इस अनुभूत योग को प्रकाशित कराया है। उन लोगों ने रोगियों पर परीक्षण करके यह देखा है कि यदि रोग का पता चलते ही रोगी इस औषधि योग का सेवन नियमित रूप से करना प्रारम्भ कर देता है तो रोग नियंत्रण में रहता है और आगे चलकर व समय पाकर रोग जड़ से भी समाप्त हो जाता है।

त्रिफला	100 ग्राम	जामुन की गुठली	100 ग्राम
दारूहरिद्रा	100 ग्राम	गुड़मार	50 ग्राम
नागरमोथा	100 ग्राम	अजवायन	50 ग्राम
अर्जुत्वक	100 ग्राम	नागकेशर	50 ग्राम
निम्बत्वक	100 ग्राम	असगंध	100 ग्राम
करंज-बीज	100 ग्राम	गुडूची स्वरस	आवश्यकतानुसार
मेथी बीज	100 ग्राम	आम की गुठली	100 ग्राम

निर्माणविधि—सबसे पहले ऊपर लिखी सभी औषधियों को अलग-अलग कूट-पीसकर कपड़छान चूर्ण बना लें। बाद में सभी औषधियो का चूर्ण बताई गई मात्रा में लेकर आपस में मिला लें।

बाद में इस चूर्ण को खरल में लेकर उसमें करेले के पत्तों को रस इतना मिलायें कि चूर्ण पूरा भीग जाये फिर इसी भीगे चूर्ण को सूख जाने तक घोंटे।

बाद में उस चूर्ण में गुडूची स्वरस मिलाकर घोंटकर सुखा लें। उस चूर्ण को वापस करेले के पत्तों के स्वरस से घोटें फिर गुडूची स्वरस से घोटें। इस प्रकार क्रम से 5-5 बार चूर्ण की घुटाई करें। अंतिम बार घुटाई के फलस्वरूप जब चूर्ण गोली बनाने योग्य हो जाये तो उससे चने के आकार की गोलियाँ बनाकर सुखा ले।

सेवन विधि—2-2 गोली तीन बार प्रतिदिन दे।

(13) **मधुमेह नाशिनी**—यह डॉ. सुनील कुमार का अनुभूत योग है इसके नियमित प्रयोग से रक्तशर्करा, मूत्रगत शर्करा तथा तद्जन्य विकारों में लाभ होता है।

नीम के कोमल पत्तें	50 ग्राम	जामुन बीज	50 ग्राम
करेला	50 ग्राम	शुद्ध शिलाजीत	100 ग्राम
मेथी	50 ग्राम	त्रिबंग भस्म	25 ग्राम
हल्दी	50 ग्राम	यशद भस्म	25 ग्राम
नीम गिलोय	50 ग्राम		

सबको कूट पीसकर निम्बपत्र स्वरस, आँवला स्वरस, गिलोय स्वरस, करेला

स्वरस की भावना देकर 900 कैप्सूल भर लें। प्रति कैप्सूल औषधि की मात्रा 500 मि.ग्रा. होगी।

सेवन विधि—2-2 कैप्सूल प्रतिदिन 2-3 बार शर्करा की मात्रा के अनुसार दें। ऐलोपैथिक औषधियों पर निर्भर रहने वाले रोगियों को तुरंत ऐलोपैथिक औषधियाँ बंद न कराकर धीरे-धीरे मात्रा कम कराते हुए बंद कराएँ।

(14) **मधुमेहनाशक चूर्ण**—यह डॉ. सुनील कुमार द्वारा अनुभुत योग है जिसके सेवन से रक्तगत तथा मूत्रगत शर्करा में लाभ होता है तथा पेशाब की अधिकता कम हो जाती है।

आँवला चूर्ण	50 ग्राम	हल्दी चूर्ण	50 ग्राम
सूखे करेले का चूर्ण	50 ग्राम	जामुन बीज चूर्ण	50 ग्राम
मेथी चूर्ण	50 ग्राम		

आपस में मिला लें। यहि मधुमेहनाशक चूर्ण है। इसमें नीम के कोमल पत्तों का चूर्ण 50 ग्राम भी मिलाया जा सकता है।

सेवन विधि—1-1 चम्मच 2 बार भोजन के बाद।

(15) **मधुमेहारि योगम्**—यह डॉ. सुनील द्वारा तीसरा अनुभुत योग हे। कुछ दिनों के नियमित प्रयोग से शर्करा नियंत्रित हो जाती है।

स्वर्ण भस्म	10 ग्राम	गुड़मार पत्ती का चूर्ण	120 ग्राम
त्रिबंग भस्म	40 ग्राम	(सुखाई हुई।)	
शुद्ध शिलाजीत सूखा	240 ग्राम	नीम की पत्ती का चूर्ण	120 ग्राम
जामुन की गुठली का चूर्ण	120 ग्राम		

आपस में मिलाकर गूलर पत्र स्वरस, गिलोय स्वरस तथा विजयसार क्वाथ की 1-1 भावना देकर घुटाई करके 500 मि. ग्रा. की गोलियाँ बना लें।

सेवन विधि—2-2 गोली 3-4 बार प्रतिदिन आँवला स्वरस, गिलोय स्वरस या हल्दी स्वरस तथा बीलपत्र स्वरस या ज़ल के साथ दें।

(16) **मधुमेहान्तक कवच**—यह डॉ. सुनील कुमार का चौथा अनुभुत योग है। इसके सेवन से मधुमेह और उसके उपद्रव—दुर्बलता, प्यास की अधिकता, बहुमूत्र आदि शीघ्र दूर होते हैं।

वसन्त कुसुमाकर रस विशेष	1 ग्राम	बहुमूत्रान्तक रस	1 ग्राम
शिलाज़ित्यादि वटी	1 ग्राम	गिलोय सत्व	3 ग्राम
स्वर्णमाक्षिक भस्म	1 ग्राम	उदुम्बर घनसत्व	12 ग्राम
प्रवालपिष्टी चन्द्रपुटित	1 ग्राम		

विधि 1—सबको मिलाकर 1-1 ग्राम के 20 कैप्सूल भर कर रख लें या 1-1 ग्राम की 20 गोलियाँ बना लें।

सेवन विधि—2-2 कैप्सूल 2 बार पानी या फीके दूध के साथ लें। डॉ. इसके साथ में मधुमेहनाशक अन्य औषधियाँ भी देते हैं।

विधि 2—भस्मों व रसौषधियों को हल्दी स्वरस व नीम गिलोय स्वरस की 3-3 भावना देकर घोट लें। फिर उसमें घनसत्वों को मिलाकर घोटें। 500 मि.ग्रा. के कैप्सूल भर लें। (**मात्रा**—2-2 कैप्सूल दिन में 3 बार पानी या फीके दूध के साथ दें।)

गुण—यह कैप्सूल मधुमेह और उसके उपद्रवों—दुर्बलता, प्यास की अधिकता, बहुमूत्र, थकावट आदि को अतिशीघ्र दूर करता है। शीघ्र ही लाभ दर्शाता है। एक माह सेवन के बाद रक्त की जाँच कराएँ।

(17) **मधुमेहारि योगम्**—यह डॉ. सुनील कुमार का पाँचवा अनुभुत योग है।

योगः स्वर्णभस्म	10 ग्राम	गुडमार पत्ती चूर्ण	120 ग्राम
त्रिबंग भस्म	40 ग्राम	नीम पत्र चूर्ण	120 ग्राम
शुद्ध शिलाजीत	240 ग्राम	जामुन गुठली चूर्ण	120 ग्राम

सबको आपस में मिलाकर गूलर पत्र स्वरस तथा विजयसार क्वाथ की 1-1 भावना देकर मर्दन करके 500 मि.ग्रा. की गोलियाँ बना लें।

मात्रा—2-2 गोली दिन में 3 बार आँवला स्वरस+गिलोय स्वरस या हल्दी स्वरस+ आँवला स्वरस या गिलोय स्वरस या बिल्वपत्र स्वरस या जल से दें।

गुण—उत्तम मधुमेहनाशक योग है। उपद्रवों को दूर करते हुए शर्करा को नियंत्रित करता है। शरीर को शक्ति प्रदान करता है।

(18) **मधुमेह नाशिनी**—यह डॉ. सुनील का छठा अनुभुत योग है।

योगः जामुन बीज	50 ग्राम	नीम के कोमल पत्ते	50 ग्राम
करेला सूखा	50 ग्राम	शुद्ध शिलाजीत	100 ग्राम
मेथी दाना	50 ग्राम	त्रिबंग भस्म	25 ग्राम
हल्दी चूर्ण	50 ग्राम	यशद भस्म	25 ग्राम
नीम गिलोय	50 ग्राम		

सबको कूट पीसकर निम्बपत्र स्वरस, आँवला स्वरस, गिलोय स्वरस व करेला स्वरस की भावना देकर 500 मि.ग्रा के कैप्सूल भर ले।

मात्रा—2-2 कैप्सूल दिन में 2-3 बार जल से दें।

गुण—यह कैप्सूल मधुमेह व उसके विकारों में लाभप्रद है। नियमित प्रयोग से

बढ़ी हुई शर्करा की मात्रा नियंत्रित हो जाती है। विशेष लाभ के लिए मधुमेहांतक कवच या वसंत कुसुमाकर रस (विशेष) का भी सेवन करायें।

(19) **मधुमेहनाशक चूर्ण**—यह डॉ. सुनील का सातवाँ अनुभुत योग है।

योगः आँवला चूर्ण	50 ग्राम	मेषश्रृंगी चूर्ण	25 ग्राम
करेला चूर्ण	50 ग्राम	कुटकी चूर्ण	25 ग्राम
मेथी चूर्ण	50 ग्राम	हल्दी चूर्ण	50 ग्राम
तुलसीपत्र चूर्ण	25 ग्राम	जामुन बीज चूर्ण	50 ग्राम
नीमपत्र चूर्ण	25 ग्राम	तेजपत्र चूर्ण	50 ग्राम

सबको मिलाकर रख लें।

मात्रा—1-1 चम्मच दिन में 2 बार भोजन के बाद जल से दें।

गुण—इससे बढ़ी हुई शर्करा की मात्रा कम होती है तथा पेशाब की अधिकता दूर होती है। मधुमेह में लाभकारी है।

(20) **वसंत कुसुमाकर रस (विशेष मधुमेह)**—यह डॉ. सुनील का अनुभुत योग है।

योगः प्रवालशाखा पिष्टी	4 ग्राम	षड्गुणरस सिंदूर	4 ग्राम
मुक्तापिष्टी नं.1	4 ग्राम	अभ्रक भस्म 100 पुटी	4 ग्राम
स्वर्ण भस्म	2 ग्राम	चाँदी भस्म	2 ग्राम
लौहभस्म 100 पुटी	3 ग्राम	नागभस्म 100 पुटी	3 ग्राम
बंग भस्म	4 ग्राम		

सबसे पहले रस सिंदूर को घोटें फिर उसमें भस्में मिलाकर घोटें। भावना दे।

1. वासा स्वरस, हल्दी क्वाथ, ईख रस, कमलपुष्प रस, मालतीपुष्प रस, गौदुग्ध, केले के स्तम्भ का रस, चंदनफाण्ट प्रत्येक की 7-7 भावना।
2. बेल पत्र स्वरस, निम्बपत्र स्वरस, करेला स्वरस, उदुम्बर क्वाथ प्रत्येक की 1-1 भावना। 125 मि.ग्रा. की गोलियाँ बना लें।

मात्रा—1-2 गोली सुबह-शाम गिलोय स्वरस या मलाई रहित दूध से दें।

गुण—यह मधुमेह के लिए विशेष योग है, जो मधुमेह तथा उसके उपद्रवों को शीघ्र दूर करता है। इसका प्रभाव एक सप्ताह में महसूस होने लगता है। मधुमेहनाशक उत्तम रसायन है। दुर्बलता, नपुंसकता, थकावट आदि को भी दूर करता है। निराश और थके हुए मधुमेहियों में यह आशा का संचार करता है।

(21) **मधुमेह हर कवच**—यह डॉ. सुनील कुमार का अनुभुत योग है।

योग:

वसंत कुसुमाकर रस	25 ग्राम	यशद भस्म	25 ग्राम
त्रिबंग भस्म	25 ग्राम	शुद्ध शिलाजीत	100 ग्राम
हल्दी घनसत्व	50 ग्राम	आमलकी रसायन	50 ग्राम
जामुन घनसत्व	50 ग्राम	गुड़मार घनसत्व	50 ग्राम
बेलपत्र घनसत्व	25 ग्राम	चंद्रप्रभावटी	100 ग्राम

भावना—नीमपत्र स्वरस, गुड़मार स्वरस/क्वाथ, करेला स्वरस एवं गिलोय स्वरस की 1-1 भावना देकर 500 मि.ग्रा. के कैप्सूल बना लें।

मात्रा—1-2 कैप्सूल सुबह-शाम जल/आँवला स्वरस/गिलोय स्वरस से दें।

गुण—यह मधुमेह तथा उसके उपद्रवों में लाभकारी है। मधुमेह, बहुमूत्र, मधुमेह जन्य दुर्बलता, मधुमेहजन्य नपुंसकता, मधुमेह के उपद्रव, थकावट, जोड़ों के दर्द आदि को दूर कर बलवीर्य की वृद्धि करता है।

(22) **स्वरस योग**—यह डॉ. सुनील कुमार का अनुभुत योग है।

योग:

घृतकुमारी रस	4 चम्मच	नीमगिलोय रस	4 चम्मच
आँवला रस	4 चम्मच		

सबको मिलाकर 1 मात्रा बना लें तथा इसकी 1-1 मात्रा सुबह-शाम खाली पेट लें।

गुण—यह बढ़ी हुई शर्करा की मात्रा को कम करता है। रोग प्रतिरोधक क्षमता व शारीरिक बल को बढ़ाता है तथा मधुमेह व उपद्रवों को कम करता है।

(23) वैद्य बलदेव प्रसाद 'पनारा' की मधुमेह चिकित्सा

डायबिटीज के जो रोगी स्थूल (मेदस्वी) तथा बलवान होते हैं उनको वैद्यों को संशोधन चिकित्सा करवाने का। परन्तु कृश तथा दुर्बल रोगी को संतर्पण या बृहण चिकित्सा करवाने का।

मधुमेह का रोगी को मानसिक श्रम ज्यादा नहीं करना चाहिए।

A- मूत्र शर्करा घटाने के लिये

1) वसंत कुसुमाकर रस-15 मि.ग्रा., सुवर्ण माक्षिक भस्म 250 मि.ग्रा., जामुन के बीज का चूर्ण-3 ग्राम, गुड़मार चूर्ण-1 ग्राम इसकी एक मात्रा नीम का पत्ता अथवा करेला का रस के साथ में दिन में 2 बार देनी।

2) शिलाजित्यादि वटी 2 से 3 गोली भांग अथवा चित्रकमूल का उकाला के साथ सुबह 9 बजे तथा दोपहर 2 से 3 बजे।

3) हरड़ टेबलेट 2 से 3 नग रात को सोते वक्त

4) शालसाराघ अवलेह 5 से 10 ग्राम सुबह-शाम दो बार लेने का।

B-रक्तगत शर्करा घटाने के लिए

1) बहुमूत्रान्तक रस 125 मि. ग्रा., यशद भस्म 250 मि. ग्रा., नाग भस्म 125 मि.ग्रा. की 1 मात्रा दिन में दो बार सालसारादिगण के साथ अथवा जंबवासव के साथ।

2) बावल की कच्ची कली का चूर्ण 2 ग्राम, गुलर-फल या छाल का चूर्ण 2 ग्राम तथा नीमपत्र चूर्ण 2 ग्राम की एक मात्रा दोपहर दो बजे भांग का हिम या पानी के साथ।

3) शिलाजीत कैप्सूल 1-1 सुबह-शाम दूध के साथ।

4) घृतभृष्ट हरिद्रा 20 से 40 ग्राम आमलकी क्वाथ के साथ सुबह 8 बजे शाम को 5 बजे।

***

17. वैद्यों के मधुमेहनाशक कई परिक्षित योग—भाग 2

चिकित्सकों के लिये उपयोगी प्रयोग

इस विभाग में आयुर्वेद की औषध निर्माण का शास्त्रीय ज्ञान जिसको हो ऐसे वैद्यों के लिए खास विशिष्ट औषध प्रयोग दिये गये हैं। यहाँ दिये गये मधुमेह निवारक प्रयोग भारत के अनेक विद्वान और अनुभवी वैद्यों ने स्वयं बनाकर, अनुभव किया हुआ, सफल साबित हुआ प्रयोग है। यह हर एक प्रयोग खूब कीमती और विश्वसनीय है। अगर आप चिकित्सक हो तो कोई भी प्रयोग की दवा स्वयं बनाकर, अपने रोगी को देकर उसका परिणाम देख सकते हो। यह सभी प्रयोग असली में आजमाये हुए और सफल साबित हुए हैं। आपको जो प्रयोग जमे वह पसंद करके उसका अनुभव कर सकते हैं।

1) **मधुमेहदमन चूर्ण**—मधुनाशिनी (गुड़मार) 80 ग्राम, कपासिया का मींण 40 ग्राम, जामुन का बीज का गर्भ 40 ग्राम, सूखा बीलपत्र 50 ग्राम, और नीम का सूखा पत्ता 20 ग्राम, सबको पीसकर चूर्ण बनाकर रोज 3 से 5 ग्राम दवा पानी के साथ लेने से दोनों प्रकार की शक्कर (मूत्रगत और रक्तगत) घटती है। मधुमेह काबू में आता है।

2) **मधुमेहनाशक चूर्ण**—जामुन का पत्ता, नीम का पत्ता, पीलुंडी का पत्ता, बीलपत्र तथा गुड़मार (मधुनाशिनी) का सूखा पत्ता बराबर भाग लेकर पीसकर चूर्ण करकर 3 से 5 ग्राम दवा रोज सुबह-शाम दो बार लेने से मधुमेह तथा बहुमूत्र दोनों में लाभदायक परिक्षित योग है।

3) **मधुमेहान्तक चूर्ण**—करियातुं (चिरायता)-100 ग्राम, कडुं (कुटकी)-40 ग्राम, आँवला सूखा-100 ग्राम, बहेड़ा छाल-40 ग्राम, हरड़ छाल-40 ग्राम, बेलफल (बीली, बेलपत्र) के पेड़ का मूल (जड़)-100 ग्राम, नागरमोथ-40 ग्राम, मधुनाशिनी-100 ग्राम, जामुन के बीज का गर्भ-200 ग्राम, बावल की छाल- 40 ग्राम और तमाल पत्र 40 ग्राम। इन सभी को पीसकर कपड़छान (सूक्ष्म) चूर्ण बना लो। 3 से 5 ग्राम दवा रोज सुबह-शाम लेने से मधुप्रमेह के दर्द में बहुत लाभ होता है।

4) **मधुमेहदन चूर्ण**—निर्मली का बीज, केसूडां ((पलाश) खाखरा के झाड़ पर उगता फूल), भोंय आमली, जामुन के बीज का गर्भ, बेलफल (बीली, बीलपत्र) के वृक्ष की छाल, गुडमार का पत्ता, मामेजवा, करेला, सप्तरंगी, बारहमासी का फूल, नीम का पत्ता, करियातुं, बड़, पीपलो, पीपर, गूलर तथा बावल इन सभी की बाहर की छाल, काला जीरा, भांग, काथो, देवदार, राल, दारूहल्दी, गर्जन, चित्रकमूल, हरड़, बहेड़ा, आँवला, नागरमोथ, इंद्रजव, रसवंती, मेथी, सरगवो, गलो, कडू (कुटकी), कांचका, रक्तरोहिडो, कडो, कोठु, सप्तवर्ण, कपिलो, कोठी का फूल, शिरीष पुष्प, नीम का फूल, कडा का फूल, मेहंदी, पद्मकाष्ठ तथा सादड (अर्जुन) की छाल यह सभी दवाइयाँ बराबर वजन की लाकर पीसकर चूर्ण बना लो। इसमें सुबह-शाम 3 से 5 ग्राम दवा रोज लेने से मेद (चर्बी) घटती है और इसके साथ मूत्र की शर्करा घटने से डायबिटीज मिटती है। यह एक उत्तम औषधि है।

5) **मधुमेहसंहार रस**—जायफल, जावित्री, छोटी इलायची का बीज, कालीमिर्च, लौंग, देशी कपूर, अभ्रक भस्म तथा चंद्रोदय हर एक 12-12 ग्राम, तज, सफेद धतूरा के अशुद्ध बीज, लौहभस्म, शुद्ध हिंगुलोत्थ पारद, शुद्ध आमलसारो गंधक। यह पाँचों 30-30 ग्राम, अफीम 165 ग्राम, खसखस के बीज 25 ग्राम तथा इमली के बीज (चचूका) 25 ग्राम।

पहले गंधक, पारा की खरल में कज्जली बना लो। बाद में उसमें चंद्रोदय, अभ्रक भस्म तथा लौहभस्म मिलाने का। सभी एकरस हो जाए उसके बाद बाकी की दवा का चूर्ण उसमें मिलाकर 8 पहर (24 घंटा) घुटने का। उसके बाद धतूरे के पत्ते का रस निकालकर, उसमें इतना मिलाओ कि उसको घुटने से उसकी गोली बन सके। इसके बाद उड़द का दाना जितनी गोली बना लेने का। यह गोली रात को 1 से 4 नग दूध के साथ लेने का।

मधुमेहनाशक यह एक उत्तम योग है। इस औषधि का प्रयोग शुरू करने से पहले रोगी को पहले हल्का जुलाब देने का। इस दवा के साथ रोज आरोग्यवर्धिनी की 2-2 गोली रोगी को खाना खाने के बाद पानी के साथ देनी।

6) **मधुमेहान्तक वटी**—शुद्ध कपूर 5 ग्राम, अश्वगंधा 3 ग्राम, वरधारा का चूर्ण 6 ग्राम, तज 10 ग्राम, पलाश पुष्प (केसुडा) 5 नग, तमालपत्र 3 ग्राम, लौंग 3 ग्राम, नागरमोथ 3 ग्राम, त्रिकटु 9 ग्राम, त्रिफला 9 ग्राम, वंशलोचन 10 ग्राम, गलोसत्व 10 ग्राम, सफेद इलायची का दाना 5 ग्राम, शृंग भस्म 5 ग्राम, रससिंदूर षड्गुबलि जरित 5 ग्राम, लौहभस्म (हिंगुल मारित) 5 ग्राम, अभ्रक

भस्म 10 ग्राम, त्रिबंग भस्म 9 ग्राम, रजत भस्म 9 ग्राम, सुवर्णभस्म 3 ग्राम।

विधिः–प्रथम काष्ठादि औषधियों को चूर्ण बना लो। खरल में रस–भस्म उसमें मिलाकर, उसमें करेले का पत्ते के रस की सात भावना, जामुन के पत्ते के रस की सात भावना तथा 2 ग्राम कस्तूरी कि भावना देकर, उसकी 2–2 रत्ती की गोली बना लो। सुबह–शाम 1–1 गोली बीलपत्र (बीली का पत्ता) का 10 ग्राम रस तथा शहद 5 ग्राम के साथ लेने का। भोजन के बाद लोघ्रासन 15 मि.ग्रा. पीने का। यह भी एक उत्तम औषधि प्रयोग है जिससे मधुमेह के दर्द में मूल से लाभ होता है।

7) **मधुमेह दुःखभंजन योग**—जामुन के बीज का चूर्ण 50 ग्राम, मधुनाशिनी चूर्ण 50 ग्राम, लौहभस्म 10 ग्राम, शुद्ध अफीम 5 ग्राम और शुद्ध रसवंती 20 ग्राम, प्रथम कुणी बड जटा (पीला दोरा) (बड़ की पहले–पहले जो जटा निकलती है वह पीली–पीली होती है बाद में बढ़कर जाडी–जाडी हो जाती है, वर्षाॠतु में खूब निकलती है।) 1 किलो लेकर, उसका छोटा–छोटा टुकड़ा करके, अधकचरा पीसकर, उसको 5 लीटर पानी में उकाला बनाने का। बराबर उकल जाए, उसके बाद उसको छानकर वापस गर्म करकर, उसका घट्ट घन बनाओ। उसके बाद उसमें ऊपर की सभी औषधियाँ खरल में डालकर, उसमें घन मिलाकर बराबर घोंट लो। बाद में उसकी कालीमिर्च जितनी गोली बना लो। यह तैयार गोली 2 नग नीचे का अनुपात के साथ पीने का। बेलफल (बीलपत्र) का झाड़ का पत्ता 50 ग्राम, कालीमिर्च–8 नग, पानी 150 ग्राम साथ में खूब पीसकर उसको छान लो। बाद में उसमें थोड़ा–सा सेंधा नमक डालकर सुबह–शाम दो बार पीने का। मधुमेह के लिये यह बहुत ही उत्तम योग है। जो कि खूब परीक्षित भी है।

8) **मधुमेह हर रस**—वसंतकुसुमाकर रस 10 ग्राम, अजवायन 15 ग्राम, जामुन का बीज का चूर्ण 25 ग्राम, गुडमार (मधुनाशिनी) का पत्ता का चूर्ण 25 ग्राम, तथा सोने का बरक 5 से 11 नग (यथाशक्ति)। पहले वसंत कुसुमाकर को खरल में सुक्ष्म बनाकर उसमें बाकी का चूर्ण मिलाकर घोंट लो। बाद में उसको उंबरा का पत्ता का रस की दो भावना देकर घोट लो। अंत में उसमें सोने का बरक मिलाकर गोली बना लो या कालीमिर्च जितनी बड़ी गोली बनाकर उस पर लपेट दो। दवा हल्दी चूर्ण 1 ग्राम तथा आँवले का रस 3 ग्राम और शहद 5 ग्राम के साथ सुबह–शाम लेनी। शुरूआत में मधुमेह दर्द के लिए यह एक अति उपयोगी औषधि है जो की मूत्रशर्करा को फौरन बंद करती है और रक्तशर्करा भी घटाती है।

9) **मधुमेह रिपु वटी**—लौह भस्म हिंगुलवाली, चांदी भस्म, त्रिबंग भस्म, सुवर्ण बंग, प्रवाल भस्म, शुक्ति भस्म, अकीक भस्म, अभ्रक भस्म यह सभी 10-10 ग्राम, शुद्ध शिलाजीत सूर्यतापी 20 ग्राम, शुद्ध अफीम 5 ग्राम और कुककुटांडत्वक् भस्म 10 ग्राम, पहले 100 ग्राम खसखस का डूडा (पोस्त डोडा) को कूटकर उसका 250 ग्राम पानी में उकाला करो, छानकर वापस उकालो। बाद में ऊपर की भस्म पहले खरल में डालकर घोंटकर उसमें खसखस का डोडा के उकाले मैं अफीम तथा शिलाजीत का मिश्रण डालकर घट्ट घोंट कर उसकी 1 से 2 रत्ती की गोली बना लो। यह गोली 2 से 3 नग रोज नीचे का अनुपान के साथ लेने का। जामुन का बीज, केरी (आम) की घुटली, इमली का चचुका तथा बीलफल का गर्भ यह हर एक चूर्ण 1-1 ग्राम तथा मधुनाशिनी (गुड़मार) का पत्ता का चूर्ण 3 ग्राम। यह चूर्ण 5 ग्राम लेकर उसके साथ ऊपर की गोली पानी के साथ रोज दो बार पीने का। यह एक उत्तम और अनुभूत दवा है।

10) **मधुमेहादि रस**—लौह भस्म 20 ग्राम, शिलाजीत 20 ग्राम, मकरध्वज 10 ग्राम, जेठीमध (मुलेठी) सत्व 10 ग्राम, अफीम 3 ग्राम, सुवर्ण बंग 5 ग्राम, त्रिबंग भस्म 10 ग्राम और वसंत कुसुमाकर 10 ग्राम। ऊपर की सभी दवा खरल में घोंटकर उसमें बील का रस डालकर उसकी 3-3 रत्ती की गोली बनाकर 1 से 3 गोली रोज सुबह-शाम बीलपत्र के रस के साथ लेने का। यह दवा मधुमेह का रोगी का मूत्र तथा रक्त शर्करा तुरंत रोक देती है और रोगी को शक्ति देती है।

11) **मधुमेहघ्न वटी**—नीम का पत्ता 25 ग्राम, बीलपत्र 25 ग्राम, गुडमार का पत्ता 50 ग्राम, शुद्ध शिलाजीत 10 ग्राम, मुक्ता पिष्टि, साने का वर्क, अभ्रक भस्म, लौह भस्म, प्रवाल भस्म, रजत भस्म और शुद्ध अफीम। हर एक 3-3 ग्राम, त्रिबंग भस्म 9 ग्राम और कस्तूरी 1½ ग्राम। अफीम को बीलपत्र के रस में घोंटकर, उसमें चूर्ण तथा भस्म मिलाने का। खरल में 3-4 घंटा घोंटकर उसकी 2-2 रत्ती की गोलियाँ बना लो। 1-1 गोली सुबह-रात को आँवला का 2 ग्राम चूर्ण तथा शहद 5 ग्राम के साथ लेने का। भोजन के बाद रोज मघासव 20-20 ग्राम पीओ। परहेज पालकर दवा करने से मधुमेह में हमेशा के लिये लाभ होता है।

12) **मधुमेहनाशक गुटिका**—कच्चा करेला का रस 150 ग्राम, मधुनाशिनी (गुड़मार) का पत्ता का चूर्ण 50 ग्राम, बंगभस्म 5.25 ग्राम, सूर्यतापी शिलाजीत 5.25

ग्राम, पीलुडी का पत्ता का रस 150 ग्राम, अर्जुन छाल का चूर्ण 25 ग्राम, कासुंदरा का पत्ता का चूर्ण 25 ग्राम। पहले करेला तथा पीलुडी का पत्ता का रस निकालकर उसको आग पर उकाल कर घट्ट करके उसका घन बनाओ। बाद में मधुनाशिनी आदि वनस्पतिज दवा का अलग-अलग बारीक चूर्ण कर लो। बाद में सभी दवा खरल में डालकर घोटें। अंत में उसमे शिलाजीत तथा भस्म डालकर वापस 5 घंटा लगातार घोंटकर 3-3 रत्ती की गोलियाँ बनाने का। छाया में सुखा लो।

मात्रा—जिस रोगी के मूत्र में 4% शक्कर जाती हो उसको 2 से 3 गोली करेले के रस के साथ देने का। 1 से 2% मूत्र शर्करा वाले रोगी को 1 गोली सुबह-शाम देने की। बहुमूत्र तथा प्रमेह आदि का रोगी को दिन में दो बार 1-2 गोली करेले के स्वरस के साथ देने का।

उपयोग—यह दवा मधुमेह, प्रमेह तथा बहुमूत्र के दर्द में खूब लाभप्रद है। इसका उपयोग इन्सुलिन से ज्यादा निर्दोष और सलामत है। यह दवा मूत्र-शर्करा के अलावा रक्त शर्करा (ब्लड शुगर) को भी क्रमशः घटाकर रक्त सामान्य कर देती है।

13) **सप्तरंग्यादि वटी**—सप्तरंगी, आँवला, हल्दी, मामेजवा, जामुन का बीज का गर्भ, महासुदर्शन चूर्ण यह हर एक 75-75 ग्राम, आरोग्यवर्धिनी 25 मि. ग्राम, त्रिबंग भस्म 25 मि.ग्रा. लेने का। पहले करेला, आँवला तथा ताजी हल्दी का रस निकालकर यह हर एक ऊपर की औषधि का चूर्ण को 3-3 भावना देकर मटर जितनी गोलियाँ बना लेने का। दर्द की गंभीरता के अनुसार 2 से 4 गोली दिन में 2 से 3 बार रोगी को पानी के साथ देने का। यह मधुमेह के अनेक रोगियों पर अनुभूत किया हुआ सिद्ध प्रयोग है।

14) **हर्षल मधुसूदन**—कांतलौह भस्म, बंग भस्म, नाग भस्म, सुवर्ण भस्म, हर एक 10-10 ग्राम, प्रवाल पंचामृत 20 ग्राम, गुडमार की पत्तियों का चूर्ण 40 ग्राम, विजयसार त्वक् घनसत्व 40 ग्राम, जामुन के बीज का चूर्ण 40 ग्राम, आम की गुठली का चूर्ण 40 ग्राम, शुद्ध सूर्यतापी शिलाजीत 40 ग्राम, सौंफ की मूल (जड़) का चूर्ण 40 ग्राम, बीजबंद चूर्ण 40 ग्राम, पुंवाडिया (चक्रमर्द) का मूल का चूर्ण 40 ग्राम, जामुन की छाल की भस्म 40 ग्राम, उंबरा का घनसत्व 40 ग्राम इन सभी को खरल में डालकर घोंट लो। बाद में उसको गलो (गिलोय, गुड्डुच), करेला तथा बीलपत्र के रस की भावना देकर उसकी 4 रत्ती की गोली बना लो। 1 से 2 गोली सुबह-शाम बेलपत्र का पत्ता (बेल का पत्ता) का रस

तथा शहद के साथ अथवा शक्कर बिना का दूध के साथ देने का। रोगी को परहेज पालने का जिससे मधुमेह मिटेगा।

15) **ग्राम हर वटी—**सूखा नीम का पत्ता का चूर्ण–10 ग्राम, बीलपत्र का चूर्ण–10 ग्राम, जामुन के पत्ते का चूर्ण–20 ग्राम, करियाता का चूर्ण 20 ग्राम, रससिंदूर–10 ग्राम, शुद्ध अफीम–10 ग्राम, भीमसेनी कपूर–10 ग्राम, केसर–10 ग्राम, लौहभस्म–5 ग्राम, प्रवाल भस्म–5 ग्राम, अभ्रक भस्म–5 ग्राम, त्रिबंग भस्म–5 ग्राम तथा शुद्ध शिलाजीत–150 ग्राम।

विधि—प्रथम रससिंदूर को खरल में 2 घंटा घोंट लेने का। उसमें शिलाजीत, कपूर तथा केसर के अलावा की भस्म खरल में डालकर, सभी बहुत अच्छी तरह घोंटकर उसमें चूर्ण मिलाकर वापस घूंट लो। उसके बाद उसको करियाता (चिरायता), हरड़, बहेड़ा तथा आँवला का क्वाथ की तीन भावना दो। अंत में शिलाजीत को गलो का स्वरस में घोंटकर दवा में मिलाकर सभी अच्छी तरह घोंट लो। इसके बाद बकरी के दूध में केसर, अफीम तथा कपूर को अलग–अलग घोंटकर, ऊपर की दवा में मिलाकर वापस घोंट लो। अंत में उसकी तीन–तीन रत्ती की कालीमिर्च जितनी गोलियाँ बनाकर, सुखा लो। मधुमेह की खूब ही अनुभूत और सरल दवा है। पहले महीने 1–1 गोली सुबह–शाम 200 ग्राम सादा दूध के साथ लेने का। महीना के बाद इसकी 2–2 गोली दूध के साथ लेने का। 5 महीने के प्रयोग से हठीला दर्द भी मिट जाएगा।

यहाँ दिये गये प्रयोग भारत भर के सुप्रसिद्ध वैद्यराज के स्वयं की प्रेक्टिस के दौरान आजमाये और सफल हुए प्रयोग है। ये बहुत ही विश्वसनीय है।

सुवर्ण जैसी धातु, रसरसादि या भस्मों वाली दवाओं से दवा की शक्ति खूब बढ़ती है और उसकी गुणवत्ता बहुत लम्बे समय दीर्घकाल तक बनी रहती है।

***

18. मधुमेह की प्रसिद्ध औषधियाँ (शास्त्रीय योग)

* **वसन्त कुसुमाकर रस**—आयुर्वेद में मधुमेह में इसका स्थान सर्वोपरि है। इसके प्रयोग से न केवल मूत्र की स्पेसिफिक ग्रेविटी ही घट जाती है बल्कि शुगर आने की मात्रा भी शीघ्र कम हो जाती है। **बहुत अधिक मात्रा में मूत्र आना कम हो जाता है।** यह औषधि वृक्कों (किडनी), यकृत (जिगर, लिवर) और हृदय को शक्ति देती है। इसके अतिरिक्त पुराने सुजाक, क्षय रोग और दूसरे कमजोर कर देने वाले रोगों को दूर करके रोगी को बलवान बनाती है। खाँसी, दमा और पागलपन को दूर करती है और मर्दाना शक्ति पैदा करती है। स्नायु संस्थान को शक्ति देती है।

  योग—सोना भस्म-36 ग्राम, चांदी भस्म-24 ग्राम, बंग भस्म-36 ग्राम, नाग भस्म-36 ग्राम, लौह भस्म-36 ग्राम, अभ्रक भस्म-48 ग्राम, प्रवाल भस्म-48 ग्राम और रस सिंदूर 48 ग्राम। खरल में तमाम दवायें डालकर बारी-बारी से दूध, गन्ने का रस, बाँसा का रस, लाख के क्वाथ, केले के फूलों का रस, कमल और मालती के फूलों का रस डालकर शुष्क कर लें। जब एक औषधि का रस शुष्क हो जाये तो इसी प्रकार दूसरी औषधियों का रस डालते और शुष्क करते जायें और 60-60 मि.ग्रा. की गोलियाँ बना लें। 1 से 3 गोली दिन में 3 बार दूध, घी, हल्दी या मधु के साथ दें।

* **मधुमेह नाशिनी गुटिका**—यह योग रसायन ग्रन्थ का है। इसके प्रयोग से मूत्र और रक्तगत शर्करा में कमी होने लग जाती है।

प्रयोग विधि—375 मि.ग्रा. की एक वटी, करेला, नीम गिलोय, बेल के पत्तों के स्वरस या ताजा आँवलों के स्वरस अथवा विजयसार की लकड़ी का काढ़ा 15 से 30 मि.ली. के साथ दिन में 3 बार दें। यह स्वर्णयुक्त योग उत्तम लाभकारी है।

* **चंद्रप्रभावटी**—यह 'भैसज्य रत्नावली' ग्रन्थ का योग है, जो समस्त प्रकार के प्रमेहों, मधुमेह में दूसरी औषधि के साथ प्रयोग करने से उत्तम लाभ पहुँचाता है।

शिलाजीत के समावेश से गुणकारी चंद्रप्रभावटी का निर्माण किया जाता है। चंद्रप्रभावटी के सेवन से मूत्रेन्द्रिय और वीर्य-विकार नष्ट होते हैं। मधुमेह रोग में चंद्रप्रभावटी के सेवन से मूत्र में शर्करा का निष्कासन व मूत्र की जलन नष्ट होती है।

प्रयोगविधि—1-1 गोली सुबह-शाम गिलोय के क्वाथ, बेल पत्र के रस या मधु के साथ सेवन कर सकते हैं। उबाले हुए दूध के साथ सेवन करने वाले मधुमेह रोग से पीड़ित स्त्री-पुरुषों को दूध में चीनी का उपयोग नहीं करना चाहिए।

नोट—चन्द्रप्रभावटी बनाने की विधि पीछे दी गई है। यह औषधि बाजार में तैयार मिलती है।

* **मधुमेहदर्पहारी**—यह औषधि 'गुणधर्म शास्त्र' नामक ग्रन्थ का योग है। इसके प्रयोग से मधुमेह रोग दूर हो जाता है। यदि इसके साथ गुड़मार बूटी के पत्तों का रस भी दिया जाये तो मधुमेह रोग में तत्काल लाभ होता है।

योग एवं निर्माण विधि—शुद्ध अफीम और शुद्ध शिलाजीत को बराबर-बराबर भाग में लेकर एक साथ खरल करके ताजे अदरक के स्वरस की 21 भावना देकर 60 मि.ग्रा. की गोलियाँ बनाकर सुखा लें।

प्रयोगविधि—1-1 गोली गुड़मार के अर्क 15 से 30 मि.ग्रा. के साथ दिन में दो बार दें।

गुड़मार अर्क की निर्माण विधि—गुड़मार के पत्ते 720 ग्राम, जटामाँसी 120 ग्राम, नागरमोथा 120 ग्राम लेकर यवकुट करें। फिर इसे 9 लीटर जल में रात को भिगो दें। तब इसको दूसरे दिन अर्क निकाल लें।

विशेषता

मधुमेहपर्दहारी वटी, गुड़मार अर्क के साथ प्रयोग करनी। यह मधुमेह के उपद्रव, कष्ट जैसे दर्द, अनिद्रा, बैचेनी, उत्तेजना आदि में लाभप्रद है।

* **शिलाजित्वादि वटी**—यह शारंगधर संहिता ग्रन्थ का योग है। शिलाजीत से मधुमेह रोग के लिए गुणकारी औषधि बनाई जाती है। इसके सेवन से बहुमूत्र विकृति, मधुमेह नष्ट होता है। शिलाजीत्वादि वटी में त्रिबंग भस्म 30 ग्राम, छाया में सुखाई हुई नीम की पत्तियाँ 100 ग्राम, गुड़मार बूटी 100 ग्राम और शुद्ध शिलाजीत 150 ग्राम का समावेश किया जाता है। इस मिश्रण में शिलाजीत प्रमुख रूप से मिलाया जाता है। खरल में घोंटकर 4-4 रत्ती की गोलियाँ बनाई जाती हैं। स्वर्णभस्म मिलाने से शिलाजित्वादि वटी अधिक गुणकारी बन जाती है।

प्रयोग विधि—3-3 गोलियाँ 4-4 घंटे के अंतराल में शीतल जल के साथ

प्रतिदिन सेवन करने से मधुमेह रोग में शर्करा पर नियंत्रण होता है। सामान्य अवस्था में 2-2 टिकिया दें।

चोट लग जाये या घाव (व्रण) हो जाये—आवश्यकतानुसार 2 से 4 गोली सुबह और शाम बेल के ताजे पत्तों के स्वरस 15 मि.ली. के साथ दें। पथ्य परहेज का पूरा ध्यान रखें। मधुमेह से पीड़ित रहने की अवस्था में चोट लग जाने से उत्पन्न व्रण, घाव यदि शीघ्र नहीं भरते हो तो इस औषधि के प्रयोग से घाव शीघ्र भर जाते हैं तथा व्रण के समस्त लक्षण एवं कष्ट जैसे व्रण का खूब फैल जाना, माँस सड़ना, पूय निकलना, भयंकर दुर्गंध आना आदि भी दूर हो जाते हैं। इसे बराबर मात्रा में नीम के पत्तों के स्वरस एवं बेल के पत्तों के स्वरस के साथ दें।

शिवा गुटिका—यह चक्रदतः नामक ग्रन्थ के रसायनाधिकार प्रकरण का योग है जिसके प्रयोग कराने से मूत्रगत और रक्तगत शर्करा नॉर्मल (सामान्य) हो जाती है। यह दीपन, पाचन, बृहण क्रिया करके मधुमेह, अति स्थूलता एवं नपुंसकता को भी दूर करती और रसायन, शक्तिवर्धक, वृष्य, कान्तिकर, सन्तानप्रदाता, धारण शक्ति तथा स्मरण शक्ति को बढ़ाने का भी कार्य करती है। आवश्यकतानुसार इस औषधि का छः सप्ताह या इससे अधिक समय तक निरंतर प्रयोग कराया जा सकता है। चूँकि इस योग में सूर्यतापी शिलाजीत प्रधान घटक है अतः इसका प्रभाव मधुमेह में अत्यंत गुणकारी है।

योग और निर्माण विधि— शुद्ध सूर्यतापी शिलाजीत 1280 ग्राम लें। त्रिफला, दशमूल, गिलोय बला, पटोल पंचांग, मधुयष्ठि, कुमारी बाछी का गौमूत्र (जो गाय ब्याही नहीं हो उसका गौमूत्र) और गाय का दूध- इन भावना देने वाली औषधियों में जिनका स्वरस मिले उनका स्वरस अन्यथा इन औषधियों का क्वाथ 1280 ग्राम से 1300 ग्राम लेकर चौगुने जल में उबालकर चौथाई शेष रहने पर क्वाथ को छानकर जो काढ़ा तैयार हो उस काढ़े की 3-3 बार प्रत्येक 3 दिन तक डालकर दृढ़ हाथों से खरल करेंह्नअच्छी तरह घुटाई करें। किंतु गाय के दूध कि केवल एक भावना एक दिन देकर तुरंत भली-भाँति खरल करें।

इसके बाद काकोली, क्षीर काकोली, मेदा, महामेदा, विदारी कन्द, क्षीर विदारी, शतावरी, द्राक्षा, ऋद्धि, ऋषभक, जटामाँसी, गोरखमुण्डी, सफेद जीरा, काला जीरा, शालपर्णी, पृश्निपर्णी, रास्ना, पुष्पमूल, चित्रक, दन्ती, गजपिप्पली, इन्द्रजौ, चव्य, नागरमोथा, कुटकी, काकड़ा सिंगी और पाठा। इन 28 क्वाथ द्रव्यों में से प्रत्येक 80 ग्राम लेकर कुल 2.250 ग्राम जौकूट करें। इनको 7 भागों में बाँटकर प्रत्येक 320 ग्राम में 1250 मि.ली. जल मिलाकर विधि अनुसार काढ़ा बनायें। (चौगुने जल में

उबाल कर चौथाई शेष रहे तब छान लें।) चौथाई (320 मि.ली.) शेष बचने पर छानकर उसकी एक भावना एक दिन, इस प्रकार सात भावना सात दिन तक देकर खरल करते रहें। अब इसमें सौंठ, पीपर, कालीमिर्च, काकड़ासिंगी तथा आँवला प्रत्येक का चूर्ण 160 ग्राम, विदारी कन्द 80 ग्राम, तालीसपत्र चूर्ण 320 ग्राम, मिश्री चूर्ण 1280 ग्राम, गाय का घी 320 ग्राम, मधु 640 ग्राम, तिलों का तेल 160 मि.ली. और वंशलोचन, दालचीनी, नागकेशर, तेजपात, छोटी इलायची के बीज प्रत्येक 40 ग्राम।

इन ऊपर से मिलाने वाले प्रक्षेप द्रव्यों को भली-भाँति मिलाकर खरल करें। जब खरल करते-करते गोलियाँ बनाने योग्य हो जाये तो 1-1 ग्राम की गोलियाँ बनाकर काँच के मर्तबान में चमेली के ताजे फूल बिछाकर पुनः गोलियों का दूसरा स्तर बिछा दें। उसके ऊपर चमेली के ताजे फूलों को फिर बिछाकर पुनः गोलियों का दूसरा स्तर बिछा दे। इस प्रकार समस्त गोलियों को काँच के मर्तबान में सुरक्षित रख लें। सूखने पर यह गोलियाँ 500 मि.ग्रा. की हो जाती हैं।

सतर्कता—चूँकि सूर्यतापी शिलाजीत बहुत ही गीला हो जाने वाला पदार्थ है। इसलिए इसे केवल ग्रीष्मऋतु में ही बनाना चाहिए। शिलाजीत अच्छी प्रकार नहीं सूख पाता, इसलिए यह गोलियाँ थोड़ी सी नमी वाली चिपकी हुई रहती हैं। किंतु इसमें इतनी चिकनाहट होती है कि इन्हें सरलता से अलग-अलग किया जा सके। शिलाजीत का शोधन (शुद्ध) स्वयं शास्त्रोक्त विधि से करना चाहिए।

प्रयोगविधि—सूखी हुई 500 मि.ग्रा. की दो गोलियाँ प्रातःएवं सायं ताजे करेले के छिलके के स्वरस 15 से 30 मि.ली. के साथ या गाय का उबाला हुआ दूध 200 मि.ली. के साथ निरंतर प्रयोग कराते रहें। प्रयोग लगभग एक सप्ताह तक लगातार चालू रखें। बच्चों का कम मात्रा में दें।

विशेष—पथ्य परहेज ठीक रखें तथा जब तक मधुमेह रोग समूल दूर न हो जाये तब तक इस औषधि का प्रयोग बंद मत करो।

* **चंद्रकला वटी**—आँवला, जायफल, छोटी इलायची के बीज, केशर, कपूर, बंग भस्म, अभ्रक भस्म, रस सिंदूर और शिलाजीत के समावेश से गुणकारी औषधि चंद्रकला वटी बनाई जाती है। 1-2 गोली पीस कर मधु मिलाकर चाटने से और ऊपर से गाय का दूध पीने से प्रमेह रोग नष्ट होता है। सभी प्रकार के प्रमेह रोगों को नष्ट करने के साथ चंद्रकला वटी शुक्रमेह और स्वपनदोष में बहुत लाभ पहुँचाती है। चंद्रकला वटी पौष्टिक व गुणकारक रसायन भी होता है।

* **प्रमेह कुन्जर केशरी**—यह 'रस योग सागर' ग्रन्थ का योग है। यह समस्त प्रमेह और मधुप्रमेह में लाभप्रद है। इस रसायन को निरंतर दो माह तक प्रयोग करना चाहिए। इसके अतिरिक्त यह मूत्रकृच्छ, गर्भिणी के दर्द और ज्वर, अतिसार में भी लाभदायक है।

प्रयोग विधि—1 से 2 गोली मधु से चटाकर ऊपर से हरड़ का क्वाथ 15 से 20 मि.ली. दिन में 2-3 बार पिला दें।

योग एवं निर्माण विधि—स्वर्ण भस्म 12 ग्राम, यशद भस्म 24 ग्राम, लौह भस्म 36 ग्राम, अभ्रक भस्म 48 ग्राम तथा बंग भस्म, रस सिंदूर एवं अमृता सत्व (गुडूची सत्व) प्रत्येक 60 ग्राम। इन्हें बढ़िया काले पत्थर के खरल में डालकर सफेद मूसली के क्वाथ, केले के थम्भ (खंम्भे) के रस, सेमल की छाल के क्वाथ और गोखरू का क्वाथ। इन सब में से प्रत्येक की 3-3 भावना देकर 250 मि.ग्रा. की गोलियाँ बना लें।

* **लोघ्रादि क्वाथ**—इस योग का उल्लेख 'चरक संहिता' नामका वृहत तीन संहिता में से एक ग्रन्थ में मिलता है। इसका प्रयोग करने से मधुमेह और उसके उपद्रवों में लाभ पहुँचता है।

प्रयोग विधि—60 मि.ली. क्वाथ बराबर जल मिलाकर भोजन के बाद दिन और रात को पिलायें।

इस औषधि के अतिरिक्त वैद्य की दवायें अभ्रक भस्म, वृहत बंगेश्वर रस भी सफल दवायें हैं। बहुमूत्र रोग की प्रसिद्ध वैद्य दवायें जातिफलादि चूर्ण, अभ्रक भस्म भी बहुत लाभप्रद है।

* **मधुमेह नाशिनी गुटिका**—मधुमेह नाशिनी गुटिका का निर्माण भी शिलाजीत से किया जाता है। शिलाजीत के साथ इस गुटिका के निर्माण में गुड़मार की पत्तियाँ, नीम की पत्तियाँ और त्रिबंग भस्म मिलाई जाती है। खरल में जल के साथ घोटकर गोलियाँ बनाई जाती हैं।

प्रतिदिन 2-2 गोली दिन में 3-4 बार ताजी हल्दी या आँवला के रस के साथ सेवन करने से मधुमेह रोग में बहुत लाभ होता है। प्रमेह रोग भी नष्ट होता है।

* **हेमनाथ रस**—यह 'भैषज्य रत्नावली' ग्रन्थ का योग है। इसके प्रयोग से केवल मधुमेह ही नहीं, शीघ्रपतन, स्वपनदोष, बहुमूत्र, धातुक्षीणता, वीर्य का पतलापन आदि रोग भी दूर हो जाते हैं। यह समस्त प्रकार के प्रमेह में लाभप्रद है।

प्रयोग विधि—आवश्यकतानुसार 1 से 2 गोली सुबह, शाम गिलोय काण्ड स्वरस, मधु और जामुन की मींगी का चूर्ण क्रमशः 15, 10 मि.ली. और 3 ग्राम के साथ दें।

योग एवं निर्माण विधि—शुद्ध पारा और शुद्ध गन्धक प्रत्येक 12 ग्राम की मात्रा में लेकर इतना खरल करें कि कज्जली बन जायें। अब इसमें स्वर्ण भस्म, स्वर्ण माक्षिक भस्म, प्रत्येक 12 ग्राम, लौह भस्म, ढेला कर्पूर, प्रवाल भस्म, बंग भस्म प्रत्येक 6 ग्राम एक साथ डालकर खरल करें और घोटते-घोटते समसर्वत्र बना लें। तब इसमें एक साथ अफीम के जल, केले के फूलों का रस और गूलर के स्वरस की 7-7 भावना देकर इतना खरल करें कि गोलियाँ बनाने योग्य हो जायें। तब 150 मि.ग्रा. की गोलियाँ बनाकर सुखा लें।

* **पूर्णचन्द्र रस**—शिलाजीत के समावेश से स्वर्ण माक्षिक भस्म, अभ्रक भस्म, लौह भस्म, रस सिंदूर और वायबिडंग से पूर्णचन्द्र रस की गोलियों का निर्माण किया जाता है। 1 गोली प्रातः और 1 गोली सायं मिश्री मिले दूध के साथ सेवन करने से सभी तरह के धातु रोग, स्वप्न दोष ओर प्रमेह रोग नष्ट होते हैं। शारीरिक निर्बलता नष्ट होती है।
* **लौह शिलाजीत वटी**—लौह शिलाजीत वटी का निर्माण 80 ग्राम शिलाजीत, 10 ग्राम अभ्रक भस्म, 20 ग्राम लौह भस्म और 5 ग्राम बंग भस्म से किया जाता है। इन सबको खरल में घोटकर 1-1 रत्ती की गोलियाँ बनाई जाती हैं। इसमें शिलाजीत मुख्य रूप से होता है। 2-2 गोली सुबह-शाम फीके दूध से सेवन करने से मधुमेह रोग में बहुत लाभ होता है। कोष्ठबद्धता (कब्ज) की विकृति नहीं होती।
* **देवदार्व्यादि क्वाथ**—यह 'भैषज्य रत्नावली' ग्रन्थ का योग है। यह मधुमेह रोग के साथ-साथ उसके उपद्रवों को भी दूर करता है।

  प्रयोगविधि—आवश्यकतानुसार 30 से 60 मि.ली. दिन में दो बार दें।
* **चन्दनासव**—यह 'भैषज्य रत्नावली' ग्रन्थ का योग है। किसी विश्वस्त कंपनी का 30 से 60 मि.ली. भोजन के बाद दिन और रात को पिलायें। इससे मधुमेह के उपद्रव दूर हो जाते हैं। रक्तगत शर्करा भी कम हो जाती है।
* **न्यग्रोधादि चूर्ण**—यह 'चक्रदत्त' का योग है। इसके प्रयोग से कई प्रकार का प्रमेह, मधुमेह, प्रमेह पीड़िका और मूत्र कठिनाई से आने में लाभ होता है। आवश्यकतानुसार 3 से 6 ग्राम चूर्ण बेल के पत्तों के स्वरस और करेले के छिलकों के स्वरस प्रत्येक 30 से 60 मि.ली. के साथ दिन में 3 बार प्रयोग करायें।

गुण—इससे मधुमेह धीरे-धीरे शान्त हो जाता है।

* **फलत्रिकादि काढ़ा**—इस योग का उल्लेख 'चरक संहिता' ग्रन्थ में मिलता है। त्रिफला चूर्ण का विधिवत काढ़ा बनाकर 60 मि.ली. की मात्रा में दिन में 3

बार पिलाने से मधुमेह में लाभ होने के साथ-साथ कब्जियत, दुर्बलता एवं आलस्य को दूर करके रसायन के समान लाभ पहुँचाता है।

* **मधुमेह नाशिनी गुटिका**—मधुमेह नाशिनी गुटिका का निर्माण त्रिबंग भस्म 40 ग्राम, गुड़मार की पत्ती 120 ग्राम, नीम की पत्तियाँ 120 ग्राम और शुद्ध शिलाजीत 240 ग्राम मात्रा में लेकर जल के साथ खरल में पीसकर 3-3 रत्ती की गोलियाँ बनाकर छाया में सुखाकर काँच की शीशी में मुँह बंद कर रखते हैं। खरल करते समय 10 ग्राम स्वर्ण भस्म मिला देने से गुटिका अधिक गुणकारी हो जाती है।

2 से 3 गोली दिन में 3 बार आँवले के रस के साथ सेवन कराने से मधुमेह रोग में बहुत लाभ होता है। बेल के पत्तों के 5 ग्राम रस के साथ भी सेवन कर सकते हैं। मधुमेह रोग के प्रारम्भ में इन गुटिकाओं के सेवन से बहुत लाभ होता है।

* **वसंत कुसुमाकर रस**—वसंत कुसुमाकर रस अत्यन्त गुणकारी औषधियों और भस्मों से बनाया जाता है। इसे अभ्रक भस्म, मोती भस्म, चंद्रोदय रस, प्रवाल भस्म या पिष्टी, स्वर्ण भस्म, लौह भस्म, नाग भस्म और बंग भस्म के समावेश से बनाते हैं। इस रस में कस्तूरी मिलाकर गोली बनाई जाती है।

1-1 गोली सुबह-सायं गाय के दूध या जामुन की गुठली के चूर्ण और शिलाजीत के साथ सेवन करने से मधुमेह रोग पर बहुत नियंत्रण होता है। वसंत कुसुमाकर रस की गोलियों से अग्नाशय के रोग विकार नष्ट होते हैं। हृदय को भी शक्ति मिलती है।

* **मधु वसंत कुसुमाकर रस**—वसंत कुसुमाकर रस के साथ मधु मिलाकर इसका निर्माण किया जाता है। 2 ग्राम से 4 ग्राम तक मधु वसंत कुसुमाकर रस सुबह-शाम सेवन करने से प्रमेह और मधुमेह रोग में बहुत लाभ होता है। हृदय, मस्तिक और शारीरिक शक्ति विकसित होती है। धातु क्षीणता की विकृति भी नष्ट होती है।

* **योगेन्द्र रस**—प्रमेह रोग से उत्पन्न मधुमेह रोग के लिए योगेन्द्र रस की गोलियों से बहुत लाभ होता है। इस रस का निर्माण स्वर्ण भस्म, मोती भस्म, बंग भस्म, रस सिन्दूर, कान्त लौह भस्म और अभ्रक भस्म से किया जाता है।

मधुमेह रोग पुराना हो जाए तो धातुओं कि निर्बलता होने पर **वायु का प्रकोप, गृध्रसी (सायटिका)** आदि रोग नष्ट होते हैं। 3-4 महीने इन गोलियों का सेवन करने से बहुत लाभ होता है।

1-1 गोली सुबह शाम मधु और अदरक के रस से सेवन करने पर मधुमेह रोग में बहुत लाभ होता है।

* **मधुमेहान्तक वटी**—मधुमेहान्तक वटी की 1-1 गोली सुबह और शाम उबाले हुए दूध के साथ 40-50 दिन तक सेवन करें। मधुमेह रोग में शर्करा पर पूरा नियंत्रण करती है। इस गोली के निर्माण में सिद्ध मकरध्वज, स्वर्ण भस्म, गुड़मार का पंचांग, छोटी दुदी, लौह भस्म, शुद्ध शिलाजीत और कालीमिर्च का प्रयोग किया जाता है।

* **मधुमेहासव**—मधुमेहासव में अनेक औषधियों का समावेश किया जाता है जिसमें जामुन की गुठली, नागकेशर, लौंग, जायफल, काली मूसली, नागरमोथा आदि प्रमुख औषधियाँ होती हैं। इन सबको क्वाथ बनाकर मधु मिलाकर, आसव बनाते हैं।

20-25 ग्राम आसव सुबह-शाम इतना ही जल मिलाकर सेवन करने से मधुमेह रोग में बहुत लाभ होता है।

* **मधुमेह हर चूर्ण**—इस चूर्ण का निर्माण जामुन के पत्तों का सत्व, बंग भस्म, प्रवाल भस्म, मुलहठी, वंशलोचन, गिलोय का सत्व, गुलाब के फूल, चन्दन, गुलमार फारसी, पौस्त के दाने, चिलगोजे की गिरी, काली मूसली आदि अनेक औषधियों से किया जाता है। सब औषधियों को कूट-पीसकर बारीक चूर्ण बनाया जाता है।

6 ग्राम मात्रा में इस चूर्ण को सुबह-शाम पेठे के रस के साथ सेवन करने से मधुमेह रोग में बहुत लाभ होता है। छाछ (मट्ठा) के साथ भी सेवन कर सकते हैं। 30 दिन तक सेवन करने से बहुत लाभ होता है।

* **अश्विनी कुमार रस**—कालीमिर्च, सोंठ, आँवला, हरड़, पीपला मूल, शुद्ध हरताल, शुद्ध पारा, शुद्ध गंधक आदि अनेक औषधियों से बना अश्विनी कुमार रस पित्त विकृति से उत्पन्न प्रमेह को नष्ट करता है। प्रमेह के नष्ट हाने से मधुमेह रोग की संभावना नहीं रहती। प्रमेह रोग में अश्विनी कुमार रस की 1 या 2 गोली तुलसी के पत्तों के रस से सेवन करना चाहिए।

- मामेजव घनवटी की 2-2 गोली नियमित सेवन करने से मधुमेह (डायबिटीज) मिटती है।
- मधुमेह में दुर्बलता आती है अतः शिलाजीत युक्त चंद्रप्रभावटी 2 गोली रात्रि में फीके दूध से लें।
- अधिक दुर्बलता में वसन्तकुसुमाकर या वसन्त मालती एक गोली कुछ दिनों तक लें।
- भोजन के पूर्व थोड़ा लवणभास्कर चूर्ण ले सकते हैं।

नोट—सभी औषधियाँ बाजार में तैयार मिलती हैं।

नोट—आयुर्वेद में मधुमेह रोग में शर्करा पर नियंत्रण रखने के लिए अनेक औषधियाँ उपलब्ध हैं। इन औषधियों के सेवन के साथ परहेज (पथ्य आहार लें) रखना आवश्यक है।

मधुमेह में शास्त्रोक्त औषधियाँ (चिकित्सकों के लिए)

* **प्रवाही दवायें-क्वाथ**—सालसारादि क्वाथ, मूत्रसंग्रहणी क्वाथ (चरक संहिता) दाव्यार्दि क्वाथ, सुदर्शन काढ़ा, अभययादि क्वाथ, प्रमेह हर क्वाथ, सोरक द्रावक।
* **आसव-अरिश्ट**—लोघ्रासव, जम्बवासव, दशमूलारिष्ट, पलाश पुष्पासव, चविकासव, पिपल्यासव, कुमार्यासव, अन्य- कुदुम्बर पत्र सार, पलाशमूल अर्क, ग्राइप वॉटर।
* **अवलेह**—चित्रक हरितकी अवलेह, गोक्षुर पाक, द्राक्षावलेह, सालसारीदि लेह, अश्विनी कुमार पाक।
* **रस-रसायन-भस्मादि**—सर्वेश्वर रस, महोन्तक रस, सर्वतोभद्र रस, तालकेश्वर रस, वसंत तिलक रस, संजीवनी रस, सु. (सुवर्णयुक्त) चंद्रोदय, हेमनाथ रस, वसंत कुसुमाकर, महावातराज रस, योगेन्द्र रस, त्रिबंग भस्म, (कोथ में) रौप्य भस्मक शिलाजीत, (मेदस्वी को)- नागभस्म, (पित्तप्रकोप)- यशद भस्म, बंग भस्म, चतुर्मुख रस, प्रमेहांतक रस, हीरा भस्म, ताम्र भस्म, वैक्रान्त भस्म, अभ्रक भस्म, बहु मूत्रांतक रस, मधुमेह हर्पहारी, सुवर्ण बंग, सोमेश्वर रस, तारकेश्वर रस।
* **वटी या टेबलेट (गोली)**—शिलाजित्वादि वटी, श्रेष्ठादि वटी, मदनकांता गुटिका, शिलाजीत कैप्सूल, जातिफलादि वटी, चंद्रप्रभावटी, मामेजवा घनवटी, सुदर्शन घनवटी, आरोग्य वर्धिनी वटी, इन्द्रवटी, किशोर गूगल, गोक्षरादि गूगल, यशद भस्म टेबलेट (गोली), जंबू बीज घनवटी, गुडमार घनवटी।
* **चूर्ण**—शिलाजीत, नयग्रोघादि चूर्ण, महासुदर्शन चूर्ण, उदुम्बर घनसत्व, लसन घनसत्व, गुड़मार घनसत्व, बीलीपत्र घनसत्व, मधुमेहारी चूर्ण, मेथी चूर्ण, मधुनाशिनी पत्र चूर्ण, लीडी पीपर + हरिद्रा चूर्ण, त्रिफला चूर्ण, त्रिकूट चूर्ण।
* **घृत**—धात्री घृत, दाडिमाघ घृत, त्रिकंटकाघ घृत, धान्वन्तर घृत, शाल्मली घृत, सिंहामृत घृत।
* **तेल**—महे मिहिर तेल।

***

19. मधुमेह की आयुर्वेदिक पेटेण्ट चिकित्सा

(1) सुगरविन कैप्सूल (जिन्दल हर्बल लिमिटेड)

यह रक्तगत शर्करा और मूत्रगत शर्करा को कम कर शरीर में शर्करा की मात्रा को नियंत्रित करता है। यह अग्नाशय के बीटा सेल्स को उत्तेजित करके आवश्यक मात्रा में इंसुलिन का निर्माण करने के लिये उन्हें प्रोत्साहित करता है। मधुमेह तथा उसके दुष्प्रभावों में इसके प्रयोग से शीघ्र लाभ होता है। 2-2 कैप्सूल प्रतिदिन दो बार पानी के साथ दें। दो सप्ताह में शर्करा की मात्रा में अन्तर आ जाता है। ऐलौपेथिक औषधियाँ लेने वाले रोगियों को इसे ऐलोपैथिक औषधियों के साथ ही देना चाहिए। धीरे-धीरे ऐलोपैथिक औषधियों को कम करते हुए बन्द कर देना चाहिए।

(2) मधुहारी टिकिया (पटियाला आयुर्वेदिक फार्मेसी)

इसके प्रयोग से यकृत विकार दूर हो जाते हैं। अग्नाशय को शक्ति मिलती है जिससे इन्सुलिन का सम्यक स्राव होता है और रक्तगत और मूत्रगत शर्करा का बढ़ा हुआ स्तर घटकर सामान्य हो जाता है। यह टिकिया मधुमेह तथा उसके उपद्रवस्वरूप उत्पन्न विकारों में लाभप्रद है। इसे ऐलोपैथिक औषधियों के साथ भी सेवन कर सकते हैं। 250 मि.ग्रा. की गोली में शुद्ध शिलाजीत, उदुम्बर घन, विजयसार, त्रिबंग भस्म, करेला, कुटकी, कुक्कुटांडत्वक भस्म, गुड़मार, गुडूचीसत्व, लौह भस्म, गोखरूघनसत तथा जामुन के बीज प्रत्येक 20-20 मि.ग्रा. तथा नीम का तेल 10 मि.ग्रा. समाविष्ट है। इसे नीमपत्र, बिल्बपत्र, गुड़मार व हल्दी स्वरस की भावना देकर तैयार किया जाता है। 1-2 टिकिया दिन में दो बार हल्दी के पानी के साथ दी जाती है। शर्करा की मात्रा में कमी आने पर धीरे-धीरे टिकिया की मात्रा भी कम कर दी जाती है। शर्करा की मात्रा सामान्य हो जाने पर औषधि बन्द कर दें।

(3) कैप्सूल पानवेली सुपर (पानवेली हर्बल प्रोडक्टस)

मधुमेह में उपयोगी पानवेली चूर्ण के निर्माता का यह नया उत्पाद है जो रक्तगत और मूत्रगत शर्करा को नियंत्रित करते हुए शक्ति एवं स्फूर्ति प्रदान करता है। 1-2 कैप्सूल सुबह नाश्ते से पहले तथा 1 प्रतिदिन रात को सोते समय लें। प्रत्येक कैप्सूल में कर्वास 350 मि.ग्रा., मुलेठी 25 मि.ग्रा. तथा यशद भस्म 20 मि.ग्रा. होता है।

पानवेली चूर्ण

मधुमेह में पानवेली चूर्ण का उपयोग अत्यंत लाभप्रद सिद्ध हुआ है। इसके सेवन से मधुमेह दूर नहीं होता, लेकिन पूर्णतः नियंत्रण में रहता है। हजारों रोगियों पर प्रयोग करने के बाद यह निष्कर्ष निकला है कि यह औषधि रक्तगत और मूत्रगत शर्करा को नियंत्रित रखते हुए स्फूर्ति प्रदान करती है, रक्त से विषाक्त अशुद्धियों को दूर करके रक्त को शुद्ध करती है। कब्ज को दूर करती है, अर्श, अनिद्रा, मेदवृद्धि, पित्तविकार एवं बालों के असमय पतन में भी लाभ करती है।

ऐलोपैथिक चिकित्सा में मधुमेह को नियंत्रित करने के लिये मधुमेहनाशक गोलियाँ एवं इन्सुलिन के इंजेक्शनों का व्यवहार होता है जो न केवल महँगी चिकित्सा है बल्कि उनके दुष्परिणाम स्वरूप कालांतर में उच्च रक्तचाप, हृदयरोग, वृक्कदोष, नेत्रज्योति की कमी या नेत्रज्योति का समाप्त हो जाना, कब्ज, एसिडिटी आदि अनेक रोग उत्पन्न हो जाते हैं। लेकिन पानवेली शुद्ध और हानिरहित आयुर्वेदिक औषधि होने के कारण इसके सेवन से इस प्रकार की प्रतिक्रिया नहीं होती है। इसमें कर्वास, मुलेठी, मामेजवा जैसी जड़ी-बूटियों का मिश्रण है। इसके सेवन से पैन्क्रियाज फिर से सक्रिय हो जाती है तथा कुछ दिनों बाद पेशाब में शर्करा की मात्रा शून्य हो जाती है। धीरे-धीरे रक्त शर्करा मात्रा भी अनुकूल हो जाती है। हाथ-पैर के तलवों में जलन, हाथ-पैर में दर्द, कब्ज, शक्ति एवं स्फूर्ति का अभाव आदि मधुमेह जन्य विकारों में औषधि शुरू करने के दो सप्ताह बाद लाभ होना शुरू हो जाता है।

जो लोग मधुमेह को नियंत्रित रखने के लिए ऐलोपैथिक टिकिया अथवा इन्सुलिन के इंजेक्शन का प्रयोग कर रहे हों, उन्हें पानवेली के साथ-साथ ऐलोपैथिक औषधियों का प्रयोग भी कम से कम दो सप्ताह तक करना चाहिए। उसके बाद धीरे-धीरे मात्रा कम करते हुए ऐलोपैथिक औषधियों का सेवन बंद कर देना चाहिए। पानवेली के सेवन से हाइपोग्लायसिमिया की स्थिति होने की संभावना नहीं रहती हैं। जिन्हें मधुमेह नहीं है, वे लोग कब्ज, एसिडिटी आदि विकारो में पानवेली का सेवन कर सकते हैं।

यह 1-2 चाय चम्मच की मात्रा में सुबह नाश्ते से आधा घण्टा पहले तथा रात को सोने से पहले सूखोष्ण जल के साथ दें। इसकी टेबलेट भी मिलती है-कैप्सूल पानवेली सुपर। वह 2-2 टिकिया 2 सुबह व 2 रात्रि को दे सकते हैं। इसके निर्माता—मैसर्स पानवेली हर्बल प्रोडक्टस, 222, शिवम् कॉम्पलेक्स, राजकोट-360001 हैं।

नोट—जुविलाईल डायबिटीज में पानवेली चूर्ण लाभ नहीं करता है लेकिन जुविलाईल डायबिटीज के रोगी कब्ज, एसिडिटी, मोटापा, रक्तदोष, हस्तपादतल दाह आदि कष्टों से मुक्ति हेतु इसका प्रयोग कर सकते है।

(4) डायबेकॉन (Diabecon) (हिमालय ड्रग कम्पनी)

बढ़ी हुई रक्तशर्करा एवं मूत्र शर्करा घटकर सामान्य हो जाती है तथा मधुमेह नियंत्रण में रहता है। कई स्थानों पर इस औषधि का परीक्षण हुआ है और परिणाम बहुत अच्छा मिला है। इसकी 2-2 गोली दिन में तीन बार 6 मास तक सेवन कराई जा सकती है।

(5) डायनम (चूर्ण) (त्रिगुणी ब्रदर्स फार्मेसी, 59-ए, लक्ष्मणपुरी, लखनऊ-226016)

मधुमेहनाशक 5 प्रमुख जड़ी बूँटियों से निर्मित यह चूर्ण 5 ग्राम प्रतिदिन एक बार लेने से मधुमेह में 60-70 प्रतिशत लाभ होता है। यह बढ़ी हुई शर्करा को धीरे-धीरे कम करता है। स्नायुतंत्र को जटिलताओं से सुरक्षित रखता है, इन्सुलिन आधारित क्रियाओं को संतुलित करता है तथा शर्करा युक्त भोजन के लिये सहनशीलता उत्पन्न करता है। यह मधुमेह जनित जटिलताओं से रोगी को बचाता भी है।

(6) डायबोल (आर्य वस्तु भण्डार, देहरादून-248001)

2-2 ग्राम प्रतिदिन 2 बार पानी के साथ लेने से रक्तगत शर्करा में लाभ होता है। इसके घटक द्रव्य- जायफल-10 ग्राम, एला लघु-20 ग्राम, जीरक-30 ग्राम, तेजपत्र-20 ग्राम, हरिद्रा-60 ग्राम, सत्व गिलोय-30 ग्राम, जामुनमगज-60 ग्राम, बीलपत्र-50 ग्राम, करेला-45 ग्राम, गुडमार-60 ग्राम तथा शिलाजीत-15 ग्राम।

(7) लिमिट कैप्सूल (Limit Capsule)(आयुलैब्स प्रा. लिमिटेड)

इसके सेवन से अग्नाशय के बी-सेल्स उत्तेजित होकर आवश्यक मात्रा में इन्सुलिन का स्राव करने लगते हैं। जिससे धीरे-धीरे मधुमेह नियंत्रण में आ जाता है। मधुमेहजन्य अन्य विकारों में भी इसके सेवन से यथोचित लाभ होता है। यह वनस्पतियों, भस्मों तथा शिलाजीत के समिश्रण से बने हैं जिससे यह मधुमेह की उच्चकोटि की विश्वसनीय औषधि बन गयी है। प्रत्येक कैप्सूल में करेला सार 60 मि.ग्रा., मामेजवा सार, मधुनाशिनीसार, त्रिबंग भस्म, जायफल, त्रिकूट, अश्वगंधा, मेथी तथा जामुन की गुठली प्रत्येक 50 मि.ग्रा. तथा शुद्ध शिलाजीत 40 मि.ग्रा. है। एक ओर जहाँ यह इन्सुलिन के उत्पादन को बढ़ावा देती है वहीं दूसरी ओर यह टिशुओं में ग्लूकोज के खपत में भी सुधार लाती है जिससे रोग नियंत्रण में रहता है। इसके सेवन से रोगी के सामान्य स्वास्थ्य की दशा में सुधार होता है। रोगी मानसिक एवं शारीरिक रूप से चुस्ती-फुर्ती का अनुभव करता है। पोलीयूरिया, पोलीफेगिया तथा पोलीडाइपसी के लक्षणों का उपशमन औषधि प्रारम्भ करने के कुछ ही दिनों बाद हो जाता है। इसके सेवन से हाइपाग्लेसिमिया का भय नहीं रहता है। अतः यह पूर्णतया सुरक्षित औषधि है।

रोगी की अवस्था के अनुसार 1-2 कैप्सूल प्रतिदिन 2-3 बार प्रारम्भ में दिया

जाता है। जैसे-जैसे रोग नियंत्रण में आता जाता है वैसे-वैसे मात्रा घटाकर केवल 1 कैप्सूल प्रतिदिन दिया जाता है ताकि रोग नियंत्रण में रहे।

जो लोग अन्य आधुनिक मधुमेह नाशक औषधियों को ले रहे हैं, उनको प्रारम्भ में केवल 1 कैप्सूल रात को सोते समय लगातार एक सप्ताह तक दें। उसके बाद धीरे-धीरे मात्रा बढ़ाते जाएँ। दूसरे हाइपोग्लेसेमिक औषधि की मात्रा कम करते जायें। अन्त में ऐलोपैथिक औषधियों को बन्द कर देना चाहिए तथा इसका सेवन जारी रखना चाहिये। इस दौरान नियमित रूप से शर्करा की जाँच करवाते रहें।

(8) मधुनाश ग्रेन्यूल्स-(उपकरण फार्मास्युटिकल्स)

इसके सेवन से जहाँ रक्तगत और मूत्रगत शर्करा की मात्रा घटकर सामान्य हो जाती है वहीं शारीरिक शक्ति भी बनी रहती है। मधुमेह के रोगियों को अक्सर दुर्बलता सताती रहती है। लेकिन इस औषधि के सेवन से दुर्बलता नहीं होती है क्योंकि इसमें शक्तिदाता मकरध्वज तथा शिलाजीत मिली हुई है। प्रत्येक 10 ग्राम ग्रेन्यूल्स में मकरध्वज 120 मि.ग्रा., नीम 1.5 मि.ग्रा., जामुन मींगी 5 मि.ग्रा., शिलाजीत 1 मि.ग्रा., बेल मज्जा 0.5 मि.ग्रा तथा अर्जुन वर्क 1.870 मि.ग्रा. समाविष्ट है। पथ्य आहार-विहार के पालन के साथ-साथ 1 से 2 चम्मच (5 से 10 ग्राम तक) दिन में 2-3 बार भोजन से पहले लेने से रोग नियंत्रण में रहता है तथा सामान्य शारीरिक स्वास्थ्य भी बना रहता है।

जो लोग मधुमेह के लिए ऐलोपैथिक औषधि ले रहे हों, परन्तु उससे पूर्णतः रोग नियंत्रण में न हो तो उसके साथ इसका सेवन कर सकते हैं और जब रोग नियंत्रण में आ जाए तब धीरे-धीरे ऐलोपैथिक औषधि की मात्रा कम कर सकते है। अंत में ऐलोपैथिक औषधि बन्द करके केवल यही औषधि लेते रहें, ताकि रोग नियंत्रण में रहे। यह जानने के लिये कि रोग नियंत्रण में है या नहीं नियमित रूप से रक्त जाँच करवाते रहें।

(9) डाईबेक्स कैप्सूल- श्री जयशंकर आयुर्वेद भवन

यह मधुमेह की हर अवस्था में लाभकारी है। इसके सेवन से 3-4 दिन में लाभ होना शुरू हो जाता है तथा कुछ दिनों के प्रयोग से शर्करा नियंत्रित होकर बहुमूत्र की शिकायत दूर हा जाती है। आवश्यकतानुसार एक से दो कैप्सूल तक दिन में दो से तीन बार पानी के साथ दें। प्रत्येक कैप्सूल में निम्बटरी, मेथिका, जामुन गुठली, मिर्च, गुड़मार बूटी, मधुनाशनी, कुरवेल आदि वनौषधियाँ आवश्यक मात्रा में होती हैं। इसे आवश्यकतानुसार दीर्घकाल तक लिया जा सकता है लेकिन इस दौरान नियमित रूप से शर्करा की जाँच करवाते रहें।

जो लोग पहले से कोई ऐलोपैथिक औषधि ले रहे हों वे भी इसके साथ सेवन कर सकते हैं। शर्करा नियंत्रित होने पर धीरे-धीरे ऐलोपैथिक औषधि की मात्रा कम करते

जायें। केवल डाईबेक्स लेते रहें, मधुमेह के रोगी को बहुमूत्र की शिकायत अधिक रहती है जो इसके सेवन से कुछ ही दिनों में दूर हो जाती है।

(10) मधुहारी चूर्ण (शिवायु आयुर्वेद प्रतिष्ठान)

गुड़मार, करेला, जामुन की गुठली, गिलोय, बेल पत्र, नीम पत्र, शुद्ध शिलाजीत, त्रिबंग भस्म आदि मधुमेह नाशक द्रव्यों के मिश्रण से निर्मित यह चूर्ण मधुमेह में अत्यन्त गुणकारी है। कई रोगियों पर परीक्षण के पश्चात यह निष्कर्ष निकाला गया है कि दोनों समय भोजन के पूर्व 1-1 चाय चम्मच (2-3 ग्राम) की मात्रा में मधुहारी चूर्ण को जल के साथ लेने से रक्त में शक्कर की मात्रा कम हो जाती है। बार-बार मूत्रत्याग की प्रवृत्ति कम हो जाती है, शारीरिक बल बना रहता है तथा अग्नाशय को उत्तेजना एवं शक्ति प्राप्त होती है जिससे उसके अन्तःस्राव—इन्सुलिन की मात्रा में वृद्धि होती है।

जहाँ ऐलोपैथिक की मधुमेह की औषधियों का सेवन करने से भूख की कमी, मिचली, एलर्जी, कामला, माँसपेशियों में दौर्बल्य एवं क्षय, हाइपोग्लायसीमिया आदि दुष्प्रभावों का भय रहता है वहाँ इसके सेवन से इस प्रकार का कोई भी भय उत्पन्न होने की संभावना नहीं रहती है। एक ओर जहाँ यह उच्च रक्त शर्करा एवं मूत्र शर्करा के नियंत्रण के साथ-साथ बहुमूत्रता, थकान, अतिस्वेद प्रवृत्ति आदि मधुमेह के लक्षणों को भी नियंत्रित करने में उपयोगी सिद्ध हुआ है, वहीं दूसरी ओर यह शर्करा रोधक शक्ति को बढ़ाता है और शारीरिक शक्ति को बढ़ाकर मधुमेह से होने वाली जटिलता को भी नियंत्रित करता है।

जो लोग ऐलोपैथिक औषधियाँ ले रहे हैं उनको भी मधुहारी चूर्ण सहयोगी औषधि के रूप में दिया जा सकता है जिससे ऐलोपैथिक औषधि की आवश्यकता क्रमशः कम होती जाती है और ऐसा भी हो सकता है कि ऐलोपैथिक औषधि की आवश्यकता ही न पड़े, केवल मधुहारी चूर्ण के सेवन से ही मधुमेह नियंत्रण में हो जाये।

कई बार ऐसा देखा जाता है कि ऐलोपैथिक औषधि की एक निश्चित मात्रा के नियमित सेवन के बावजूद रोग नियंत्रण मे नहीं होता है और औषधि की मात्रा बढ़ानी पड़ती है ताकि रोग को नियंत्रित किया जा सके। यदि ऐसी दशा में औषधि की मात्रा बढ़ाने की बजाय सहयोगी औषधि के रूप में यह चूर्ण दिया जाए तो हो सकता है कि मधुहारी चूर्ण के सेवन के बाद ऐलोपैथिक औषधि की मात्रा बढ़ाने की आवश्यकता ही न पड़े और रोग नियंत्रण में आ जाये। ऐसा कई चिकित्सकों ने अपने चिकित्सा काल के दौरान अनुभव किया है।

जहाँ ऐलोपैथिक औषधि के सेवन काल में हाइपोग्लायसीमिया का भय बना रहता है वहाँ इस चूर्ण के सेवन से इस प्रकार का कोई भय नहीं रहता है और न ही स्वास्थ्य पर कोई दुष्प्रभाव पड़ता है। जबकि ऐलोपैथिक औषधियों के लगातार सेवन से कई प्रकार के दुष्प्रभाव हो जाते हैं।

(11) माइकॉन टेबलेट (जमना फार्मास्युटिकल्स–15 जोन–2, प्रथम तल, महाराणा प्रताप नगर, भोपाल–462011)

यह रक्त शर्करा और मूत्र शर्करा को नियंत्रित करने वाली हानिरहित औषधि है। यह रक्तवाहिनियों व वृक्कों (किडनी) के कोषों को शक्ति प्रदान करके रोग प्रतिरोधक क्षमता बढ़ाने तथा वसा कम करते हुए बार–बार मूत्र आने की प्रवृत्ति को रोकनें में अत्यंत लाभकारी है। दिमागी थकावट, अनिद्रा, हाथ–पैरों की झनझनाहट, तलवों में जलन, नेत्र पीड़ा, चिड़चिड़ापन, शारीरिक दर्द आदि मधुमेह के उपद्रवों में भी यह उपयोगी है। यकृत, त्वचा एवं हृदय के लिये भी लाभप्रद है।

प्रत्येक गोली में जामुन गुठली, बेल के पत्ते, त्रिबंग भस्म, शिलाजतु, तेजपात, गोरखमुण्डी तथा करेला प्रत्येक 50 मि.ग्रा. तथा गुड़मार 100 मि.ग्रा. समाविष्ट है। 2-2 गोली की मात्रा 2 बार प्रतिदिन भोजन के पश्चात जल के साथ दें। विशेष लाभ के लिये इसके साथ विमटोन टेबलेट भी 2–2 गोली दें। यदि रोगी कोई ऐलोपैथिक औषधि ले रहा हो तो उसका सेवन जारी रखने का कहा जाता है और अचानक उसे बन्द न करके धीरे–धीरे उसकी मात्रा कम करके बन्द कर देते है।

(12) माइकॉन कैप्सूल (जमना फार्मास्युटिकल्स)

1–1 कैप्सूल प्रतिदिन 2 बार भोजन के बाद पानी के साथ देने से माइकॉन टेबलेट में वर्णित सभी गुण प्राप्त होते हैं। लेकिन यह कम मात्रा में ही अधिक गुण प्रदान करती है। कुछ दिनों के नियमित सेवन से रोग नियंत्रण मे रहता है। यह मधुमेह और उसके कष्टों में सफल औषधि है। 475 मि.ग्रा. के प्रत्येक कैप्सूल में तेजपात, जामुन तथा करेला प्रत्येक का एक्सट्रेक्ट 25–25 मि.ग्रा., अर्जुन, बेलफल, नीम, गोरखमुण्डी प्रत्येक का एक्सट्रेक्ट त्रिबंग भस्म तथा शिलाजीत प्रत्येक 50–50 मि.ग्रा. तथा तथा गुडमार एक्सट्रेक्ट 100 मि.ग्रा समाविष्ट है।

(13) कारमीन कैप्सूल (यूनिवर्सल मेडिकिट प्रा.लि., 545 शान्तिनगर, नागपुर–440002)

यह जड़ी–बूटियों से निर्मित मधुमेह हर औषधि है जिसका कई जगह परीक्षण किया गया है। मधुमेह के नियंत्रित न होने की स्थिति में यह ओरल हाइपोग्लायसिमिक तथा इन्सुलिन के लिये एक पूरक के रूप में कार्य करता है। यह अनियंत्रित मधुमेह के कारण हृदय, आँखें, गुर्दे तथा तंत्रिकाओं को प्रभावित करने वाली जटिलताओं को रोकता है। इसका कोई अतिरिक्त प्रभाव भी नहीं है। प्रत्येक कैप्सूल में करेला 155 मि.ग्रा., नीम 70 मि.ग्रा., तुलसी 70 मि.ग्रा., कुटकी 35 मि.ग्रा., सौंठ 35 मि.ग्रा. तथा शुद्ध गुग्गुल 35 मि. ग्राम होता है। जटिलताओं से रहित नये रोगियों को 1–1 कैप्सूल दिन में दो बार

दें। जिन रोगियों में मौखिक औषधि काम नहीं करती तथा इन्सुलिन के प्रति प्रतिरोध उत्पन्न हो गया है उन रोगियों को 1-1 कैप्सूल 3 बार दें।

(14) इपिसुलिन कैप्सूल-(स्वतिक फार्मुलेशन्स प्राइवेट लिमिटेड, बी-27/35-8, रविन्द्रपुरी विस्तार, वाराणसी-221005)

इसके सेवन से न केवल रक्तगत तथा मूत्रगत शर्करा में कमी होकर शर्करा सामान्य हो जाती है बल्कि मधुमेह की जटिलताओं में कमी, बचाव तथा मुक्ति प्राप्त होती है। इपिसुलिन (Episulin) के सेवन से हृदय रोग, गठिया, वृक्क विकार आदि जटिलताओं से बचाव होता है तथा सामान्य स्वास्थ्य सुधरता है। जहाँ आधुनिक दवाओं से हाइपोग्लायकेमिया (Hypoglycemia) का भय बना रहता है, वहाँ इसके सेवन से उस प्रकार का भय नहीं है।

ऐलोपैथिक औषधियों पर निर्भर रहने वाले रोगियों को प्रारम्भ में आधुनिक औषधियों के साथ-साथ इसका सेवन करना चाहिए तथा धीरे-धीरे आधुनिक औषधियों की मात्रा घटाकर बंद कर देनी चाहिए तथा इस दौरान नियमित रूप से रक्त शर्करा की जाँच करवाते रहना चाहिए। यह 1 से 3 कैप्सूल भोजन के पहले प्रतिदिन दें।

इपिसुलिन कैप्सूल सब्जियों एवं वनस्पतियों से वैज्ञानिक विधि से तैयार किया जाता है। अतः यह पूर्ण तथा सुरक्षित है। कोई भी व्यक्ति लम्बे समय तक बिना किसी हानि, आड़असर के इसका प्रयोग कर सकता है। इस औषधि पर बनारस हिन्दू विश्वविद्यालय परिसर में स्थित सर सुन्दरलाल अस्पताल में डॉ. के.एन.द्विवेदी की देखरेख में शोध कार्य हुआ जिसके परिणाम बहुत ही अच्छे रहे। प्रत्येक कैप्सूल में विजयसार का सार 2 ग्राम के बराबर, करेला 300 मि.ग्रा., तेजपत्र 200 मि.ग्रा., मेथी 100 मि.ग्रा., जामुन की गुठली 200 मि.ग्रा., नीम 150 मि.ग्रा., कुटकी 60 मि.ग्रा., तुलसी 150 मि.ग्रा. तथा मधुनाशिनी 250 मि.ग्रा. समाविष्ट है।

(15) डायबो रिलेक्स कैप्सूल (Diabo Relax Capsule) (जिन्दल हर्बल्स लिमिटेड, 50 अम्बर तालाब पूर्व, रुड़की-247667, उत्तरांचल)

इसके सेवन से अग्नाशय के बीटा सेल्स पुनर्जीवित एवं सक्रिय होते हैं जिससे इन्सुलिन का आवश्यक मात्रा में स्राव होता है और शर्करा का स्तर कम होता है। रोग के आरम्भ में ही इसका सेवन प्रारम्भ कर दिया जाये तो रोग अधिक बढ़ने नहीं पाता है और न ही उसकी जटिलतायें उत्पन्न होती हैं। इस प्रकार रोगी स्वस्थ और भरपूर जीवन जीता है।

कई चिकित्सकों ने रोगियों पर इस औषधि का परीक्षण किया है और आशाजनक परिणाम प्राप्त हुआ है। लगातार 3 मास के सेवन से शर्करा की मात्रा कम होकर सामान्य हो जाती है और सामान्य ही रहती है। कुछ ही सप्ताह में मूत्र की दुर्गन्ध इसके प्रयोग से

दूर हो जाती है तथा शरीर के दर्द और झिनझिनी (झनझनाहट) में लाभ होता है। यह औषधि (1) नये रोगी (2) सामान्य मधुमेह रोगी (3) वे रोगी जो अल्पसमय (5 वर्ष से कम) से मधुमेह से ग्रस्त हैं उनमें विशेष लाभप्रद सिद्ध हुई है।

इस औषधि की सबसे बड़ी विशेषता यह है कि इसके सेवन से लाक्षणिक रूप से भी सुधार होता है तथा कोई आड़असर नहीं होता, और न ही हाइपोग्लायकेमिया (Hypoglycemia) का भय रहता है। यह कैप्सूल पूर्णतः वानस्पतिक घटक द्रव्यों से निर्मित है। प्रत्येक 500 मि.ग्रा. कैप्सूल में मधुनाशिनी 45 मि.ग्रा., नीम 45 मि.ग्रा., बील, त्रिफला, बबूल, तुलसी, हरिद्रामूल तथा श्वेत चिरायता प्रत्येक 40 मि.ग्रा., जामुन 30 मि.ग्रा., करेला 50 मि.ग्रा., पत्रज 20 मि.ग्रा., मेथी 50 मि.ग्रा., बरगद 10 मि.ग्रा. तथा कतीरा 10 मि.ग्रा. होता है।

1-1 कैप्सूल प्रातः नाश्ते के बाद, दोपहर भोजन के बाद तथा रात्रि के भोजन के बाद गुनगुने पानी के साथ दें। ठण्डे पानी से नहीं दें। यदि रोगी कोई ऐलोपैथिक औषधि ले रहा हो तो वह इसको भी उसी औषधि के साथ ले। जैसे-जैसे शर्करा की मात्रा घटती जाए, वैसे-वैसे ऐलोपैथिक औषधि की मात्रा धीरे-धीरे कम करते जायें और शर्करा की मात्रा सामान्य होने के बाद ऐलोपैथिक औषधि का प्रयोग बंद कर दें। केवल डायबो रिलेक्स लेते रहे। धीरे-धीरे डायबो-रिलेक्स की मात्रा कम करते जायें लेकिन इस दौरान नियमित रूप से रक्त शर्करा की जाँच करवाते रहें।

(16) डायबेटल-एच (Diabetal-H) (हर्बो फार्मास्युटिकल्स, 17, नई कॉलोनी, शिवपुर, वाराणसी-221003)

इसके सेवन से रक्तगत तथा मूत्रगत शर्करा नियंत्रित होकर मधुमेह की जटिलताओं से बचाव होता है तथा उनके उत्पन्न होने पर उनमें कमी आती है। एक शोध द्वारा यह प्रमाणित हुआ है कि ऐलोपैथिक औषधियों की तुलना में इसके सेवन से मधुमेह की जटिलताओं में अधिक लाभ है।

यह औषधि एन.आइ.डी.डी.एम.(इन्सुलिन पर आश्रित न रहने वाले) रोगियों में अच्छा कार्य करती है।

(i) बी. सेल्स को सक्रिय तथा ठीक करके शरीर में आवश्यक मात्रा में इन्सुलिन का निर्माण बढ़ा देती है।

(ii) इन्सुलिन पर निर्भर रोगी भी सहायक औषधि के रूप में इसका सेवन कर सकते हैं जिससे धीरे-धीरे इन्सुलिन के कुल यूनिरस की मात्रा कम हो जायेगी यानि इन्सुलिन के कम यूनिट्स लेने से ही काम चल जाएगा।

(iii) इसके सेवन से हाइपोग्लाइकेमिया का भय नहीं रहता है जबकि ऐलोपैथिक दवाओं के सेवनकाल में यह भय बहुत अधिक बना रहता है।

(iv) एक ओर जहाँ इसके सेवन से मधुमेह की जटिलताओं से बचाव होता है वहीं दूसरी ओर यह उनकी जटिलताओं को कम करता है।

(v) जहाँ ऐलोपैथिक औषधियों का सेवन कई नये रोगों को जन्म देता है वहाँ इसके सेवन से कोई दूसरा रोग उत्पन्न नहीं होता।

इसमें मेथी, करेला, पुष्करमूल, तेजपत्र, गुड़मार, कालीमिर्च, बेल पत्र, पुनर्नवा, गोखरू, असगन्ध, विजयसार, नीम पत्र, जटामाँसी, हरीतकी, विभीतकी, आमलकी, अर्जुन, गुलार, जारूला, जामुन और आम्बा हल्दी जैसी जड़ी बूटियों का समावेश है।

कई स्थानों पर इस औषधि पर शोधकार्य हुआ है और यह निष्कर्ष निकला है कि इसके सेवन से रक्तगत तथा मूत्रगत शर्करा की मात्रा धीरे-धीरे घटते हुए सामान्य हो जाती है। जो लोग मधुमेह नाशक ऐलोपथिक औषधियों का सेवन कर रहे हों, उन्हें ऐलोपैथिक औषधियों का सेवन तुरन्त बन्द न करकर धीरे-धीरे मात्रा घटाते हुए बन्द करनी चाहिए। इस दौरान नियमित रूप से शर्करा की जाँच करवानी चाहिए। एक-एक चम्मच दिन में तीन बार भोजन से 15 मिनट पहले पानी के साथ प्रतिदिन दें।

(17) मधुमना चूर्ण-(सुख संचार कम्पनी, 808, छाता बाजार, मथुरा-1)

रक्तगत एवं मूत्रगत मधुमेह में लाभकारी है। रोग की प्रारम्भिक अवस्था में बहुत अधिक लाभ करता है, जबकि पुराने रोग में रोग एवं रोगी की स्थिति अनुसार लाभ होता है। लगातार कुछ मास तक सेवन करने से इसका लाभ पुराने रोग में भी होता है। नये रोग में तो केवल इसी के सेवन से रोग पूर्णतः नियंत्रण में हो जाता है।

इसमें द्रोणपुष्पी 1900 मि.ग्रा., अरलू 500 मि.ग्रा., कालीमिर्च 100 मि.ग्रा., जलनीम 500 मि.ग्रा., मीठे नीम के पत्तें 1500 मि.ग्रा., अपामार्ग 500 मि.ग्रा. का समावेश है।

यह चूर्ण 5 से 10 ग्राम प्रतिदिन 2 से 3 बार जल के साथ लें।

मधुमेह में आयुर्वेदिक इंजेक्शन

(1) प्रमेह केशरी (निर्माता जी.ए.मिश्रा)

यह शुगर (शर्करा) का रक्त और मूत्र में पाया जाना, बहुमूत्र, प्रमेह और स्वप्नदोष में लाभप्रद है। यह वसंत कुसुमाकर रस, शिलाजीत, वृहत बंगेश्वर रस, गुड़मार, प्रमेह केशरी रस, मेहमुद्गर रस आदि का सम्मिश्रण होने के कारण मधुमेह में गुणकारी है।

प्रयोग विधि—वयस्कों को 2 से 3 मि.ली. का मॉस में सप्ताह में 2-3 बार या आवश्यकतानुसार प्रतिदिन इंजेक्शन लगायें।

विशेष गुण—यह शीघ्रपतन और धातुक्षीणता में भी लाभप्रद है। यह 10 मि.ली. के वायल में मिलता है। इसके खाने के कैप्सूल भी मिलते हैं। 1 से 2 कैप्सूल दिन में 3 बार दें।

(2) वसन्त कुसुमाकर इंजेक्शन (निर्माता जी.ए.मिश्रा)

यह मधुमेह, प्रमेह और मूत्रकृच्छता में लाभप्रद है। यह वसन्त कुसुमाकर रस के अतिरिक्त गिलोय, त्रिभुवन कीर्ति रस और जयमंगल रस का मिश्रण है जो माँस में इंजेक्शन लगाने के लिये 10 मि.ली. के वायल में मिलता है। 1-2 एम.एल. प्रतिदिन या एक दिन के अन्तर से दें।

विशेष गुण— यह मधुमेह में शारीरिक निर्बलताओं में गुणकारी है। सिद्धी फार्मेसी भी इसका निर्माण करती है।

(3) शिलाजीत इंजेक्शन (जी.ए.मिश्रा)

यह मधुमेह, प्रमेह, धातुक्षीणता आदि में लाभप्रद है। यह शिलाजीत, रक्तचंदन और बंग भस्म का मिश्रण है।

प्रयोग विधिः- वयस्कों को 2 से 3 मि.ली. का सप्ताह में 2-3 बार या प्रतिदिन माँस में इंजेक्शन लगायें।

(4) चंदन इंजेक्शन (जी.ए.मिश्रा)

2 से 3 मि.ली. का माँस में सप्ताह में 2-3 बार या प्रतिदिन इंजेक्शन। यह चन्दन, स्वर्ण बंग, गंगाधर रस आदि का सम्मिश्रण रहने के कारण मधुमेह, मूत्रकृच्छ और पथरी में लाभदायक है।

प्रयोग विधिः- वयस्कों को 2 से 3 मि.ली. का सप्ताह में 2-3 बार या प्रतिदिन माँस में इंजेक्शन लगायें।

(5) पलाश इंजेक्शन (निर्माता सिद्धी फार्मेसी)

यह मधुमेह, पतले दस्त, हृदय की जलन आदि में गुणकारी है।

प्रयोग विधि—2 मि.ली. का माँस में प्रतिदिन यह हर तीसरे दिन इंजेक्शन लगायें। कुल 10 दिन तक या आवश्यकतानुसार लगायें। बुन्देलखण्ड फार्मेसी भी इसका निर्माण करती है। मात्रा 1 से 2 मि.ली. तक माँस में प्रतिदिन लगायें।

(6) नाग भस्म इंजेक्शन

यह प्रमेह, मधुमेह, स्वप्नदोष और बहुमूत्र रोग को दूर करता है।

प्रयोग विधि—1 से 2 मि.ली. का माँस में सप्ताह में 3 बार इंजेक्शन लगायें।

(7) गोखरू इंजेक्शन (बुन्देलखण्ड)

यह मूत्र प्रणाली के विकारों को दूर करता है, मूत्र कठिनाई से आने में लाभ पहुँचता है तथा मधुमेह, पथरी एवं प्रमेह में लाभप्रद है। आवश्यकतानुसार 1 से 2 मि.ली. का सप्ताह में 2-3 बार माँस में इंजेक्शन लगायें। कोर्स 6 से 12 इंजेक्शन का है।

सावधानी—यह मूत्र रेचक है अतः मूत्र अधिक आता है।

मधुमेह में उपयोगी पेटेण्ट चिकित्सा (औषधियाँ)

चूर्ण/ग्रेन्यूल्स

(1) पानवेली चूर्ण (पानवेली)	2-2 चम्मच 2 बार गुनगुने पानी के साथ।
(2) मधुहारी चूर्ण (शिवायु)	1-1 चम्मच गुनगुने पानी के साथ।
(3) मधुनाश ग्रेन्यूल्स (उपकरण)	1-1 चाय चम्मच गुनगने पानी के साथ।
(4) डायबेटल एच ग्रेन्युल्स (हर्बो)	1-1 चाय चम्मच 3 बार पानी के साथ।
(5) डायबोल (निडको)	2-2 ग्राम रोज 2 बार पानी के साथ।
(6) डायनम् (त्रिगुणी)	5-5 ग्राम रोज एक बार पानी के साथ।

कैप्सूल

(1) इपिसूलिन कैप्सूल (स्वास्तिक)	1-2 कैप्सूल 2 बार पानी के साथ।
(2) माइकॉन कैप्सूल (जमुना)	1-1 कैप्सूल 2 बार पानी के साथ।
(3) पानवेली सुपर कैप्सूल (पानवेली)	1-1 कैप्सूल 2 बार पानी के साथ।
(4) लिमिट कैप्सूल (आयुलैब्स)	2-2 कैप्सूल 3 बार पानी के साथ।
(5) डाइबैक्स कैप्सूल (जयशंकर)	2-2 कैप्सूल 3 बार पानी के साथ।
(6) सुगरविन कैप्सूल (जिन्दल)	1-2 कैप्सूल 2 बार पानी के साथ।
(7) डायबो रिलेक्स कैप्सूल (जिन्दल)	2-3 कैप्सूल 3 बार पानी के साथ।
(8) कारनीम कैप्सूल (यूनिवर्सल)	1-1 कैप्सूल 2-3 बार पानी के साथ।

वटी (टेबलेट)

(1) पानवेली फोर्ट (पानवेली)	2-2 गोली 2 बार पानी के साथ।
(2) माइकॉन टेबलेट (जमुना)	2-2 गोली 2 बार पानी के साथ।
(3) डायबेकान टेबलेट (हिमालय)	2-2 गोली 2 बार पानी के साथ।
(4) मधुहारी टिकिया (पटियाला)	1-2 गोली 2 बार पानी के साथ।

आयुर्वेद की पेटेन्ट औषधियाँ (गुजरात-महाराष्ट्र की फार्मेसियाँ)

डायबिटीकस टेबलेट (सांडु)	महेसूदनामृत वटी (गोंडल रसाश्रम)
के-4 टेबलेट (झंडु)	मधुनील वटी (गोंडल रसाश्रम)
त्रिबंग शिला टेब (झंडु)	जंबुलीन टेब (औंझा)
मधुमेहारि चूर्ण (विश्वमंगल)	डायाबीन टेब (नाहर)
जे.के. 22 टेब (चरक)	शिलाजीत केप (डाबर)
ओजस टेब+प्रवाही (चरक)	विगोरोल केप (चरक)
डाईबीगो—(कृष्ण आयु. फार्मेसी)	लिमिट केप (आयुर्लेब्स)
मधुमेहम टेब (भुवनेश्वरी औषधाश्रम)	डोलाबी (हमदर्द)
मधुमेहारि योग—वैद्यनाथ	

***

20. मधुमेह में औषधोपचार

शिलाजीत—शिलाजीत दरअसल पत्थर की शिलाओं से पैदा होता है इसलिए इसको शिलाजीत कहा जाता है। ज्येष्ठ और आषाढ़ के महीनों में सूर्य कि प्रखर किरणों से अत्यन्त तप्त होकर लाल हो चुकी पर्वतशिलाओं से निकला हुआ लाख की तरह पिघला हुआ जो द्रव्य बहता है उसे इकठ्ठा किया जाता है। यही शिलाजीत कहलाता है।

इसका सेवन तभी करना चाहिए जब यह सुनिश्चित जान-समझ लिया जाए कि शिलाजीत शुद्ध और असली है तथा इसमें कोई मिलावट नहीं है।

जाँच पड़ताल के कुछ सामान्य उपाय

(1) शिलाजीत के जरा से टुकड़े को कोयले के अंगारे पर डालने से धुआँ न उठे और वह खूँटे कि तरह खड़ा हो जाए तो उसे असली समझें।

(2) पानी में डालते ही वह तार-तार होकर तली में बैठ जाए तो वह शिलाजीत शुद्ध है।

(3) सूख जाने पर उसमें गोमूत्र जैसी गंध आए, रंग काला और पतले गोंद के समान हो, हल्का व चिकना हो तो उसे शुद्ध और उत्तम समझें।

इस तरह परीक्षा करके शुद्ध और असली होने पर ही शिलाजीत को सेवन योग्य माना जाता है।

विभिन्न रोगों में—मधुमेह और प्रमेह रोग में शिलाजीत का बहुतायत से उपयोग किया जाता है। शिलाजीत मधुमेह रोग में शर्करा पर नियंत्रण रखने के साथ शारीरिक निर्बलता को नष्ट करता है। महर्षि चरक ने शिलाजीत को मधुमेहनाशक बताया है। प्रमेह रोग में शिलाजीत एक गुणकारी औषधि है।

मधुमेह रोग में धातुक्षीणता बहुत तीव्र गति से होती है। शिलाजीत से मधुमेह रोग में बहुत लाभ होता है। शिलाजीत धातुक्षीणता को रोकता ही नहीं बल्कि धातु को विकसित भी करता है।

शिलाजीत मधुमेह को नष्ट करने के अतिरिक्त वात रक्त, अर्श रोग (बवासीर), अपस्मार, उन्माद, मूत्रकृच्छ, श्वास और उदर रोगों में बहुत लाभ पहुँचता है। शिलाजीत का सेवन शारीरिक शोथ, कुष्ट रोग और आंत्र कृमियों को भी नष्ट करता है।

शिलाजीत को रसायन कहा जाता है क्योंकि शिलाजीत शरीर को शक्ति, स्फूर्ति

और रोग प्रतिरोधक शक्ति देता है। पारद, रत्न और लौह खनिज में जो गुण तत्व हैं वे सब तत्व शिलाजीत में होते हैं। प्रौढ़ावस्था में उत्पन्न निर्बलता को नष्ट करने के साथ शिलाजीत, प्रौढ़ावस्था में उत्पन्न श्वास, खाँसी, सूजाक, पथरी, प्रमेह और अर्शरोग को नष्ट करता है। शुद्ध शिलाजीत जो व्यक्ति पानी या दूध में मिलाकर पीता हो उसको ब्लडप्रेशर नहीं होता और अगर होता है तो बराबर हो जाता है।

आयुर्वेद चिकित्सक शिलाजीत को अन्य वनौषधियों के साथ मिलाकर अनेक गुणकारी औषधियों का निर्माण करते हैं। जैसे शिलाजित्यादी वटी, चंद्रप्रभावटी, चंद्रकला वटी, मधुमेह नाशिनी गुटिका, पूर्ण चन्द्र रस, लौह शिलाजीत वटी इत्यादि।

उपयोग—आयुर्वेद ने सावधान किया है कि शिलाजीत का प्रयोग करने से पहले वमन, विरेचन, आस्थापन आदि क्रियाओं को करके (इन्हें पंचकर्म कहते हैं) शरीर को शुद्ध यानी विकार रहित किया जाए तो अधिक लाभ होगा। साथ ही यह निर्देश दिया है कि इसका सेवन प्रातः सूर्योदय से पहले दूध या शहद के साथ किया जाए और इसके बाद में दूध, चावल, जौ के आटे की बनी रोटी या अन्य कोई चीज जो जौ से बनी हो, उसका सेवन अवश्य किया जाए। इसकी मात्रा और सेवन विधि की जानकारी—

मात्रा और सेवन विधि

चिकित्सकों ने लम्बे अनुभव और परीक्षणों के बाद अधिकतम मात्रा 12 रत्ती (1.46 ग्राम या डेढ़ ग्राम) और कम से कम मात्रा 2 रत्ती (1 ग्राम में आठ रत्ती होती है) की तय की है। अतः रोगी की आयु, शारीरिक स्थिति और पाचन शक्ति के अनुसार 12 से 2 रत्ती के बीच की उचित मात्रा तय कर लेनी चाहिए।

सेवन करने की विधि—आम तौर पर दूध या शहद के साथ सूर्योदय के पहले लें ताकि इसको ठीक से हजम होने के लिए समय मिल जाए। भोजन 3-4 घंटे बाद करें।

शिलाजीत के सेवनकाल में पथ्य-अपथ्य

अपथ्य—शिलाजीत एक लाभकारी और पौष्टिक द्रव्य है। कुछ स्थितियों में इसका सेवन वर्जित भी है। शिलाजीत का सेवन पित्त प्रधान प्रकृति वालों को नहीं करना चाहिए। पित्त प्रकोप हो, आँखों में लाली रहती हो, जलन होती हो और शरीर में गर्मी बढ़ी हुई हो तो ऐसी स्थिति में शिलाजीत का सेवन नहीं करना चाहिए। शिलाजीत का सेवन करते हुए स्त्री सहवास, लाल मिर्च, अम्लीय उष्ण प्रकृति वाले पदार्थ, भारी गरिष्ठ पदार्थ, तेज मिर्च-मसाले, कुलथी, मकोय, तेल, गुड़, खटाई, अति धूप या अति गर्मी, रात्रि जागरण, दिन में सोना, मलमूत्र के वेग को रोकना, कब्ज, अधिक मात्रा में लगातार श्रम या व्यायाम, मानसिक शोक और तनाव, रोग को बढ़ाने वाला आहार-विहार, जो माँसाहार करते हो वे शराब, मांस-मछली या अण्डे इन सबका बिल्कुल त्याग रखना अनिवार्य समझें।

पथ्य—शिलाजीत का सेवन रोग या कमजोरी दूर होने तक तो करना ही चाहिए,

बाद में भी कुछ दिन तक किया जाता रहे तो हर्ज नहीं है। शिलाजीत का सेवन करने के बाद कम से कम तीन घंटा तक भोजन या अन्य कोई ठोस पदार्थ नहीं खाना चाहिए। ताकि शिलाजीत पचने में बाधा नहीं पड़े।

भोजन में दूध, चावल की खीर, चावल, जौ की रोटी तथा तरावट वाले पदार्थों का सेवन करना चाहिए। मधुमेह के रोगी चावल की खीर, चावल वगैरह नहीं खा सकते हैं। चावल की खीर में शक्कर नहीं मिलायें उसकी जगह शुगर फ्री गोली या सैक्रीन मिलाकर लें। सुबह-शाम शौच के लिए अवश्य जाना चाहिए ताकि पेट साफ बना रहे।

विशेष—राह चलते या पटरी पर बैठे किसी व्यक्ति से शिलाजीत खरीदने में धोखा हो सकता है अतः सावधान रहें। बताए तरीके से जाँच परख कर ही खरीदें।

मधुमेह रोग में उपयोगी

(1) मधुमेह रोग में 2-3 रत्ती शिलाजीत, 4 रत्ती हल्दी और 2 रत्ती मेथी के दानों का चूर्ण और विजयसार के 4 रत्ती चूर्ण के साथ मिलाकर सुबह-शाम जामुन के रस के साथ सेवन करने से बहुत लाभ मिलता है।

(2) नीम के पत्तों का स्वरस, बेल के ताजे पत्तों का स्वरस प्रत्येक 100 मि.ली. ताजा हरे करेले के छिलके का स्वरस और ताजा हरे आँवलों का रस प्रत्येक 200 मि.ली.। इन्हें इकठ्ठा करकर एक बोतल में रख लें। इसमें शुद्ध सूर्यतापी शिलाजीत 10 ग्राम और माजूसत्व 10 ग्राम भली-भाँति मिला लें।

प्रयोग विधि—2 से 4 चम्मच यह औषधि दिन में 3-4 बार पिलाते रहें तो नया, पुराना एवं जटिल समस्त प्रकार के मधुमेह में उत्तम और शीघ्र लाभ पहुँचाता है। निरापद एवं आशुफलप्रद है।

(3) 1 या 2 माशा शुद्ध शिलाजीत गरम दूध के साथ सेवन करने से मधुमेह रोग का कुछ ही दिनों में शमन होता है।

(4) प्रतिदिन 5 ग्राम शिलाजीत दूध में मिलाकर पीने से मधुमेह भाग जाता है। कम से कम 1 कि.ग्रा. शिलाजीत सर्दियों में सेवन करें। दूध में शक्कर नहीं मिलायें। (यह प्रयोग शीतऋतु में करने के लिये है।)

(5) जामुन की गुठली, गुड़मार बूटी, सूखे करेले का चूर्ण (प्रत्येक 1-1 तोला), त्रिबंग भस्म, लौह भस्म, स्वर्णमाक्षिक भस्म (प्रत्येक 3-3 माशा) और शुद्ध शिलाजीत 6 माशा लेकर सभी को कूट-पीसकर 4-4 रत्ती वजन की गोलियाँ बनाकर सुरक्षित रख लें। सुबह-शाम दो-दो गोलियों का सेवन करने से मधुमेह रोग ठीक हो जाता है।

(6) 1 चम्मच त्रिफला चूर्ण तथा 3 ग्राम शुद्ध शिलाजीत का चूर्ण दोनों का सेवन नित्य रात्रि में दूध के साथ सेवन करने से मधुमेह रोग ठीक हो जाता रहता है।

(7) **बेल**—बेल के पत्तों में शुद्ध शिलाजीत मिलाकर पीने से लाभ होता है।

(8) **ग्वारपाठा**—शुद्ध शिलाजीत, गोखरू, सफेद मूसली और कौंच के बीज प्रत्येक समान भाग का विधिवत कपड़छान चूर्ण तैयार करकर रख लें। इस चूर्ण को 2 से 5 ग्राम की मात्रा में आधा कप ग्वारपाठा के रस के साथ सेवन करने से मधुमेह ग्रस्त रोगी को आई हुई निर्बलता दूर होकर मधुमेह रोग नष्ट हो जाता है।

(9) आँवला का चूर्ण 100 ग्राम, मेथीदाना 50 ग्राम, स्याह जीरा-50 ग्राम, हल्दी 50 ग्राम, तेजपत्र 20 ग्राम, शिलाजीत 40 ग्राम की मात्रा में लेकर कूट-पीसकर चूर्ण बना लें। 6-6 ग्राम चूर्ण सुबह-शाम गाय के दूध के साथ लें। यह मधुमेह रोगियों के लिए अच्छी औषधि है।

(10) त्रिफला (हरड़ 1 भाग, बहेड़ा 2 भाग, आँवला 4 भाग) का चूर्ण 2 ग्राम, शिलाजीत शुद्ध 1 ग्राम लेकर दोनों को 6 ग्राम शहद में मिलाकर चाटने से मधुमेह अवश्य नष्ट होता है। परंतु लंबे समय तक लें। 5-6 माह तक लेते रहें। इसके सेवन से बढ़ी हुई चर्बी भी घट जाती है। यह एक बहुत ही अच्छी रसायन औषधि है।

(11) मधुमेह के लिये सर्वश्रेष्ठ औषधि शिलाजीत है। वैद्यों द्वारा असाध्य कहकर त्यागा हुआ रोगी भी 1 किलोग्राम शिलाजीत खाकर निरोगी हो जाता है।

(12) मधुमेह में दुर्बलता आती है अतः शिलाजीत युक्त चंद्रप्रभावटी की 2 गोली रात्रि में फीके दूध से लें।

चंद्रप्रभावटी—शिलाजीत के समावेश से गुणकारी चंद्रप्रभावटी का निर्माण किया जाता है। चंद्रप्रभावटी के सेवन से मूत्रेन्द्रिय और वीर्य विकार नष्ट होते है। मधुमेह रोग में चंद्रप्रभावटी के सेवन से मूत्र में शर्करा का निष्कासन व मूत्र की जलन नष्ट होती है। ज्यादा पेशाब आता हो तो 'शास्त्रीय योग' में वसंत कुसुमाकर रस देखें।

1-1 गोली सुबह-शाम गिलोय के क्वाथ, बेल पत्र के रस या मधु के साथ सेवन कर सकते हैं। उबाले हुए दूध के साथ सेवन करने वाले मधुमेह रोग से पीड़ित स्त्री-पुरुष को दूध में चीनी का उपयोग नहीं करना चाहिए।

चंद्रप्रभावटी बनाने की विधि—कर्पूर, बच, नागर मोथा, चिरायता, देवदारू, हल्दी, अतीस, दारु हल्दी, पीपलामूल, चित्रक, धनिया, त्रिफला, चव्य, गजपीपल, जवाक्षार, सज्जीक्षार, सेंधा नमक, काला नमक, सांभर नमक—सभी 5-5 ग्राम, ससा 25 ग्राम, मिश्री 10 ग्राम, शोधित (शुद्ध) शिलाजीत 20 ग्राम, शोधित गूगल 20 ग्राम-सबका अलग-अलग बारीक चूर्ण बनायें। शुद्ध पारा एवं गंधक 5-5 ग्राम लेकर सबकी कज्जली बनायें (कज्जली मतलब खूब घोंटे, यह पारा और गंधक की कज्जली तैयार भी मिलती है), इसमें सभी चूर्ण मिलाकर खरल करें। इसे शहद के हल्के योग से खरल करके 5 ग्राम की गोलियाँ बना लें।

चंद्रप्रभावटी बनाने की विधि–2—कर्पूर, वच, नागर मोथा, चिरायता, देवदारू, हल्दी, अतीस, दारु हल्दी, पीपलामूल, चित्रक, धनिया, त्रिफला (हरड़, बहेड़ा, आँवला), चव्य, वायविडंग, गजपीपल, सोंठ, कालीमिर्च, पिप्पली, सुवर्ण माक्षिक भस्म, सज्जीखार, जवाखार, सेंधानमक, काला नमक, सांभर नमक—ये सब 3–3 ग्राम। काली निसोत, दन्तीमूल, तेज पत्र, दालचीनी, छोटी इलायची के बीज, वंशलोचन प्रत्येक 12 ग्राम, लौहभस्म 24 ग्राम, मिश्री चूर्ण 48 ग्राम, शुद्ध सूर्यतापी शिलाजीत 96 ग्राम और शुद्ध गुग्गुल 96 ग्राम। पहले काष्ठ औषधियों को सुक्ष्म कूट–पीसकर कपड़छान करके खरल में डालकर गुग्गुल और थोड़ा–थोड़ा गाय का घी डालकर कूटते जायें। समसर्वत्र हो जाने पर 125 मि.ग्रा. की गोलियाँ बनाकर छाया में सुखा लें।

चंद्रप्रभावटी मूत्रवह संस्थान के विकारों की प्रसिद्ध औषधि है। मूत्र विकार, वृक्क विकार, वीर्य विकार में प्रायः प्रत्येक चिकित्सक इसका व्यवहार करते हैं। यह औषधि 6 घंटे बाद पूर्ण रूप से कार्य करने लगती है। यह रक्त शर्करा की मात्रा नियंत्रित तो करती ही है, कॉलेस्ट्रोल तथा ट्राइग्लायसेराइड स्तर को भी घटाती है।

नोट—यह औषधि बाजार में तैयार मिलती है।

(13) **शिलाजित्वादि वटी**—यह 'शारंगधर संहिता' ग्रन्थ का योग है। यह मूत्रगत एवं रक्तगत शर्करा को दूर करता है। बहुमूत्र और अधिक प्यास को कम करता है। यह मूत्र में 1 से 2 या 3% शुगर आने में लाभप्रद है।

शिलाजीत से मधुमेह रोग के लिये गुणकारी औषधि बनाई जाती है। इसके सेवन से बहुमूत्र विकृति, मधुमेह रोग नष्ट होता है। शिलाजित्वादि वटी में त्रिबंग भस्म 30 ग्राम, छाया में सुखाई हुई नीम की पत्तियाँ 100 ग्राम, गुड़मार बूटी 100 ग्राम और शुद्ध शिलाजीत 150 ग्राम का समावेश किया जाता है। इस मिश्रण में शिलाजीत प्रमुख रूप से मिलाया जाता है। खरल में घोटकर 4–4 रत्ती की गोलियाँ बनाई जाती हैं। स्वर्णभस्म मिलाने से शिलाजित्वादि वटी अधिक गुणकारी बन जाती है।

सेवन विधि—3–3 गोली 4–4 घंटे के अंतराल से पीसकर शीतल जल के साथ प्रतिदिन सेवन करने से मधुमेह रोग में शर्करा पर नियंत्रण होता है।

चोट या घाव लगने की अवस्था में—आवश्यकतानुसार 2 से 4 गोली सुबह और शाम बेल के ताजे पत्तों के स्वरस 15 मि.ली. के साथ दें। पथ्य परहेज का पूरा ध्यान रखें। मधुमेह से पीड़ित रहने की अवस्था में चोट लग जाने से उत्पन्न व्रण, घाव यदि शीघ्र नहीं भरते हों तो इस औषधि के प्रयोग से घाव शीघ्र भर जाता है तथा व्रण के समस्त लक्षण एवं कष्ट जैसे व्रण खूब फैल जाना, माँस सड़ना, पूय निकलना, भयंकर दुर्गंध आना आदि भी दूर हो जाता है। इसे बराबर मात्रा में नीम के पत्तों के स्वरस एवं बेल के पत्तों के स्वरस के साथ दे।

नोट—यह औषधि बाजार में तैयार मिलती है।

(14) **चंद्रकला वटी**—आँवला, जायफल, छोटी इलायची के बीज, केशर, कपूर, बंग भस्म, अभ्रक भस्म, रस सिन्दूर और शिलाजीत के समावेश से गुणकारी औषधि चन्द्रकलावटी बनाई जाती है। 1-2 गोली पीसकर मधु मिलाकर चाटने से और ऊपर से गाय का दूध पीने से प्रमेह रोग नष्ट होता है। सभी तरह के प्रमेह रोगों को नष्ट करने के साथ चंद्रकला वटी शुक्रमेह और स्वप्नदोष मे बहुत लाभ पहुँचाती है। चंद्रकला वटी पौष्टिक व गुणकारी रसायन भी होता है।

नोट—यह औषधि बाजार में तैयार मिलती है।

(15) **मधुमेहनाशिनी गुटिका**—मधुमेहनाशिनी गुटिका का निर्माण भी शिलाजीत से किया जाता है। शिलाजीत के साथ इस गुटिका के निर्माण में गुड़मार की पत्तियाँ, नीम की पत्तियाँ और त्रिबंग भस्म मिलाई जाती है। खरल में जल के साथ घोटकर गोलियाँ बनाई जाती हैं। प्रतिदिन 2-2 गोली दिन में 3-4 बार हल्दी या आँवला के रस के साथ सेवन करने से मधुमेह रोग में बहुत लाभ होता है। प्रमेह रोग भी नष्ट होता है।

(16) **पूर्णचन्द्र रस**—शिलाजीत के समावेश से स्वर्ण माक्षिक भस्म, अभ्रक भस्म, लौह सिंदूर, रस सिंदूर और वायविडंग से पूर्णचन्द्र रस की गोलियों का निर्माण किया जाता है। 1 गोली प्रातः और 1 गोली सांय मिश्री मिले दूध के साथ सेवन करने से सभी तरह के धातुरोग, स्वप्नदोष और प्रमेह रोग नष्ट होते हैं। शारीरिक निर्बलता नष्ट होती है।

(17) **लौह शिलाजीत वटी**—लौह शिलाजीत वटी का निर्माण 80 ग्राम शिलाजीत, 10 ग्राम अभ्रक भस्म, 20 ग्राम लौह भस्म और 5 ग्राम बंग भस्म से किया जाता है। इन सबको खरल में घोटकर 1-1 रत्ती की गोलियाँ बनाई जाती हैं। इसमें शिलाजीत मुख्य रूप से होता है। 2-2 गोली सुबह-शाम फीके दूध के साथ सेवन करने से मधुमेह रोग में बहुत लाभ होता है। कोष्ठबद्धता (कब्ज) की विकृति नहीं होती है।

नोट—यह औषधि बाजार में तैयार मिलती है।

(18) **मधुमेहनाशिनी गुटिका**—मधुमेहनाशिनी गुटिका का निर्माण त्रिबंग भस्म 40 ग्राम, गुड़मार की पत्ती 120 ग्राम, नीम की पत्ती 120 ग्राम और शुद्ध शिलाजीत 240 ग्राम मात्रा में लेकर जल के साथ खरल में पीसकर 3-3 रत्ती की गोलियाँ बनाकर छाया में सुखाकर काँच की शीशी में मुँह बंद करकर रखते हैं। खरल करते समय 10 ग्राम स्वर्ण भस्म मिला लेने से गुटिका अधिक गुणकारी हो जाती है।

2 से 3 गोली दिन में तीन बार आँवले के रस के साथ सेवन कराने से मधुमेह रोग में बहुत लाभ होता है। बेल के पत्तों के 5 ग्राम रस के साथ भी सेवन कर सकते हैं। मधुमेह रोग के प्रारम्भ में इन गुटिकाओं के सेवन से बहुत लाभ होता है।

नोट—यह औषधि बाजार में तैयार मिलती है।

(19) **मधुमेहान्तक वटी**—मधुमेहान्तक वटी की 1-1 गोली सुबह और शाम उबाले हुए दूध के साथ 40-50 दिन सेवन करें। मधुमेह रोग मे शर्करा पर पूरा नियंत्रण करती है। इस गोली के निर्माण में सिद्ध मकरध्वज, स्वर्णभस्म, गुड़मार का पचांग, छोटी दुदी, लौह भस्म, शुद्ध शिलाजीत और कालीमिर्च का प्रयोग किया जाता है।

नोट—यह औषधि बाजार में तैयार मिलती है।

(20) **शिवा गुटिका**—यह 'चक्रदत्तः' ग्रन्थ के रसायनाधिकार प्रकरण का योग है। जिसके प्रयोग करने से मूत्रगत और रक्तगत शर्करा नॉर्मल हो जाती है। यह दीपन, पाचन, बृहण क्रिया करके मधुमेह, अति स्थूलता एवम् नपुंसकता को भी दूर करती है और रसायन, शक्तिवर्धक, वृष्य, कान्तिकर, सन्तानप्रदाता, धारण शक्ति तथा स्मरण शक्ति को बढ़ाने का कार्य करती है। आवश्यकतानुसार इस औषधि का सात सप्ताह तक या इससे अधिक समय तक निरंतर प्रयोग कराया जा सकता है। चूँकि इस योग में सूर्यतापी शिलाजीत प्रधान घटक है अतः इसका प्रभाव मधुमेह में अति गुणकारी है।

प्रयोगविधि—सूखी हुई 500 मि.ग्रा. की दो गोलियाँ, प्रातः सायं ताजे करेले के छिलके के स्वरस 15 से 30 मि.ली. के साथ या गाय के उबाले हुए दूध 200 मि.ली. के साथ निरंतर प्रयोग करते रहें। प्रयोग लगभग एक सप्ताह तक लगातार चालू रखें। बच्चों को कम मात्रा में दें।

विशेष—पथ्य परहेज ठीक रखें तथा जब तक मधुमेह रोग समूल दूर ना हो जाये तब तक इस औषधि का प्रयोग बंद नहीं करें।

नोट—यह औषधि बाजार में तैयार मिलती है।

गिलोय (गुडुची)

(1) गिलोय, नीम के पत्तें, जामुन की गुठली, गुड़मार बूटी, बीलपत्र सबको समभाग लेकर जौकूट कर लें। प्रतिदिन 6 ग्राम दवा को 250 ग्राम पानी में उबालें। चौथाई रहने पर उतार लें। ठण्डा होने पर छानकर पिये। मधुमेह के रोगियों के लिए वरदान है।

(2) गिलोय के 6 ग्राम चूर्ण को 10 ग्राम मधु में मिलाकर चाटना अत्यंत लाभकारी है।

1 वर्ष तक निरन्तर सेवन करने से शरीर सब रोगों से रहित होकर नया हो जाता है। इसे 'अमृता' भी कहते हैं।

(3) गिलोय (गुडुची) का सत्व 15 ग्राम और घी 5 ग्राम मिलाकर दिन में 3 बार ले।

चिरायता

गठिया, दमा, रक्तविकार, मूत्र की रुकावट, खाँसी, कब्ज, भूख न लगना, पाचन की कमी, मधुमेह, श्वास नलिकाओं में सूजन, अम्लपित्त और हृदय रोगों में चिरायता का चूर्ण आधा चम्मच की मात्रा में सुबह-शाम शहद या देशी घी के साथ नियमित रूप से सेवन करना लाभदायक होता है।

हरड़

सामग्री—हरड़ 100 ग्राम, बहेड़ा 100 ग्राम, आँवला 100 ग्राम, दारुहल्दी 100 ग्राम।

ये सारी औषधियाँ पंसारी के पास इन्हीं नामों से उपलब्ध हो जाती हैं। मधुमेह आज की जीवनशैली की देन है। इस नुस्खे में बताई गई औषधियाँ मधुमेह पीड़ितों के लिये बहुत ही फायदेमंद हैं। अंग्रेजी दवाओं के साथ-साथ इनका सेवन किया जा सकता है। दुष्प्रभाव रहित सुरक्षित योग है।

उक्त औषधियों को कूटकर, जौ कुट (यवकुट) कर तैयार करें, अर्थात मोटा (दरदरा) कूटें। सबको एक साथ मिला लें। चार गिलास पानी में लगभग 20 ग्राम यह मिश्रण डाल दें। धीमी आग पर पकाएँ। जब एक गिलास पानी शेष रह जाए तो इस काढ़े को छान लें। (सुबह खाली पेट एवं रात को सोते समय पियें।

विशेष—इस नुस्खे से उच्च रक्तचाप (हारपर टेंशन) भी खुद-ब-खुद नियंत्रित होने लगेगा। मोटापा भी आश्चर्यजनक रूप से कम होगा।

यह काढ़ा शरीर में विषतत्वों को बखूबी बाहर निकालने में समर्थ है इसलिए इसके सेवनकाल में मल-मूत्र इत्यादि वेगों को भूलकर भी न रोकें।

मामेजवा

(1) हल्दी, आँवला और मामेजवा का चूर्ण बराबर भाग मिलाकर रखने का। उसमें से 2 से 4 ग्राम चूर्ण 2 से 3 बार खाना खाने से पहले लेने से मधुप्रमेह में अच्छा लाभ होता है। 200 एम.जी. शुगर रहती हो ऐसे व्यक्ति को इस चूर्ण के उपयोग से शुगर सामान्य हो जाती है। हर रोज चूर्ण का उपयोग चालू रखें और पथ्य खोराक लें।

(2) हरा मामेजवा 50 ग्राम पीसकर, उसमें पानी डालकर, रस निकालकर कपड़े से छान लेने का। इस तरह सुबह-शाम दो बार पीने का। खाने में आलू, चावल, केला, गुड़ व शक्कर लेने का नहीं। शक्कर के बदले में चाय में सेक्रीन या शुगर फ्री गोली

ले सकते हैं। इस तरह से करने से पंद्रह या बीस दिन में फायदा होता है। मीठा पेशाब का रोग जड़मूल से मिट जाता है। हरा मामेजवा नहीं मिले तो सूखा मामेजवा पीसकर आधा-आधा तोला सुबह-शाम पानी से फॉकी लेने का।

(3) मामेजवा घनवटी की 2-2 गोली नियमित सेवन करने से मधुप्रमेह (डायबिटीज) मिटता है।

(4) मधुमेह में मामेजवा का प्रयोग—मामेजवा वनस्पति भी मधुमेह में अपना चमत्कारी प्रभाव डालती है। कई स्थानों पर कई चिकित्सकों ने इस वनस्पति पर शोध किया है। डॉ. आई. देशपांडे ने जनरल ऑफ रिसर्च इन इंडियन मेडिसिन के हवाले से यह शोध रिपोर्ट प्रकाशित कराई, जिसमें यह कहा गया है कि पूरे पौधे का ताजा स्वरस, मधुमेहियों के खाली पेट रक्तशर्करा की मात्रा में कमी लाता है। मामेजवा की घनवटी बनाकर भी कई स्थानों पर कई चिकित्सकों ने प्रयोग कर उसे लाभकारी पाया है। डॉ. विश्वनाथ द्विवेदी ने वैद्य सहचर भाग-2 में लिखा है। जामनगर आयुर्वेदिक विश्वविद्यालय के द्रव गुण विभाग में द्वितीय, तृतीय श्रेणी के मधुमेह के रोगियों को मामेजवा घनवटी का सेवन निम्नवत कराया गया।

1% शर्करा में	1-2 वटी—जिनकी निराहार शर्करा 110 से 180 के मध्य हो।
2% शर्करा में	2 वटी—जिनकी निराहार शर्करा 180 से 260 के मध्य हो
3% शर्करा में	3 वटी—जिनकी निराहार शर्करा 260 से 300 के मध्य हो
4% शर्करा में	4 वटी—जिनकी निराहार शर्करा 300 से अधिक हो

ये मात्राएँ 3 बार दी गई, प्रातः, मध्याह्न एवं सायं भोजन से 10 मिनट पहले जल से। इससे प्रथम सप्ताह में मूत्र शर्करा कम हो गई। दूसरे-तीसरे सप्ताह में बिल्कुल कम हो गई। चौथे सप्ताह में मात्रा कम कर दी गई परीक्षा में शर्करा नहीं मिली। कुछ रोगियों में 6 सप्ताह भी लग गये।

माम्मजक घनवटी मूत्रशोधक,स्राव शर्करानाशक है। इन्सुलिन की भाँति शर्करा की मात्रा कम करती है और रक्त शर्करा भी कम करती है।

पित्त प्रकृति वालों में पहले दस्त लगते हैं। कभी-कभी 10-12 विरेचन तक हो जाते हैं। अधिक मात्रा में देते ही मुँह का स्वाद तिक्त, उल्टी आना, जी मिचलाना हो जाता था तब इसकी मात्रा कम कर दी जाती थी।

त्रिफला

(1) मधुमेह के रोगी प्रतिदिन 2 बार भोजन के बाद त्रिफला चूर्ण (हरड़, बहेड़ा, आँवला) आधा तोला को गर्म जल से अथवा पंच सकार चूर्ण (सनाय, सौंठ, शिवा(हरड़), सेंधा नमक और सौंठ का मिश्रण) आधा तोला (6 ग्राम) के साथ आधा तोला

जामुन की गुठली का चूर्ण मिलाकर गर्म जल के साथ लेते रहने से उदर शुद्धि होकर वातिक कोप का शमन होता है।

(2) हरड़, बहेड़ा, आँवला, कड़वे नीम के पेड़ की छाल, मामेजवा और जामुन की गुठली बराबर भाग लेकर चूर्ण करके सुबह-शाम लेने से मधुप्रमेह (मीठा पेशाब) का रोग मिटता है।

(3) हरड़, बहेड़ा, जामुन की गुठली, सौंठ तथा गुड़मार बूटी सब 50-50 ग्राम लेकर कूटपीस कपड़छान कर लें। फिर इसे ग्वारपाठे के रस में मिलाकर, झरबेरी के बेर के बराबर गोलियाँ बनाएँ। 1-1 गोली दिन में 3 बार शहद के साथ लगातार दो माह तक सेवन करें।

(4) हरड़, बहेड़ा तथा छुआरा (गुठली रहित), तीनों को पीसकर चूर्ण बनाकर इसमें से आधा चम्मच चूर्ण गुनगुने पानी के साथ खायें।

(5) एक चम्मच त्रिफला चूर्ण तथा 3 ग्राम शुद्ध शिलाजीत का चूर्ण दोनों का सेवन नित्य रात्रि में दूध के साथ करने से मधुमेह रोग जाता रहता है।

(6) हरड़, बहेड़ा तथा आँवला 5-5 ग्राम, बरगद की छाल 400 ग्राम तथा जीरा 5 ग्राम, इन सभी को एक कप पानी में पकाएँ। इसके पश्चात उसे छानकर उसमें से 2 चम्मच दवा दोपहर के भोजन के बाद पिएँ। शीघ्र लाभ होगा।

(7) त्रिफला चूर्ण में 1 चम्मच करेले का रस मिलाकर सुबह-शाम सेवन करे। ऊपर से बेल की 4 पत्तियों और कालीमिर्च के दो दाने खाएँ। इससे लाभ होगा।

(8) हरड़, बहेड़ा, आँवला, नागरमोथा, देवदारू और दारूहल्दी प्रत्येक 100-100 ग्राम लेकर यवकुट करकर (मोटा-मोटा दरदरा कूटकर) सबको एक साथ मिलाकर रख लें। यह मिश्रण 120 ग्राम लेकर 4 गिलास पानी में डालकर मंदाग्नि (धीमी आँच) पर क्वाथ (काढ़ा) तैयार करें। जब 1 गिलास जल शेष बच जाये तब इस काढ़े को छानकर प्रातः खाली पेट और रात्रि में सोते समय सेवन करने से मधुमेह रोग में बहुत लाभ होता है।

विशेष

(1) अंग्रेजी दवाओं के साथ-साथ इसका भी सेवन किया जा सकता है। यह दुष्प्रभाव रहित सुरक्षित योग है।

(2) इस प्रयोग से उच्च रक्तचाप भी धीरे-धीरे खुद-ब-खुद नियंत्रित होने लगता है तथा मोटापा भी आश्चर्यजनक रूप से कम होता है।

(3) यह क्वाथ शरीर में विषतत्वों को पूर्णरूपेण बाहर निकालने में समर्थ है।

सावधानी—उक्त प्रयोग काल में मल-मूत्र आदि वेगों (हाजतों) को कदापि न रोकें अन्यथा हानि हो सकती है।

मेषशृंगी (गुड़मार)

कई स्थानों पर चिकित्सा वैज्ञानिकों ने परीक्षण करके यह नतीजा निकाला है कि मेषशृंगी में अकेले मधुमेह को नियंत्रण करने का चमत्कारी गुण है। डॉ. पी.पी. मिश्रा, डॉ. बी.आर. सेन गुप्ता आदि चिकित्साविदों ने सैकड़ों रोगियों पर इस वनस्पति का प्रयोग करके यह नतीजा निकाला कि इसके सेवन से रक्त शर्करा की मात्रा घट जाती है। इसके सेवनकाल में कोई विपरीत प्रभाव नहीं पाया गया है। यह 80 प्रतिशत तक कारगर है। मधुमेह के रोगियों पर इसका सार (एक्सट्रेक्ट, अर्क) 200 मि.ग्रा. की मात्रा में 3 बार दें। यसुलिन (Eusulin) नाम से इसके कैप्सूल बाजार में उपलब्ध हैं। गुड़मार नाम से वनस्पति प्रसिद्ध है। जिन्दल लिमिटेड गुड़मार नाम से इसके कैप्सूल तैयार करता है।

करेला—मधुमेह में करेले का प्रयोग (कैप्सूल)

मधुमेह में करेले का चमत्कारी प्रभाव होता है। एक ओर जहाँ इसके सेवन से इन्सुलिन के स्राव में वृद्धि होती है वहीं दूसरी ओर यह शरीर में जमा हुआ अतिरिक्त ग्लूकोज जलाने में मदद करता है। यही कारण है कि अब करेले कि गोलियाँ बाजार में मिलती हैं। जिन्दल हर्बल लिमिटेड करेले के कैप्सूल बेचती है। 1–1 कैप्सूल दो बार पानी के साथ। वैसे करेले का रस भी 1–2 चम्मच दिन में दो बार लिया जाता है लेकिन वह पीने में कड़वा होता है। अब इसके कैप्सूल आ जाने पर लोगों को लेने में सुविधा होगी और कड़वापन भी प्रतीत नहीं होगा।

नीम

मधुमेह में नीम का प्रभाव (कैप्सूल)—रक्तशोधन के रूप में नीम तो विश्वविख्यात है यही कारण है कि नीम को विदेशी कंपनियों ने पेटेण्ट करवा लिया है।

नीम एण्टी वायरल, एण्टीबैक्ट्रियल, एण्टी फंगल और एण्टी इन्फ्लेमेटोरी भी है। इसमें हेपाटिक प्रोटेक्टिव (Hepatic Protective), इम्युन मोडुलेटर (Immune Modulator) और ब्लड प्योरीफायर (Blood Purifier) के गुण तो हैं ही। प्रतिदिन नीम के 5 पत्ते प्रातःकाल चबाकर खाये जायें तो मधुमेह के रोगियों को अच्छा लाभ होता है। चूँकि इसके पत्ते कड़वे होते हैं अतः जिंदल हर्बल लिमिटेड ने इसके कैप्सूल तैयार किये हैं। जिन्हें 1–1 कैप्सूल की मात्रा में दो बार लेना होता है।

मेथी

मधुमेह में मेथी का प्रयोग (कैप्सूल)—मधुमेह में मेथी के सेवन से भी चमत्कारी लाभ होता है। नवीन शोधों से यह ज्ञात हुआ है कि मेथी मधुमेह रोगियों की रक्तशर्करा की मात्रा को नियंत्रित करती है तथा उसको बढ़ने से रोकती है। यह आँख, कब्ज, घुटनों तथा कमर के दर्द में भी लाभदायक है। 1–1 चाय का चम्मच दिन में 2 बार पानी के साथ

अथवा मेथी दाने 6 ग्राम को रात को पानी में भिगोकर सुबह छानकर पी लें तथा दानों को चबा लें। जिन्दल हर्बल लिमिटेड इसी नाम से इसके कैप्सूल बनाती है।

आमलकी अश्वगंधा योग—आँवले के चूर्ण को आँवलो के रस की 21 भावना देकर सुखाकर रख लें। उसमें समभाग अश्वगंधा चूर्ण मिला दें। यही आमलकी अश्वगंधा योग है। इसे 3-3 ग्राम की मात्रा में प्रतिदिन दो बार पानी या फीके दूध के साथ लें। इसे सामान्य शक्तिवर्धक योग के रूप में हर कोई ले सकता है।

बहुत बढ़िया योग है। इसके सेवन से निम्नरक्त चाप भी दूर हो जाता है।

आमलकी रसायन चूर्ण (धात्री रसायन चूर्ण)—आँवले का चूर्ण—बड़े, ताजे, रेशारहित बनारसी कलमी आँवले लें। उन्हें धोकर साफ करें। फिर स्टेनलेस स्टील के चाकू से काटकर गुठलियाँ निकाल लें। आँवले के टुकड़ों को छाया में सुखाएँ। अच्छी तरह सूख जाने पर पत्थर या स्टील के खरल में चूर्ण तैयार करें।

फिर से दूसरे ताजे, बड़े आकार के रसदार आँवले लाकर उनका रस निकाल लें। इस रस में आँवले का पहले वाला चूर्ण अच्छी तरह डुबाएँ। जब चूर्ण में रस अच्छी तरह मिल जाए तो चूर्ण को पुनः छाया में अच्छी तरह सुखा लें। यह एक भावना हुई।

इसी प्रकार से कुल 21 भावनाएँ देने पर अंत में पककर जो चूर्ण तैयार होगा उसका नाम 'आमलकी रसायन चूर्ण' अथवा 'धात्री रसायन चूर्ण' है। इस चूर्ण को काँच या चीनी मिट्टी के मर्तबान में भरकर रख लें।

सेवन विधि—यह चूर्ण घी और शहद (असमान मात्रा में) डालकर सुबह-शाम 3 से 5 ग्राम तक की मात्रा में ले सकते हैं। पानी के साथ भी ले सकते हैं।

विशेष—मधुमेह के लिए यह एक उत्तम दवा है। इसके सेवन से मधुमेह नहीं होता। यदि यह बीमारी हो भी गई हो तो जड़ से मिट जाती है। डायबिटीज की पुरानी बीमारी पर भी काबू पाया जा सकता है।

यह चूर्ण शक्ति, स्फूर्ति, दृष्टि, हृदय-बल, शरीर-बल, जातीय-बल और मनोबल में वृद्धि करता है। इस चूर्ण का सेवन कोई भी किसी भी वस्तु के साथ कर सकता है। इससे पाचन क्रिया अच्छी रहती है। कब्ज नहीं होती, रोगों का सामना करने की शक्ति प्राप्त होती है।

नोट—यह चूर्ण बाजार में तैयार मिलता है।

त्रिफला गूगल—डायबीटिज की शुरुआत हो ऐसे रोगियों को कड़क परहेज के साथ त्रिफला गूगल का नियमित लंबे समय तक सेवन करना चाहिए। त्रिफला गूगल की 2-2 गोली भूक्का करके पानी के साथ सुबह, दोपहर, शाम को लेनी चाहिए। साथ-साथ सुबह-शाम हल्दी, आँवले का चूर्ण समभाग मिश्रण में से एक-एक चम्मच चूर्ण पानी के साथ फाँक जाने का।

* त्रिबंग भस्म और मकरध्वज 1–1 रत्ती को मक्खन, मलाई, अंजीर या गूलर फल के साथ खाने से मधुमेह और बहुमूत्र रोग निश्चित रूप से मिट जाता है।
* 40 ग्राम हरी गिलोय के रस में में पाषाण–भेद और शहद 6–6 ग्राम मिलाकर 1 माह सेवन करने से मधुमेह रोग ठीक होता है।
* शीतल चीनी, गुड़मार बूटी, असगंध और शंखाहुली समान मात्रा में लेकर कूट–पीसकर चूर्ण बना लें। इसको 3–3 ग्राम की मात्रा में सुबह–शाम ताजे जल से सेवन करने पर मधुमेह रोग नष्ट हो जाता है।
* जामुन की गुठली का चूर्ण 200 ग्राम, नीम की निंबौली, वंशलोचन असली (100–100 ग्राम), मुक्ता भस्म और रूद्राभस्म 10–10 ग्राम लेकर इन सभी को एक साथ मिला लें तथा जामुन, नीम की छाल के क्वाथ की 3 भावना दें। तदुपरांत मिश्रण सूख जाने पर 600 मि.ग्रा. की मात्रा में सुबह–शाम जल से 2 मास तक सेवन करें, लाभ होगा।

भावना देना—औषधि के चूर्ण या भस्म को खरल में डालकर उसी औषधि के रस में (रबड़ी सा) गीला कर सुखाने को भावना देना कहते हैं। जितनी बार भावना देनी हो उतनी ही बार औषधि को उसी के स्वरस में गीला कर सुखाना चाहिए।

* शीतल चीनी, गुड़मार, असगंध, शंखाहूली सभी समभाग लेकर कूट पीसकर चूर्ण बना लें। सुबह–शाम 3–3 ग्राम की मात्रा में ताजा जल के साथ दें। मधुमेह में अत्यंत लाभकारी है।
* त्रिबंग भस्म, नाग भस्म 1–1 रत्ती , बंग भस्म 2 रत्ती, जामुन की गुठली का चूर्ण 3 माशा लेकर खरल करें, यह एक मात्रा है। इसे सुबह–शाम मधु के साथ चाटकर ऊपर से 1 पाव गौ दूध पिवें।
* महुआ की छाल 5 ग्राम एवम् काली मिर्च 1 ग्राम लें। दोनों को मिलाकर जल के साथ पीसकर पीना मधुमेहनाशक है।
* पानी के साथ जस्ता भस्म खाना मधुमेहनाशक है।
* अरणी का मूल का उकाला करके पीने से डायबिटीज मिटती है।
* मेथी के सेकें हुए दाने, कड़वे नीम का पत्ता, जामुन की गुठली, सुखा हुआ करेले का टुकड़ा, मामेजव का पान, सप्तरंगी का मूल, गुड़मार बुकी, गलो, करियातुं इन सभी को पीसकर भूक्का बना लें। इसका बारीक चूर्ण बनाकर 3 से 6 ग्राम सुबह खाली पेट या रात को सोते समय रोज लेना चाहिए।
* जामुन की गुठली की गिरी, कैथ (कपित्थ) फल का माँसल भाग, गुड़मार

के पत्तों का कल्क प्रत्येक 100 ग्राम, बेल के ताजे हरे पत्तों का कल्क 40 ग्राम, नाग भस्म और बंग भस्म प्रत्येक 20 ग्राम। इन्हे एक साथ काले पत्थर के उत्तम खरल में डालकर उदुम्बर के स्वरस में भली-भाँति घोटकर 50 मि.ग्रा. की गोलियाँ बना लें। (यदि 1-1 ग्राम की गोलियाँ बनायेंगे तो सूख कर 500 मि.ग्रा. की हो जाएगी)। सुबह-शाम 1-1 गोली उष्ण जल के साथ प्रयोग करना तो मूत्र एवं रक्त में शर्करा आने में लाभप्रद है।

* नीम-गिलोय काण्ड के छोटे-छोटे टुकड़े, छोटी हरड़, बहेड़ा और बीज निकाले आँवले, सेमल की छाल, हल्दी प्रत्येक 50 ग्राम तथा शुद्ध सूर्यतापी शिलाजीत 10 ग्राम और त्रिबंग भस्म 5 ग्राम। इनमें से काष्ठौषधियों को कूट-पीसकर कपड़छान सूक्ष्म चूर्ण बना लें। अब खरल में डालकर शिलाजीत और त्रिबंग भस्म को मिलाकर इतना घोटें कि समसर्वत्र हो जाये। अब इसमें आँवलों के ताजे फलों का स्वरस तथा सप्तरंगी का स्वरस की 2-2 भावनायें देकर निरंतर तब तक खरल करते रहें जब तक की गोली बनाने योग्य न हो जाये। फिर 500 मि.ग्रा. की गोलियाँ बनाकर सुखा लें।

  प्रयोग विधि—1 से 2 गोली प्रातः दोपहर एवं सायं को करेले के छिलके के स्वरस 15 मि.ली. के साथ प्रयोग करायें। मधुमेह की हर अवस्था में फलदायक है।

* मधुनाशिनी (गुड़मार) का पत्ता 100 ग्राम, जामुन का सूखा बीज का गर्भ तथा सोंठ दोनों 50-50 ग्राम का चूर्ण बनाओ। उसमें ग्वारपाठा का रस डालकर खरल करो। उसकी काली मिर्च जितनी गोली बनाकर सुखा लो। रोज 3-3 गोली दिन में पानी या शहद के साथ लें। (परीक्षित योग है)

* मधुनाशिनी (गुड़मार) का पत्ता 120 ग्राम, गलो चूर्ण 60 ग्राम, सूंठ चूर्ण 20 ग्राम, शिलाजीत 10 ग्राम, कांतालौह भस्म 6 ग्राम तथा जामुन के बीज का चूर्ण 50 ग्राम इन सभी को खरल में घूटकर, शीशी में भर लें। उसमें से 5 ग्राम दवा रोज दूध या पानी के साथ सेवन करने से मधुप्रमेह में लाभ होगा। (परीक्षित योग है)

* सप्तरंगी, जामुन की गुठली तथा सूखा लहसुन तीनों बराबर वजन लें। तीनों वस्तुओं का चूर्ण करकर शीशी भर लें। इसमें से 3 से 5 ग्राम दवा रोज सेवन करने से मधुमेह में लाभ होता है। इस दवा के सेवन से पेट में दाह हो तो बीच में दवा 2 या 4 दिन छोड़ देने का और दवा भोजन के बाद लेने का। (परीक्षित योग है)

* बेल पत्र (बीली का पत्ता), हल्दी, गलो, हरड़, बहेड़ा और आँवला हर एक 5-5 ग्राम लेकर अधकचरा पीस कर उसको 100 ग्राम पानी में भिगोकर रखो। सुबह वह दवा उसी पानी में ही मसल कर छान लो। आधी दवा सुबह और आधी दवा शाम को शहद डालकर पियें। (अनुभूत है।)
* बेल पत्र (बीली का पत्ता), नीम का पत्ता तथा तुलसी का पत्ता (तीनों सुखाकर) बराबर भाग लेकर उसका चूर्ण बनाने का। बाद में उसकी गोली बना लो। यह गोली 2 नग सुबह, शाम और दोपहर को लेने से रोग में लाभ होता है। (अनुभूत है।)
* त्रिफला चूर्ण 30 ग्राम, नागरमोथा, दारूहल्दी, इंद्रामणा का मूल, हल्दी, अर्जुनछाल और जामुन का बीज का मीज (गर्भ) यह हर एक 10-10 ग्राम चूर्ण करने का। बाद में 80 ग्राम शुद्ध शिलाजीत लेकर पीस लो, उसमें अनन्नास का रस डालकर, शिलाजीत घोल लो।

  बाद में तैयार चूर्ण खरल में डालकर, उसमें अनन्नास और शिलाजीत का मिश्रण डालकर उसकी चने जैसी गोली बना लो। सुबह-शाम दो-दो गोली गाय के दूध या पानी के साथ लेने से मधुमेह में लाभ होता है। (अनुभूत है।)
* सूखा करेला 80 ग्राम, शिलाजीत 30 ग्राम, त्रिबंग भस्म 20 ग्राम, लौह भस्म 10 ग्राम, शुद्ध अफीम 5 ग्राम, गुड़मार (मधुनाशिनी) 20 ग्राम, जामुन का सूखा बीज 40 ग्राम इन सभी को पीसकर उसका चूर्ण बनाकर उसमें ग्वारपाठा का रस जरूरत अनुसार डालकर, खरल में उसको घोंटकर 5-6 रत्ती की गोलियाँ बना लो। सुबह-शाम 4-4 गोली मोला (मलाई वगैर का) दूध या पानी के साथ लेने से मधुमेह में लाभ होगा। (अनुभूत है)
* शुद्ध शिलाजीत 40 ग्राम, नीम का पत्ता का चूर्ण 20 ग्राम, मधुनाशिनी का पत्ता का चूर्ण 20 ग्राम, मामेजवा का चूर्ण 40 ग्राम, करेले का चूर्ण 40 ग्राम, जामुन की गुठली का चूर्ण 20 ग्राम, जंगली जीरा (एक प्रकार का कड़वा जीरा आता है) 20 ग्राम, सप्तरंगी चूर्ण 40 ग्राम। इन सभी को पीसकर चूर्ण बना लो। इसमें से 3 से 5 ग्राम दवा रोज सुबह-शाम पानी के साथ लेने की। जिससे मधुमेह रोग मिटे। (अनुभूत है)
* गलो, हल्दी, बीलपत्र, चित्रकछाल यह हर एक 5-5 ग्राम तथा त्रिफला 15 ग्राम को अधकचरा पीसकर रात को 200 ग्राम पानी में भिगोकर सुबह उसको उकालकर, 100 ग्राम बाकी रखकर वह दो भाग में सुबह-शाम शहद डालकर पीने का। इससे मधुप्रमेह मिटेगा। (अनुभूत है)

* मधुमेह रोग में वसंतकुसुमाकर रस बहुत गुणकारी होता है। सुबह-शाम एक-एक रत्ती रस मधु में मिलाकर कुछ महीनों तक सेवन करना चाहिए। शर्करा पर लम्बे समय तक नियंत्रण बना रहता है। शारीरिक निर्बलता भी कम होती है।
* स्वर्ण माक्षिक भस्म आधी-आधी रत्ती और प्रवाल पिष्टी 2 रत्ती मात्रा में लेकर किसी खरल में पीसकर मधु के साथ सुबह-शाम सेवन कराने से बहुत लाभ होता है।
* मधुमेह रोगी को ब्राह्मी रसायन 15 मि. ग्राम. मात्रा में जल के साथ सेवन कराना चाहिए। मधुमेह रोग में शक्ति विकसित होती है और शर्करा पर नियंत्रण बना रहता है।
* चंद्रप्रभावटी की 1 गोली प्रातः और 1 गोली सायं को (सोने से 1 घंटा पहले) जल के साथ सेवन करने से बहुत लाभ होता है।
* सारस्वतारिष्ट और कुमारी आसव दोनों को 15-15 मि.ली. मात्रा में लेकर बराबर मात्रा में जल मिलाकर पीने से पाचन क्रिया रसलता से होने के कारण मधुमेह रोग में लाभ होता है।
* आरोग्यवर्धिनी वटी 2 गोली तथा चंद्रप्रभा वटी 2 गोली सुबह-शाम 4-4 चम्मच गिलोय स्वरस के साथ देने से मधुमेह व उसके उपद्रवों में लाभ होता है। एक माह तक देने के बाद रक्त शर्करा (Blood Glucose) की जाँच करायें।
* वसंत कुसुमाकर रस 1 रत्तीण गुड़मार बूटी का चूर्ण 1 माशा, जामुन की गुठली का चूर्ण 1 माशा, इन सबको मिलाकर खरल में पीसकर ऐसी दो मात्राएँ (खुराक) बनाएँ। एक प्रातः एक शाम को मधु के साथ सेवन करायें।
* पुनर्नवा मण्डुर 30 ग्राम, नागभस्म 7½ ग्राम, करेले के बीज (छिले हुए), जामुन की गुठली 50-50 ग्राम और नीम की निंबौली की गिरी 50 ग्राम मात्रा में मिलाकर, कूट-पीसकर बारीक चूर्ण बनाकर कपड़े से छान लें। इस औषधि को बराबर मात्रा में मिलाकर 60 पुड़ियाँ बना लें। सुबह और शाम जल के साथ 1-1 पुड़िया सेवन करने से बहुत लाभ होता है।
* मधुमेह रोग में पंचकर्म चिकित्सा से बहुत लाभ होता है क्योंकि पंचकर्म से शरीर की शुद्धि हो जाती है और उस स्थिति में औषधियों का पूरा प्रभाव होता है। पंचकर्म चिकित्सा में पहले शोधन क्रिया की जाती है। पंचकर्म में नीम के तेल का उपयोग किया जाता है। भाप स्नान से रोगी को पसीने दिलाकर

शरीर से दूषित अंश निष्कासित किए जाते हैं। इसके बाद वमन, विरेचन, बस्ति और रक्तमोक्षण क्रियाएँ की जाती हैं।

* पान अथवा शहद के साथ चार रत्ती बंग भस्म लेने से कुछ दिनों में शुगर अर्थात मधुमेह दूर हो जाता है।
* चार तोला हरी गिलोय का रस छः माशा शहद के साथ प्रातःकाल लेने से मधुमेह खत्म हो जाता है।
* कंघी बूटी के पत्ते छाया में सुखाकर महीन चूर्ण बना लें। 4–4 ग्राम सुबह–शाम मट्ठे के साथ दें।
* टॉनिक एसिड (माजू का सत्व) 1 ग्राम, मस्तगी 2 ग्राम चूर्ण बना ले। 500 मि.ग्रा. पानी के साथ दिन में दो बार दें।
* माजू, गंधक 1–1 ग्राम। रेवड़ियों व तिलों के साथ फाँके।
* गुड़मार बूटी के पत्तों को छाया में सुखाकर चूर्ण बना लें। 1 से 2 ग्राम या इसके ताजे पत्तों का स्वरस 15 से 30 मि.ली. प्रतिदिन 1–2 बार 3–4 मास तक प्रयोग कराने से मधुमेह रोग, चाहे मूत्र में शर्करा आना हो या रक्त में भली–भाँति आराम हो जाता है।

सावधानी—मूत्र एवं रक्त की परीक्षा प्रयोगकाल के बराबर करते रहें। जब रक्त में शर्करा की मात्रा नॉर्मल से बहुत कम हो जाये तो इस औषधि को तत्काल बंद करके 25 ग्राम ग्लूकोज जल में घोलकर पिलायें। जब दशा सामान्य हो जाये फिर यथोचित मात्रा में उपर्युक्त औषधि का प्रयोग करना प्रारम्भ कर दें।

* मधुनाशिनी (गुड़मार) के पत्तों का चूर्ण बनाकर सुबह–शाम 2–3 ग्राम जितना गाय के दूध या शहद के पानी के साथ लें।
* गलो सत्व डेढ़ ग्राम जितना ताजा पानी के साथ रोज लें।

***

21. मधुमेह में उपयोगी औषधि व्यवस्था पत्र

व्यवस्था पत्र—1

(1) वसन्त कुसुमाकर रस 120 मि.ग्रा. गुड़मार चूर्ण 1 ग्राम
गिलोयसत्व 510 मि.ग्रा. पीपलछाल चूर्ण 1 ग्राम
जामुनबीज चूर्ण 1 ग्राम
ऐसी 1-1 मात्रा सुबह-शाम हल्दी स्वरस के साथ चाटकर फीका दूध पी लें।

(2) आरोग्यवर्धिनी वटी 2 गोली रात को सोते समय गुनगुने जल के साथ।

(3) शुद्ध शिलाजीत 510 मि.ग्रा. दिन में 2 बार फीके दूध या पानी के साथ दें।

(4) चन्दनबालालाक्षादि तेल—गर्दन के नीचे सम्पूर्ण शरीर पर मालिश प्रतिदिन एक बार करे।

व्यवस्था पत्र—2

(1) पानवेली गोली 2-2 गोली 2 बार प्रातः नाश्ते से पहले तथा रात को सोने से पहले गुनगुने जल के साथ।

(2) इपिसुलिन कैप्सूल 2-2 कैप्सूल दोपहर एवम् रात्रि को भोजन के आधा घण्टे पहले पानी के साथ लें।

(3) शिलाजीत कैप्सूल (धनवन्तरि आरोग्य मंदिर, मिसरपुरा, पूरब काब-801104, विक्रम (पटना)) 2-2 कैप्सूल 2 बार सुबह नाश्ते के एक घण्टा बाद तथा शाम को 4-5 बजे फीके दूध या पानी के साथ लें। यदि यह धन्वन्तरि आरोग्य मंदिर का न मिले तो जिन्दल का लें।

व्यवस्था पत्र—3

(1) माइकोन कैप्सूल (जमना) 1-1 कैप्सूल दिन में 2 बार पानी के साथ सुबह-शाम दे।

(2) आरोग्यवर्द्धिनी वटी 1 गोली, चंद्रप्रभावटी 1 गोली।
ऐसी 1-1 मात्रा भोजन के 15 मिनट बाद दिन में 2 बार पानी के साथ।

व्यवस्था पत्र—4

(1) मधुनाश ग्रेन्यूल्स (उपकरण)—1-1 चम्मच 3 बार भोजन से पहले पानी के साथ।

(2) आरोग्यबर्धिनी वटी या हेपोलिव टेबलेट (उपकरण) 2-2 गोली 2 बार भोजन के पश्चात पानी के साथ।

(3) पानवेली चूर्ण 1 चम्मच रात को सोते समय गर्म पानी के साथ।

व्यवस्था पत्र—5

(1) प्रातः नाश्ते से आधा घण्टा पहले पानवेली चूर्ण 2 चम्मच गुनगुने पानी के साथ।

(2) प्रातः नाश्ते के एक घण्टा बाद –
गिलोय सत्व–½ ग्राम, वसन्त कुसुमाकर रस–1 गोली
चन्द्रप्रभावटी–2 गोली
एक कप फीके दूध के साथ।

(3) शिलाजित्वादि वटी–2 गोली 1 कप फीके दूध के साथ शाम 4–5 बजे।

(4) पानवेली चूर्ण 2 चम्मच गुनगुने पानी के साथ रात को सोने से पहले।

व्यवस्था पत्र—6

(1) इपिसुलिन कैप्सूल (स्वास्तिक) 2–2 कैप्सूल दोपहर एवम् रात्रि को भोजन से आधा घण्टा पहले पानी के साथ दें।

(2) पानवेली चूर्ण 2 चम्मच रात को सोते समय गुनगुने जल के साथ।

(3) वसन्त कुसुमाकर रसह्न1 गोली, गिलोय सत्व–½ ग्राम
चन्द्रप्रभावटी—2 गोली
प्रातः काल फीके दूध के साथ।

व्यवस्था पत्र—7

(1)

आँवला स्वरस	2 चम्मच	चन्द्रप्रभावटी	2 गोली
गिलोय स्वरस	2 चम्मच	हरिद्रा चूर्ण	½ ग्राम

ऐसी 1–1 मात्रा सुबह–शाम

(2) आरोग्यवर्धिनी वटी 2 गोली रात को सोते समय हल्के गर्म (गुनगुने) जल के साथ।

(3) शिवागुटिका 2–2 गोली भोजन के आधा घण्टा पहले करेले के स्वरस के साथ दिन में 2 बार लें।

व्यवस्था पत्र—8

(1) आयुलिव कैप्सूल (आयुलैब्स) 1–1 कैप्सूल 3 बार भोजन से आधा घण्टा पहले पानी के साथ दें।

(2) लिमिट कैप्सूल (आयुलैब्स) 1–1 कैप्सूल 3 बार भोजन के आधे घण्टे बाद पानी के साथ दें।

(3) वसन्त कुसुमाकर रस–1 गोली प्रातः 8 या रात को सोते समय एक कप फीके दूध के साथ लें।

व्यवस्था पत्र—9

(1) डायबेटल एच ग्रेन्यूल्स (हर्बो) 1–1 चम्मच दिन में 3 बार भोजन से 15 मिनट पूर्व पानी के साथ लें।

(2) वसन्त कुसुमाकर रस 1 गोली प्रातः फीके दूध के साथ लें।

व्यवस्था पत्र—10

(1)

वसन्त कुसुमाकर रस	130 मि.ग्रा.	गिलोय सत्व	255 मि.ग्रा.
रोप्य भस्म	130 मि.ग्रा.	प्रवालचन्द्रपुटी भस्म	130 मि.ग्रा.
त्रिबंग भस्म	130 मि.ग्रा.	जामुन बीज चूर्ण	510 मि.ग्रा.

ऐसी एक-एक मात्रा प्रातः 6 बजे एवं सायं 6 बजे करेले के स्वरस 1-1 चम्मच में मिलाकर चटायें।

(2) पानवेली सुपर कैप्सूल 1-1 कैप्सूल दोपहर एवं रात्रि को भोजन के आधा घण्टा पहले गुनगुने जल के साथ लें।

(3) चन्द्रप्रभावटीह्व2 गोली, जिन्दल शिलाजीत कैप्सूल 2 कैप्सूल रात को सोते समय एक कप फीके दूध के साथ लें।

व्यवस्था पत्र—11

(1)

चंद्रप्रभावटी	255 मि.ग्रा.	पुष्पघन्वा रस	255 मि.ग्रा.
आरोग्यवर्धिनी वटी	255 मि.ग्रा.	गिलोय सत्व	255 मि.ग्रा.

ऐसी 1-1 पुड़ियाँ सुबह-शाम।

(2) शिवायु मधुमेहारी चूर्ण 1-1 चम्मच भोजन से पहले दिन में 2 बार गुनगुने पानी के साथ।

व्यवस्था पत्र—12

(1) डाइबैक्स कैप्सूल (श्री जयशंकर आयुर्वेद भवन):- 2-2 कैप्सूल सुबह, दोपहर एवं रात्रि के भोजन के पहले पानी के साथ।

(2) आरोग्यवर्धिनी वटीह्व1 गोली, चंद्रप्रभावटीह्व1 गोली
ऐसी 1-1 मात्रा दिन के भोजन के बाद पानी के साथ।

(3) वसन्तकुसुमाकर रस 1 गोली प्रातः फीके दूध के साथ।

व्यवस्था पत्र—13

(1) आँवला कैप्सूल (जिन्दल)ह्व1 कैप्सूल
शिलाजीत कैप्सूल (जिन्दल)ह्व1 कैप्सूल
करेला कैप्सूल (जिन्दल)ह्व1 कैप्सूल, गुड़मार कैप्सूल (जिन्दल)ह्व1 कैप्सूल
नीम कैप्सूल (जिन्दल)ह्व1 कैप्सूल, मेथी कैप्सूल (जिन्दल)ह्व1 कैप्सूल
ऐसी 1-1 मात्रा दोपहर एवं रात्रि के भोजन के बाद पानी के साथ।

(2) वसन्तकुसुमाकर रस-1 गोली, चन्द्रप्रभा वटी 2 गोली
गिलोय सत्व-½ गोली
ऐसी 1-1 मात्रा प्रातः फीके दूध के साथ।

(3) शिवायु मधुमेहारी चूर्ण 1 चम्मच सायंकाल भोजन के पहले पानी के साथ।

व्यवस्था पत्र—14

(1) मधुदोषान्तक (जमना फार्मास्युटिकल्स)ह्र2–2 चाय चम्मच प्रात एवं रात्रि गर्म जल के साथ।

(2) विमटोन टेबलेट (जमना)ह्र2–2 गोली भोजन के पहले पानी के साथ।

(3) आराम चूर्ण (जमना)ह्र1 चम्मच रात को सोते समय गर्म पानी के साथ।

(4) वसन्त कुसुमाकर रस–1 गोली व चंद्रप्रभावटी–2 गोली
गिलोयसत्व–255 मि.ग्रा.
ऐसी 1 मात्रा प्रातःकाल फीके दूध के साथ।

व्यवस्था पत्र—15

(1) डायबकोन (हिमालया)ह्र2–2 गोली 3 बार पानी के साथ।

(2) चन्द्रप्रभावटी 2 गोली, आरोग्यवर्धिनी वटी 1 गोली
ऐसी 1–1 मात्रा भोजन से पहले पानी के साथ।

(3) वसन्तकुसुमाकर रस 1 गोली दिन में 2 बार प्रातःकाल फीके दूध के साथ।

व्यवस्था पत्र—16

(1) डायबोरिलैक्स कैप्सूल (जिन्दल)ह्र2–2 कैप्सूल दिन में 3 बार पानी के साथ।

(2) वसन्तकुसुमाकर रस–1 गोली, गिलोयसत्व–½ ग्राम
प्रातःकाल फीके दूध के साथ।

व्यवस्था पत्र—17

(1) मधुमेहारी टिकिया (पटियाला)ह्र2–2 गोली भोजन के 15 मिनट बाद हल्दी के पानी के साथ।

(2) शिलाजीत कैप्सूल (जिन्दल)ह्र1 कैप्सूल,
आँवला कैप्सूल (जिन्दल)ह्र1 कैप्सूल
रात को सोते समय पानी के साथ।

(3) चन्द्रप्रभावटी 2–2 गोली 2 बार चबाकर पानी के साथ।

व्यवस्था पत्र— 18

(1) सुगरविन कैप्सूल (जिन्दल)ह्र2–2 कैप्सूल सुबह–शाम पानी के साथ।

(2) आरोग्यवर्धिनी वटीह्र1 गोली, चंद्रप्रभावटीह्र2 गोली
ऐसी 1–1 मात्रा 2 बार पानी के साथ।

नोट

(1) औषधियों का सेवन शर्करा नियंत्रण में आने के बाद बन्द कर देना चाहिए। शर्करा को घरेलू इलाज और खान–पान में बदलाव द्वारा ही नियंत्रण में रखना चाहिए।

***

22. मधुमेह की आहार चिकित्सा

नीबू

(1) मधुमेह में प्यास अधिक लगती हो तो पानी में नीबू निचोड़कर पीने से लाभ होता है। उबलते हुए एक गिलास पानी में एक नीबू निचोड़कर पी सकते हैं। शक्कर और नमक न मिलायें। ये स्वास्थ्य के लिए हानिकारक हैं।

(2) मधुमेह रोग से पीड़ित स्त्री पुरुषों को प्रतिदिन जल में नीबू का रस मिलाकर पीने से बहुत लाभ होता है। यह वर्षाऋतु में अवश्य लें।

(3) मूली, खीरे, प्याज व ककड़ी का सलाद बनाकर उसमें नीबू का रस मिलाकर खाने से मधुमेह रोग में बहुत लाभ होता है।

(4) नीबू के रस में प्याज के छोटे–छोटे टुकड़े डालकर खाने से मधुमेह रोग में बहुत लाभ होता है। इसमें सेंधा नमक बहुत कम मात्रा में मिलाना चाहिए।

(5) नीबू की शिकंजी मधुमेह रोग में बहुत लाभ पहुँचाती है। प्यास को कम करती है। लेकिन शिकंजी में चीनी का इस्तेमाल नहीं करना चाहिए। अल्प मात्रा में सेंधा नमक का इस्तेमाल कर सकते हैं।

(6) अनार के रस में नीबू का रस मिलाकर लेने से मधुमेह रोग में लाभ होता है।

(7) आँवले के फूलों को छाया में सुखाकर, कूट पीसकर खूब बारीक चूर्ण बनाकर रखें। 3 ग्राम चूर्ण प्रतिदिन नीबू के रस मिले जल के साथ सेवन करने से मधुमेह रोग में बहुत लाभ होता है।

(8) प्रतिदिन 5 ग्राम करेलों के रस में नीबू का रस और जल मिलाकर पीने से मधुमेह में शर्करा का प्रकोप कम होता है। करेले का रस अधिक कड़वा लगे तो उसमें थोड़ा सा शुद्ध मधु मिला सकते हैं।

(9) 1 कप भर पीने लायक गुनगुने दूध में आधा नीबू निचोड़कर दूध फटने से पहले ही सेवन करने से शर्करा में होने वाला रक्तस्राव तुरंत बंद हो जाता है।

(10) 250 ग्राम नीबू का जितना रस निकले उसमें छोटी कोड़ी को (जो ऊपर से पीली हो) स्वच्छ करकर डाल दें। प्रातः छानकर रस पी जायें। सात दिन तक इस प्रयोग को करें। मधुमेह जड़ से चला जाता है।

नारंगी

मधुमेह के रोगी को नारंगी कम मात्रा में दे सकते हैं।

आम

(1) आम और जामुन का रस समान भाग मिलाकर कुछ दिनों तक पीने से मधुमेह रोग ठीक हो जाता है।

(2) आम की गुठली का चूर्ण बनाकर तीन ग्राम की मात्रा में दिन में तीन अथवा चार बार पानी के साथ सेवन करने से रोगी को लाभ होता है। मूत्र में शर्करा की मात्रा कम हो जाती है। रोगी की शान्त न होने वाली प्यास बुझ जाती है।

(3) छाया में सुखाये हुए आम के एक तोला पत्तों को आधा सेर (500 ग्राम) पानी में उबालकर आधा पानी शेष रहने पर कपड़े से छानकर सुबह-शाम पीना मधुमेहनाशक है।

जामुन

(1) आम और जामुन का रस समान मात्रा में मिलाकर कुछ दिनों तक पीने से मधुमेह रोग ठीक हो जाता है।

(2) मधुमेह के रोगियों को नित्य जामुन खाना चाहिए। जामुन की गुठली का चूर्ण आधा चम्मच शाम को पानी के साथ लेने से मूत्र में शर्करा आना (मधुमेह रोग) ठीक हो जाता है।

(3) जामुन के चार हरे और नर्म पत्ते बारीक कूटकर 60 ग्राम जल में रगड़कर छानकर प्रातःकाल निरंतर 10 दिन पिएँ। तदुपरांत इस प्रयोग को प्रत्येक 2 माह (महीने) बाद 10 दिन करें। जामुन के पत्तों का यह रस मधुमेह रोग में अत्यंत गुणकारी है। रोग की प्रारम्भिक अवस्था में जामुन के पत्ते 4-4 नग सुबह-शाम चबाकर खाने से तीसरे दिन ही मधुमेह रोग में लाभ होता है।

(4) जामुन के अच्छे पके फल 60 ग्राम लेकर 300 ग्राम उबलते हुए जल में डालकर ढक दें और 30 मिनट बाद जामुन को मसलकर छान लें। इसके 3 भाग करके 1-1 मात्रा दिन में 3 बार सेवन करने से डायबिटीज के रोगी के मूत्र में शर्करा बहुत कम हो जाती है। नियमपूर्वक जामुन के फलों के मौसम में कुछ समय तक निरंतर इसे सेवन करने से रोगी बिल्कुल रोग रहित (स्वस्थ) हो जाता है।

(5) जामुन के फलों की गिरियाँ (गुठली) को छाया में सुखाकर चूर्ण बनाकर प्रतिदिन सुबह-शाम 3-3 ग्राम की मात्रा में कम से कम 21 दिन तक लेते रहने से मधुमेह रोग दूर हो जाता है और मूत्र घटता है।

(6) जामुन का आसव (विनेगार) 1–1 तोला दिन में 3 बार लेते रहने से मधुमेह मिट जाता है। आसव सर्दी (ठंडी) की ऋतु में लेना चाहिए।

(7) गुड़मार बूँटी, जामुन की गुठली दोनों सममात्रा में लेकर कूट–पीसकर चूर्ण बनाकर रख लें। इसे 6 ग्राम की मात्रा में सुबह–शाम गर्म पानी के साथ नित्य सेवन करें। लाभप्रद है।

(8) दो तोला (24 ग्राम) जामुन की छाल खाने से अथवा जामुन की गुठली का 2 से 5 ग्राम चूर्ण खाने से मधुप्रमेह में लाभ होता है।

(9) जामुन की गुठली और हरिद्रा की बराबर मात्रा लेकर कूट–पीसकर चूर्ण बनाकर शहद के साथ चाटे अथवा आधा चम्मच छाछ के साथ पिएँ। मधुमेह कितना ही भयंकर क्यों न हो कट जाएगा। (ये सभी औषधियाँ आयुर्वेद पंसारी के यहाँ सहज उपलब्ध हैं।)

(10) जामुन के बीज 200 ग्राम, नीम की गिलोय 50 ग्राम, हल्दी 50 ग्राम और काली मिर्च 50 ग्राम कूटकर वस्त्र से छान डालिए। इस चूर्ण को जामुन के रस में खूब घोंटकर सुखा लीजिए और एक बोतल में भरकर रख दें। पाव–आधा तोला चूर्ण सुबह–शाम पानी के साथ लम्बे समय तक लेने से मधुमेह में निश्चित रूप से फायदा होता है।

(11) गुड़मार बूँटी 2 भाग, सौंठ 1 भाग, जामुन के बीज की गिरी (गुठली) 1 भाग, इन्हें चूर्ण करें। 1 से 2 माशा चूर्ण दूध के साथ लें।

खजूर

6 खजूर 500 ग्राम दूध में उबालकर सर्दियों में सेवन करें। बहुत ताकत देंगे। मधुमेह और ऐसे रोग जिनमें मीठा खाना हानिकारक होता है और रोगी मीठा खाने की इच्छा व्यक्त करता है, वहाँ खजूर का सेवन कर सकते हैं। खजूर मीठा होता है।

गूलर

इसके फल का चूर्ण एक चम्मच, एक कप पानी के साथ सुबह–शाम लेने से मूत्र में शक्कर आना बंद होता है। इसे 21 दिन तक लेकर मूत्र की जाँच करा लें। यदि शक्कर नहीं निकले तो प्रयोग बंद कर दें।

इसके फल का उपयोग करते समय कीड़े देख लेना चाहिए और अगर हो तो कीड़े अलग कर फलों को सुखा लेना चाहिए। सुखाकर इसको महीन चूर्ण करके शीशी में भर ले।

चालमोगरा

फल की मज्जा (मींगी) का चूर्ण एक चम्मच की मात्रा दिन में 2–3 बार सेवन

करने से चीनी की अधिकता कम होती है। प्रयोग नियमित रूप से जारी रखते हुए हर हफ्ते चीनी की मात्रा की जाँच अवश्य कराएँ। सामान्य आ जाने पर प्रयोग बंद कर दें।

आँवला

(1) ताजे आँवले के रस में शहद मिलाकर पीने से मधुमेह ठीक हो जाता है। दो चम्मच ताजे आँवले के रस में दो चम्मच शहद मिलाकर ले सकते हैं।

(2) सूखे आँवले और जामुन की गुठली समान मात्रा में पीस लें। इसकी दो चम्मच प्रातः भूखे पेट पानी से नित्य फॉकी लें। मधुमेह में लाभ होगा।

(3) ताजे आँवलों का स्वरस तथा ताजे बेल के पत्तों का स्वरस प्रत्येक 15 मि.ली. एक साथ मिलाकर प्रातः, दोपहर एवम् सायं पिलाने से मधुमेह रोग तो दूर होगा ही, साथ ही आयु और यौवन भी स्थिर रहेगा।

(4) सूखे आँवले और सौंफ 100–100 ग्राम लेकर पीस लें। इस चूर्ण को 6–6 ग्राम की मात्रा में सुबह–शाम दिन में 2 बार खाने से 3–4 माह में मधुमेह रोग नष्ट हो जाता है।

(5) आँवले का रस, जामुन के पत्तों का रस और बेल के पत्तों का रस (प्रत्येक बराबर मात्रा में मिला लें।) इसको प्रतिदिन प्रातःकाल 1 चाय के चम्मच भर की मात्रा में सेवन करने से मधुमेह रोग भाग जाता है। रस प्रतिवार (प्रत्येक सप्ताह) नया व ताजा बनाकर ही प्रयोग करें। इसका सेवन तीन महीने तक करें।

(6) आँवला 40 ग्राम, जामुन की गुठली 40 ग्राम, नीम की पत्तियाँ 40 ग्राम, गुड़मार 20 ग्राम, बेलपत्र 20 ग्राम तथा सूखा करेला 20 ग्राम लेकर इन सभी को बारीक पीसकर बोतल में भर लें। प्रतिदिन एक–एक छोटे चम्मच की मात्रा सुबह–शाम सेवन करें। डायबिटीज को जड़ से खत्म करने के लिये यह एक अच्छा प्रयोग है। इस प्रयोग से प्रमेह की बीमारी भी खत्म हो जाती है।

(7) आँवला, हल्दी, नीम की हरी छाल, मामेजवा और जामुन की गुठली को समान मात्रा में लेकर तीन ग्राम चूर्ण सुबह–शाम शहद के साथ चाटें। मधुमेह में इससे बहुत फायदा होता है। इसमें गिलोय, बेलपत्र, हर्र और बहेड़ा भी डाल सकते हैं। इससे प्रमेह की बीमारी ठीक हो जाती है।

(8) आमलक तेल—बाजार से बड़े ताजे, रसदार, कलमी आँवले ले आएँ। गुठलियाँ निकाल कर 250 ग्राम आँवलों को कद्दूकश पर कस लें। 1 लीटर काले तिल का तेल लें। आँवलों का रस 4 लीटर लें। सारी सामग्री स्टील या कलई वाले पीतल के बर्तन में डालकर धीमी आँच पर पकाएँ। बर्तन का ढक्कन न लगाएँ। जब रस जल जाए और तेल बच जाए अर्थात तेल की सुगन्ध आने लगे और तेल के ऊपर

पानी का अंश दिखाई न दे, तो समझ लें तेल पक गया है। शुद्ध तेल 1 लीटर ही रह जाएगा। अब इसे अच्छी तरह कपड़े से छानकर काँच की बोतल में भर लें। यह आमलक तेल यहाँ उपयोगी है। दाल या सब्जी में प्रतिदिन एक चम्मच तेल लेने से डायबिटीज नहीं होगा। स्वास्थ्य में सुधार होता है। मनुष्य दीर्घायु होता है। डायबिटीज के पुराने रोगियों को किसी भी रूप में एक दो चम्मच आमलक तेल आहार में लेना चाहिए। इसका उपयोग दाल, सब्जी, खिचड़ी के साथ किया जा सकता है अथवा दाल या सब्जी के छोंकने में भी इसका उपयोग किया जा सकता है।

(9) पाँच ग्राम आँवले और पाँच ग्राम हल्दी मिलाकर शुद्ध शहद के साथ दिन में एक बार लेने से मधुमेह (डायबिटीज) की बीमारी में आशातीत लाभ होता है।

(10) यदि आँवले का मौसम हो तो दो चम्मच आँवले का रस और दो चम्मच कच्ची हल्दी का रस शहद के साथ लेने से प्रमेह मिटता है। इन्सुलिन की मात्रा में कमी की जा सकती है। डायबिटीज नियंत्रण में आ जाता है। सभी प्रकार के मूत्र विकारों से छुटकारा मिल जाता है।

(11) आँवले का रस 10 ग्राम, हल्दी चूर्ण 10 ग्राम और गिलोय का रस 10 ग्राम मिलाकर सुबह-शाम लेने से डायबीटिज में जल्दी फायदा होता है। प्रमेह भी चला जाता रहता है। 1-1 ग्राम की मात्रा दिन में तीन बार लें।

(12) आँवला, हल्दी, गिलोय, गोखरू और शंखपुष्पी समान मात्रा में लेकर बारीक चूर्ण बना लें। यह चूर्ण प्रतिदिन सुबह-शाम एक या दो चम्मच गाय के घी या शहद या ठण्डे पानी से लें।

शरीर से मोटे स्त्री-पुरुषों की चर्बी घट जाती है। श्वास का नियमन होता है। हाइपरटेन्शन (हाईब्लडप्रेशर) दूर होता है। कैंसर में फायदा होता है। डायबिटीज, हाईब्लडप्रेशर तथा हृदयरोग वाले मरीजों को लाभ होता है। रोग प्रतिरोधक शक्ति में वृद्धि होती है।

(13) आँवला, जामुन की गुठली, आम की घुटली, हल्दी का चूर्ण अलग-अलग बना लें। प्रत्येक चूर्ण आधा चम्मच लें। इन सभी को मिलाकर दो पुड़ियाँ बनाएँ। दोपहर और रात को भोजन के बाद एक-एक पुड़िया पानी के साथ लें। इसके सेवन से डायबिटीज, बहुमूत्रता, मूत्रदाह आदि में अच्छा फायदा होता है।

(14) डायबिटीज की बीमारी में आँवला तथा नीबू के रस में शहद मिलाकर रोगी को देने से लाभ होता है। यदि नींबू न मिले तो केवल आँवले के रस में शहद मिलाकर दिया जा सकता है।

(15) डायबिटीज के रोगी के लिये एक सरल इलाज है – बड़ी हरड़ का छिलका, जामुन की गुठली, गुड़मार तथा करेला छाया में सुखाएँ। सूख जाने पर उन्हें पीसकर आँवले के रस में घोटें। आधा किलोग्राम करेले के रस में यह चूर्ण डालकर धीमी आँच पर पाँच-सात बार खौलाएँ। करेले का रस जल जाने पर गाढ़ी लुगदी से मटर जितनी छोटी-छोटी गोलियाँ बना लें। सुबह-शाम एक-एक गोली दूध के साथ लेते रहें। इससे बहुत फायदा होगा।

(16) हल्दी तथा आँवले का चूर्ण मिलाकर नियमित रूप से लेते रहने से डायबिटीज नियंत्रण में आ जाती है। इससे प्रमेह भी दूर हो जाता है।

(17) आँवले के चूर्ण को भिगोकर रखिये। फिर उसे छानकर उसमें नीबू का रस निचोड़कर सुबह उठते ही पी लीजिए।

(18) आँवला, हल्दी और मेथी—तीनों को समभाग मात्रा में लेकर कूट-पीसकर चूर्ण बना लें। इस चूर्ण को अगर मधुमेह का रोगी सुबह, दोपहर, शाम को पानी के साथ एक चम्मच भर सेवन करें, तो वह दो महीने के भीतर मधुमेह के रोग से मुक्त हो जाता है।

(19) हरड़, बहेड़ा, आँवला, कड़वे नीम की अंतरत्वचा, मामेजवा और जामुन की गुठली समभाग में लेकर, चूर्ण बनाकर सुबह-शाम लेने से मधुमेह मिटता है।

(20) ताजे आँवलों का स्वरस तथा ताजे बेल के हरे पत्तों का स्वरस प्रत्येक 15 मि.ली. एक साथ मिलाकर प्रातः, दोपहर एवम् शाम पिलाने से मधुमेह रोग तो दूर होगा ही, साथ ही आयु और यौवन भी स्थिर रहेगा।

(21) सूखे आँवलों का चूर्ण 50 ग्राम, हल्दी और मोचरस प्रत्येक 100 ग्राम लेकर चूर्ण बना लें। अब इन तीनों को एक साथ भली-भाँति मिलाकर काँच की बोतल में सुरक्षित रखें। आवश्यकतानुसार 1-2 ग्राम चूर्ण मधु मे मिलाकर प्रातः, दोपहर और सायं चटायें। ऐसा 40 दिन तक निरंतर प्रयोग कराते रहें तथा मीठे पदार्थ चाय, कॉफी, मिठाइयाँ, सफेद चीनी आदि से पूर्ण परहेज करायें। मधुमेह में उत्तम लाभ होता है।

(22) आँवला, नीम गिलोय, मेथी दाना, जामुन बीज, सूखे नीम पत्र, सूखा करेला, हल्दी, तेजपत्र और बेल पत्र (प्रत्येक समान मात्रा में लेकर) कूट-पीसकर महीन चूर्ण तैयार करें।

(23) इस बीमारी में आँवले का नियमित सेवन बहुत गुणकारी होता है क्योंकि इसका रस खून में शक्कर को बढ़ने नहीं देता।

(24) बड़ी हरड़ का छिलका, जामुन की गुठली, गुड़मार बूटी और करेले के बीज— छाया में सूखाकर बारीक कूट-पीस लें। उन्हें आँवले के रस में खरल करें और

करेलों का रस मिलाकर इस चूर्ण को हल्की आग पर 5–7 बार उबाल दे फिर दोबारा से आँवले के रस में घोंटकर चने के आकार की गोलियाँ बना लें। सुबह-शाम 1–1 गोली शहद के साथ सेवन करते रहने से कुछ सप्ताह में मधुमेह रोग नष्ट हो जाता है।

(25) मधुमेह रोगी को प्यास बुझाने के लिये आँवलों का रस ही पीना चाहिए। इससे शीघ्र लाभ होता है।

दही

केवल दही, फल, साग सब्जियाँ खाकर दो-तीन सप्ताह रहने से मूत्र से चीनी गायब हो जाती है। मिठाइयाँ खाने पर वापस चीनी निकलना चालू हो जाती है। इसलिए रोटी और चावल के साथ चौगुनी तरकारियाँ खानी चाहिएँ।

खजूर

मधुमेह रोगी एक-दो खजूर (थोड़ी मात्रा) में ले सकते हैं। मधुमेह रोगी को मीठा खाने की इच्छा हो तो वह थोड़ी मात्रा में खजूर खा सकता है। खजूर गुण में शीतल है, लोग खजूर को गर्म मानते हैं। परन्तु आयुर्वेद ने खजूर को शीतल कहा है। खजूर हृदय के लिए हितकारी है। खजूर कामशक्तिवर्धक भी है। खजूर एक उत्तम पोषक खाद्य है। इसमें कार्बोहाइड्रेट का परिमाण बहुत है, परन्तु वह फलशर्करा के रूप में होने से शरीर में आराम से शोषित हो जाता है। इस पोषक, शक्तिदायक फलशर्करा के कारण उत्तम श्रमहर है। इसके सेवन से 'थकान' जल्दी से कम हो जाती है। आचार्य चरक ने भी खजूर को 'श्रमहर' द्रव्य में गिना है।

हल्दी

(1) यदि बार-बार और अधिक मात्रा में पेशाब आये, प्यास लगे तो आठ ग्राम पीसी हुई हल्दी नित्य दो बार पानी के साथ फाँकी लें अथवा आधा चम्मच शहद मिलाकर चाटें, लाभ होगा।

(2 हल्दी और आँवला बराबर भाग लेकर महीन चूर्ण कर लें। 3–3 ग्राम 3 बार प्रतिदिन पानी के साथ लें। शर्करा सामान्य हो जाएगी।

(3) 3 ग्राम हल्दी के चूर्ण में 2 चम्मच मधु मिलाकर चाटकर खाने से मधुमेह का प्रकोप कम होता है। यह 3 माह तक लें।

(4) कच्ची हल्दी 3 ग्राम और ताजे आँवले 5 ग्राम पीसकर प्रतिदिन सेवन करने से मधुमेह का प्रकोप कम होता है। कच्ची हल्दी एवं आँवला मधुमेह में नित्य लें।

(5) हल्दी का 3 ग्राम चूर्ण जल के साथ सेवन करने से बार-बार मूत्र त्याग की विकृति कम होती है।

(6) करेलों को हल्दी, प्याज व दूसरे मसालों के साथ पकाकर, सब्जी बनाकर खाने से मधुमेह रोगी को बहुत लाभ होता है। हल्दी व करेलों का रस मधुमेह रोग को नष्ट करता है।

(7) हल्दी और मेथी के दाने बराबर-बराबर मात्रा में कूट-पीसकर बारीक चूर्ण बना लें। इस चूर्ण को कपड़े से छानकर रखें। प्रतिदिन 3 ग्राम चूर्ण जल के साथ सेवन करने से मधुमेह रोग में बहुत लाभ होता है।

(8) हल्दी रक्त में बढ़ते हुए ग्लूकोज को कम करती है। कच्ची ताजा हल्दी की सब्जी या चटनी नित्य खायें या आधा चम्मच रस पियें।

(9) पिसी हल्दी और मेथी एक-एक चम्मच एक मुट्ठी भुने चनों पर डालकर नित्य खायें, मधुमेह में लाभ होगा।

(10) 500 ग्राम (आधा किलो तक) हल्दी को बारीक पीसकर ढाई किलोग्राम गाय के दूध में भिगों दें। बहुत धीमी आग पर गर्म करें। 5-6 उबाल आने के पश्चात उतार लें। ठण्डा होने पर दही जमा दें। इस दही को बिलोकर मक्खन निकालें और घी बना लें। 3-6 ग्राम की मात्रा में इस घी को प्रातः, सायं सेवन करने से मधुमेह शीघ्र नष्ट हो जाता है।

(11) हल्दी, मेथी, आँवला और हरड़ को समान मात्रा में कूट-पीसकर चूर्ण बना लें। यह 10 ग्राम चूर्ण सुबह-शाम ताजे पानी के साथ सेवन करते रहने से मधुमेह रोगी का जीवन आराम से कट जाता है।

(12) प्रातःकाल खाली पेट 2 करेलों के रस में 3 ग्राम हल्दी मिलाकर कुछ सप्ताह तक नियमित रूप से सेवन करते रहने से बहुत लाभ मिलता है।

(13) बारह ग्राम शहद में तीन ग्राम पिसी हुई हल्दी मिलाकर थोड़ा-थोड़ा लेकर चाटना चाहिए। पूरी तरह से रोग मुक्त होने के लिये तीन मास तक इस क्रिया को करते रहें। इसके साथ ही सुबह दो करेलों का रस निकालकर पीना चाहिए और करेले को पीसकर प्याज तथा घी में मिलाकर सब्जी बनाकर नाश्ते के साथ खाना चाहिए। जिसमें भी हल्दी अवश्य डालें।

(14) हल्दी 12 ग्राम, गुड़मार बूटी 30 ग्राम, बहेड़ा का छिलका तथा जामुन की गुठली-24-24 ग्राम—इन सबको बारीक पीस लें। रोज सुबह-शाम 3 ग्राम चूर्ण ताजा पानी से 10 दिन तक पीएँ।

बीलपत्र

(1) 15 पत्ते बीलपत्र (जो शिवजी को चढ़ाते हैं) और 5 कालीमिर्ची पीसकर चटनी बनाकर, एक कप पानी में घोलकर पीने से मधुमेह (पेशाब और रक्त में शक्कर

आना) ठीक हो जाता है। यह लंबे समय एक-दो साल लेने से स्थायी रूप से मधुमेह ठीक हो जाता है।

(2) बीलपत्र स्वरस ढाई तोला को मधु के साथ सूर्योदय के पूर्व नित्य पीने से पेशाब में जाने वाली शर्करा 15 दिन में निरस्त हो जाती है।

(3) बेलपत्र 10, नीम पत्र 10 तथा तुलसी पत्र 5 पीसकर गोली बना लें। इस गोली को, प्रतिदिन प्रातः एक गोली तैयार करकर खाली पेट (निराहार मुँह) पानी के साथ लें। शर्करा घट जाने पर पत्तों की संख्या भी घटाकर कम करते जायें।

(4) बीलपत्र और बकूल की छाल का 2 ग्राम चूर्ण दूध के साथ लेने का अथवा 15 बीलपत्र और 5 कालीमिर्च पीसकर चटनी बना लें। इसको एक कप पानी में मिलाकर पीने से मधुप्रमेह में लाभ होता है। इसको लम्बे समय लेने से मधुप्रमेह मिटता है।

(5) मधुमेह के इलाज में बीलपत्र बहुत उपयोगी है। बीलपत्र और नीम के पत्ते 11-12 नग, तुलसी के पत्ते 5-6 नग, 5 नग मुनक्का और 5 नग कालीमिर्च के साथ पीसकर गोलियाँ बना लें। एक-एक गोली प्रतिदिन प्रातः जल के साथ लेने से भयंकर मधुमेह रोग का केवल तीन-चार महीनों में निवारण होता है। पर हाँ, साथ में खान-पान का ध्यान रखना भी जरूरी है।

(6) बीलपत्र 50 ग्राम, पानी 50 ग्राम लें। बीलपत्रों को पानी के साथ घोंट-पीसकर इसका रस निकालें। 25 ग्राम रस में 10 ग्राम शहद मिलाकर प्रतिदिन सूर्योदय से पूर्व पीने से मधुमेह नष्ट हो जाता है। पेशाब में आने वाली शर्करा 2 सप्ताह में नष्ट हो जाती है।

(7) बीलपत्र 11 (प्रत्येक में 3 कुल 33 पत्ते) डण्ठल सहित, 3-4 कालीमिर्च, 50 ग्राम पानी में 3-4 कालीमिर्च के साथ घोट-पीसकर और कपड़े से छानकर प्रातःकाल 40 दिन तक लेते रहने से यह रोग नष्ट हो जाता है। यह रस इन्सुलिन के इन्जेक्शन से भी अधिक लाभकारी है क्योंकि पारे की विद्यमानता के यह दिव्य गुणयुक्त होता है। पथ्य में आटे को भूनकर उसकी रोटी बनाकर खाएँ।

(8) प्रतिदिन 5 बेल के पत्ते, 21 नग श्याम तुलसी के पत्ते, 7 नीम के पत्ते, 11 कालीमिर्च— चारों को सिल पर घोट-पीसकर एक कटोरी जल के साथ लेने का और प्रतिदिन प्रातः तीन किलोमिटर तक भ्रमण के लिये जाने का। इस प्रयोग से 21 दिन में ही ब्लडशुगर सामान्य हो जाती है।

(9) बेल के 7 हरे पत्ते, 7 कालीमिर्च तथा 7 बादामगिरी (पानी में भिगोई हुई) को बारीक पीसकर 100 ग्राम पानी में मिलाकर दिन में दो बार पीने से बहुत ही जल्दी रक्त में शर्करा की मात्रा घटते हुए देखा गया है।

(10) एक काँच के गिलास में 5 बील के पत्ते, 5 तुलसी के पत्ते, 5 नीम के पत्ते तथा 6 ग्राम विजयसार की लकड़ी को रात में पानी में भिगो दें। प्रातः छानकर इस पानी का नियमित प्रयोग करते रहें। खादी भण्डार से प्राप्त 'विजयसार की लकड़ी के गिलास' में रात में पानी रखकर सुबह इस पानी को पीने से भी कई मधुमेह के रोगियों को लाभ होते देखा गया है।

(11) बील का पत्ता 25 और नीम का पत्ता 25 लेकर पीसकर उसमें थोड़ा पानी डालकर रस निचो लेने का (इस तरह निकाला हुआ रस सुबह-शाम पीने का।)

सोयाबीन

(1) सोयाबीन का तेल कोलेस्ट्रॉल रहित है। यह हृदयरोगियों व मन्दाग्नि के रोगियों के लिए भी लाभप्रद है।

(2) सोयाबीन मोटे, भारी-भरकम शरीर वालों के लिए तथा मधुमेह वाले लोगों के लिये उत्तम पथ्य है। डायबीटिज सेनोटोरियम के मुख्य डॉक्टर जोजेफ जेन्टो का अनुभव कहता है कि सोयाबीन में स्टॉर्च और कार्बोहाइड्रेट इतने कम मात्रा में रहते हैं कि यह मधुमेह के रोगियों के पथ्य के रूप में दिया जा सकता है। यही दो चीजें मुख्य रूप से मधुमेह के रोगी को हानि नहीं पहुँचाती है। सोया आटे की रोटी उत्तम आहार है।

(3) एक बार में आठ दस मुट्ठी सोयाबीन भिगों दे। 24 घण्टा भिगने के बाद मसलकर इसके छिलके उतार लें। रोज सुबह इसमें से एक मुट्ठी सोयाबीन प्रेशरकूकर में थोड़ा पानी डालकर पकायें। पक जाने पर निकालकर थोड़ा नमक, कालीमिर्च डालकर खायें। दो महीने रोज सुबह लें।

जानकारी—भोजन में सोयाबीन कायाकल्प करने का एक श्रेष्ठ पौष्टिक आहार है। सोया के तैलीय अंश (वशा) का पूर्ण पाचन शीघ्र होता है। स्वास्थ्य के लिए आवश्यक पोषक तत्व जैसे - प्रोटीन्स, श्वेतसार (स्टॉर्च), कार्बोहाइड्रेट्स, लोहा, वसा, विटामिन्स, मिनरल्स आदि सोयाबीन में मिलते हैं।

सोयाबीन में कोलेस्ट्रॉल नहीं होता, यह प्रोटीन का सर्वोत्तम स्रोत है और कैंसर व हृदय का खतरा कम करता है।

सोयाबीन के अंकुरीत बीजों में विटामिन-'सी' काफी मात्रा में पाया जाता है। इसके अतिरिक्त सोयाबीन सस्ता एवं सर्वोत्तम आहार है। यह 'दालों' का राजा कहलाता है क्योंकि अन्य दालों की तुलना में इसमें सबसे अधिक प्रोटीन पाया जाता है। सोया में 35-40 प्रतिशत तक प्रोटीन पाया जाता है।

सोयाबीन पौष्टिक, शक्तिवर्धक फेफड़ों को बल देने वाली है। सोयाबीन से रक्त की लालिमा और रक्तसंचार तेज होता है तथा मस्तिष्क की शक्ति बढ़ती है।

मनुष्य के शरीर को पोषण पहुँचाने के लिये, निरोग रहने के लिए, पुष्ट एवम् कांतिवान बनाने के लिये तथा उसमें जीवन शक्ति और रोग प्रतिरोधक क्षमता को बनाये रखने के लिये जिन-जिन तत्वों की आवश्यकता होती है वे सब सोयाबीन में प्रचुर मात्रा में पाये जाते हैं। सोयाबीन का प्रयोग कच्चा कदापि नहीं करें। इसमें एक हानिकारक तत्व भी पाया जाता है जो साधारण ताप देने मात्र से नष्ट हो जाता है। सोयाबीन से बनने वाले व्यंजन के बारे में आगे पर जानकारी दी गई है।

तेजपात (तमालपत्र)

(1) तेजपात पंसारी के मिलता है। इसके पत्ते गर्म मसाले में डालकर प्रायः घर-घर में काम लिये जाते हैं। तेजपात के पत्तों को पीसकर चूर्ण बना लें। इसकी एक चम्मच नित्य तीन बार पानी से मधुमेह रोगी को देने से शीघ्र लाभ होता है। रक्त शर्करा शीघ्र घट जाती है। मधुमेह के रोगियों के लिये यह उपयोगी है।

(2) तेजपत्ता को कूट कर कपड़े से छानकर चूर्ण बना लीजिए। सुबह उठते ही पाँच ग्राम चूर्ण की मात्रा गुनगुने पानी के साथ लें। दस दिनों के भीतर लाभ होगा।

(3) रात को एक चम्मच तेजपात पाउडर एक काँच के गिलास में डालकर तीन-चौथाई गिलास पानी से भरकर चम्मच से अच्छी तरह हिलायें और ढक दें। सुबह उस गिलास के पानी में जैली जैसी परत जमी हुई दिखेगी। पानी पर जमी हुई इस परत को चम्मच से निकाल कर फेंक दें और पानी को कपड़े से छानकर पियें। इसके बाद आधा घण्टा कुछ नहीं खायें। रात को सोते समय आधा चम्मच पिसी हुई हल्दी एक कप पानी में पियें। इस प्रयोग से मधुमेह ठीक हो जाता है। यह प्रयोग लम्बे समय तक करते रहने से मधुमेह नियंत्रण में रहता है।

पीपल

पीपल 11 नग को दूध एक पाव में खोलाकर खाने के लिये दें। ऊपर से यही दूध पिला दें। इस योग से मधुमेह में लाभ होता है।

गेहूँ

इसके छोटे-छोटे पौधों का रस पीने से मधुमेह में लाभ होता है। गेहूँ के पौधो के रस को लोग ग्रीन ब्लड की उपमा देते हैं। कहते हैं यह रस मनुष्य के रक्त से 40 फीसदी मेल खाता है। इसे तैयार करने की विधि बहुत सरल है। प्रत्येक मनुष्य घर में इसे आसानी से तैयार कर सकता है। इससे अनेकानेक रोग भगंदर, बवासीर, गठियाबाय, पीलिया, ज्वर, दमा, खाँसी वगैरह के पुराने असाध्य रोग इस साधारण रस से ठीक किये जा सकते है।

रस बनाने की विधि

आप 10–12 बाँस की टोकड़ी में अथवा मिट्टी के गमलों में मिट्टी भरकर उसमें प्रतिदिन बारी–बारी से आधा मुट्ठी उत्तम गेहूँ के दाने बो दीजिए और छाया में अथवा कमरे या बरामदे में रखकर यदा कदा थोड़ा–थोड़ा पानी डालते जाइये। धूप न लगे तो अच्छा है। जिस मिट्टी में गेहूँ बोया जाए उसमें अधिक खाद नहीं होनी चाहिए। तीन–चार दिन बाद पौधे उग आएँगे और आठ–दस दिन में 7–8 इंच के हो जायेंगे। तब आप उसमें से पहले दिन बोये हुए सारे पौधे जड़ सहित उखाड़कर जड़ को काटकर फेंक दीजिए और बचे हुए डण्ठल और पत्ती को धोकर साफ सिले पर थोड़ा पानी के साथ पीसकर आधे गिलास के लगभग रस छान कर तैयार कर लीजिए। और रोगी को तत्काल वह ताजा रस रोज सुबह भुखे पेट पिला दीजिए। इस प्रकार शाम को भी ताजा रस तैयार करकर पिलाइये। फिर एक घण्टे तक कुछ नहीं खायें। भोजन सादा बिना तला भूना लें। बस आप देखेंगे कि भयंकर रोग आठ–दस या पन्द्रह–बीस दिन में भागने लगेंगे और दो–तीन महीने में प्राणी एकदम रोग मुक्त होकर पहले के समान हट्टा–कट्टा स्वस्थ मनुष्य हो जायेगा।

गेहूँ के पौधे 7–8 इंच से बड़े नहीं होने पायें, तभी उन्हें काम में लाया जाय। जैसे–जैसे गमले खाली होते जायें उसमें गेहूँ बोते चले जाएँ। इस प्रकार प्रायः बारहों मास गेहूँ उगाया जा सकता है।

रस निकालकर ज्यादा देर नहीं रखना चाहिए। ताजा ही सेवन कर लेना चाहिए। तीन घण्टे में उसके पोषण गुण दूर हो जाते हैं। रस लेने के पूर्व तथा बाद में एक घण्टे तक कुछ भी न खाया जाए। शुरु में कइयों को उल्टी होगी ओर दस्त होने लगेंगे तथा सर्दी मालूम पड़ेगी। यह रोग होने की निशानी है। सर्दी, उल्टी या दस्त से शरीर में एकत्रित मल बाहर निकल जायेगा, इससे घबराने की जरूरत नहीं है। रस में अदरक तथा खाने का पान मिला सकते है। इससे स्वाद तथा गुण में वृद्धि हो जाती है। रस में नीबू तथा नमक नहीं मिलाना चाहिए। इस रस के सेवन से कोई हानि नहीं होती। इसका सेवन करते समय सादा भोजन ही लेना चाहिए। तली हुई वस्तुएँ नहीं खानी चाहिए।

लहसुन

लहसुन गरीबों की कस्तूरी है। लहसुन को सभी चिकित्सा ग्रन्थों में गुणों की खान बताया गया है। यह शरीर को हृष्टपुष्ट व क्रांतिवान बनाता है। लहसुन शरीर के जिस भाग में प्रवेश करता है उसे फौलाद की सी शक्ति से भर देता है। इसकी तासीर गर्म मानी जाती है। इसका सेवन करने से शरीर में बड़ी गर्मी महसूस होती है। परंतु जब यही गर्मी शरीर के सारे दूषित विकार निकालकर बाहर फेंक देती है तो शरीर एकदम ठण्डा, शांत और पवित्र हो जाता है।

हर शीतकाल में विधिपूर्वक लहसुन का सेवन किया जाए तो मनुष्य निरोगी, तेजस्वी और बलवान बनकर दीर्घ आयुष्य भोगता है।

आमतौर पर लोग नासमझी में लहसुन की गर्म प्रकृति होने के कारण गर्मी की ऋतु में इस्तेमाल बंद कर देते हैं। जबकि गेहूँ और दाले भी तो गर्म प्रकृति की हैं फिर भी लोग इनका सेवन करते हैं। जबकि सत्यता यह है कि जीवन को सुरक्षित रखने हेतु एक विशेष श्रेणी तक गर्मी पाना अत्यंत आवश्यक है। गेहूँ और दालों की भाँति लहसुन की गर्मी भी कोई हानि नहीं पहुँचाती है। लहसुन का सही और पूर्णरूपेण लाभ इसे कच्चा खाकर ही उठाया जा सकता है। लहसुन शरीर के कोलेस्ट्रॉल स्तर को कम करती है। दिल की बीमारी में, वृद्धावस्था के रोगों में, स्त्रियों के मासिक धर्म संबधी विकारों में तथा मधुमेह में लाभप्रद है। यह उच्च रक्तचाप घटाकर रक्त में बढ़ी हुई शर्करा को कम करता है तथा हृदय की कोशिकाओं को नर्म बनाये रखता है। लहसुन एन्टीबायोटिक गुणों के अतिरिक्त आँतों के लिए एन्टीसेप्टिक है।

आयुर्वेद के अनुसार लहसुन शरीर को गर्म रखने वाला, कफ, गैस, अपच, बदहजमी दूर करने वाला, जोड़ों के दर्द और लकवा में लाभ पहुँचाने वाला और हृदयरोगों को रोकने वाला है।

लहसुन के मूल (जड़) में तीखा, पत्तों में कड़वा, नाल (नलिका) में कसैला, नलिका की नोंक में खारा, कलियों में मधुर, इस तरह लहसुन में पाँच रस होते हैं। इसमें केवल खट्टा रस नहीं होता है। यह रस नहीं होने के कारण संस्कृत में लहसुन को 'रसोन' (एक रस के अभाववाला) कहते हैं। बाकी के पाँच रस वात, पित्त, कफ से उत्पन्न होने वाले अधिकांश रोगों को मिटाते हैं।

लहसुन काम शक्तिवर्धक, वीर्यवर्धक, तर-गरम और पाचक, कब्ज निवारक, तीव्र और मृदु है। टूटी हड्डियों को जोड़ने वाला, गले के लिए लाभदायक, रक्तवर्धक, शरीर की रंगत को निखारने वाला, बुद्धिवर्धक, बुढ़ापा नाशक, कफ और वायु रोगों को जड़मूल से नष्ट करने वाला, दिल को शक्ति देने वाला, बदहजमी, बुखार और पसलियों के दर्द को दूर करने वाला, वायुगोलानाशक, उदर गैस नाशक, बलगम को शरीर से निकालने वाला है। लहसुन के अन्दर निमोनिया तो क्या तपोदिक (टी.बी.) तक को नष्ट करने की शक्ति विद्यमान है। समस्त चर्मरोग, रतौंधी, पथरी, भगंदर, स्त्रियों के मासिक स्राव के रोग, प्लीहा आदि के लिए लाभदायक है।

लहसुन पैर के नाख़ून से लेकर सिर के बाल तक शरीर के प्रत्येक भाग व अवयवों पर अपना रोगनाशक व स्वास्थ्य रक्षक प्रभाव डालता है।

सुश्रुत संहिता के अनुसार लहसुन चिकना, गरम, तीखा, कटु, लेसदार, भारी, कब्ज को तोड़ने वाला, मधुर रस वाला, बलदायक, बुद्धिवर्धक, स्वर को मधुर बनाने

वाला, चेहरे की रंगत साफ करकर कांति प्रदान करने वाला है। यह टूटी हुई हड्डी को जोड़ने में लाजवाब है। हृदयरोग का नाश करता है। पुराने बुखार को दूर करता है। अरुची मिटाता है। भूख बढ़ाता है। खाँसी मिटाता है। पेट के कीड़े समाप्त करता है। वायु, सांस तथा कफ के रोगों को दूर करता है।

कश्यप संहिता में लहसुन के अनेक गुणों को विस्तार से वर्णन करते हुए बताया गया है कि लहसुन में क्रमशः मधुर, तिक्त और कटु रस कि मात्रा ज्यादा प्रभावशाली होती है। मधुर होने के कारण यह भारी और स्नेहयुक्त होने के कारण शरीर को हृष्ट-पुष्ट करने वाला है। इसके सेवन से शरीर के भार में वृद्धि होती है। इसमें पाँच रस पाये जाते हैं। केवल एक अम्ल रस को छोड़कर। इन पाँचों रसों के कारण ही यदि इसे कच्चा ही खाया जाए तो यह साधारण रोगों को बड़ी आसानी से दूर कर देता है।

सावधानी—तेज गर्मी में लहसुन को नहीं खाना चाहिए, या बिल्कुल कम मात्रा में खाना चाहिए।

(1) चौथाई चम्मच त्रिफला का चूर्ण और पाँच कली लहसुन पीसकर खा जायें ऊपर से पानी पी लें।

चना

(1) रात को आधा छटांक चने दूध में भिगो दें और सवेरे खायें।

(2) चना और जौ समान मात्रा में मिलाकर इसके आटे की रोटी सुबह-शाम खायें।

(3) गेहूँ, जौ एवं चना तीनों को समभाग में पीसकर उसकी रोटी खाएँ।

(4) 25 ग्राम चने रात को एक गिलास पानी में भिगो दें, सुबह खाली पेट उन चनों को खाकर वह पानी पी जाएँ।

(5) केवल चना (बेसन) की रोटी 10 दिन तक खाने से पेशाब में शक्कर जाना बंद हो जाता है।

(6) चने का सत्तू—चने का सत्तू 300 ग्राम, लाल फिटकरी का चूर्ण (भुनी हुई) 20 ग्राम दोनों को एक साथ मिलाकर रख लें। 10-10 ग्राम सुबह-शाम ताजे पानी के साथ एक महीने तक सेवन करने से मधुमेह में आशातीत लाभ होता है।

चने का सत्तू बनाने की विधि

चने को रात को पानी में भिगो देने का। सुबह निकालकर उसको सुखा लेने का। बाद में उसको सेंक लेने का। सेंकने के बाद उसको पीसकर आटा बना लेने का। उस आटे में गुड़ डालकर उसको खुब कूटो या गर्म करना चाहो तो उस आट में गुड़ डालकर उसको गर्म करो। गर्म करते वक्त उसमें गुड़ कूट कर डालो और उसको हिलाते रहो। इस तरह चने का सत्तू तैयार हो जाता है। मधुमेह रोगी गुड़ नहीं डाले। आटे में ही लाल फिटकरी का चूर्ण मिलायें।

टमाटर

मधुमेह के लिए टमाटर बहुत लाभदायक है। टमाटर की खटाई शरीर में शर्करा की मात्रा घटा देती है। मूत्र में शक्कर जाना धीरे-धीरे कम हो जाता है। प्रमेह में भी यह उपयोगी है

टमाटर सुडौल और जितना मोटा हो उतना ही अच्छा होता है। इसे कच्चा, उबालकर, रस निकालकर, सूप बनाकर खाया जाता है। टमाटर प्रातः भूखे पेट खाना चाहिए।

विटामिन्स—'डिजिज एण्ड डायर' के लेखक डॉ. एस जे गजदर ने लिखा है कि टमाटर में विटामिन ए.बी.सी. इतनी अधिक मात्रा में पाया जाता है जितना संतरा और अंगूर में नहीं मिलता। यह संतरा और अंगूर से भी ज्यादा लाभदायक है। इसमें पाये जाने वाले विटामिन गर्म करने से नष्ट नहीं होते। टमाटर में विटामिन 'ए' अधिक पाया जाता है। **प्रतिदिन चार टमाटर** खाने से शरीर को जितने विटामिन 'ए' की आवश्यकता होती है मिल जाता है। टमाटर में विटामिन 'सी' प्रचुर मात्रा में मिलता है जो शरीर में विद्यमान विजातीय तत्वों को निकालता है। टमाटर में रिबोफ्लोविन पाया जाता है जो कि बी कॉम्लेक्स का ही रूप है।

प्रति 100 ग्राम टमाटर में 0.9 ग्राम प्रोटीन, 0.2 ग्राम वसा, 3.6 ग्राम कार्बोहाइड्रेट आदि पोषक तत्व होते हैं। प्रति 100 ग्राम टमाटर से शरीर 20 कैलोरी ऊर्जा प्राप्त करता है।

चूना टमाटर में अन्य फल-सब्जियों की अपेक्षा अधिक पाया जाता है। चूना हड्डियों को मजबूत बनाता है। दाँतो और हड्डियों की कमजोरी दूर करने के लिए टमाटर का सेवन उपयोगी है।

टमाटर में लौह तत्व बहुत अधिक परिमाण में पाया जाता है। टमाटर का सेवन इसलिए लाभदायक है। **एक गिलास टमाटर का रस** पीने से रक्तहीनता दूर होकर रक्तवृद्धि होती है।

सावधानी

औषधि तरीके से टमाटर का सेवन करना हो तो टमाटर खाने के बाद एक घण्टा तक कुछ नहीं खायें और पानी नहीं पियें। टमाटर में तेजाबी अंश होता है, जो पेट साफ रखता है। टमाटर खाकर पानी पीने से तेजाबी अंश नष्ट हो जाते हैं। तेज खाँसी, पथरी के रोगी, टमाटर का सेवन न करें। संधिवात ग्रस्त, माँसपेशियों में दर्द, कहीं सूजन हो तो टमाटर का सेवन नहीं करना चाहिए।

(1) अगर पानी की तरह टमाटर का रस पिया जाए तो दो सप्ताह में मधुमेह ठीक हो जाता है।

(2) सुबह टमाटर, संतरा और जामुन का नाश्ता करें। इसकी 300 ग्राम मात्रा पर्याप्त है।

(3) मधुमेह में टमाटर बहुत लाभदायक है। इसमें कार्बोनिल पदार्थों का लगभग अभाव रहता है। अतः यह मधुमेह के लिए उत्तम आहार है। टमाटर का रस नियमित सेवन करने से मधुमेह पर नियंत्रण पाया जा सकता है। अच्छे पके टमाटरों का 100 ग्राम रस निकालकर उसमें सेंधा नमक व काली मिर्च का चूर्ण मिलाकर प्रतिदिन सुबह नाश्ते के बाद सेवन करें। इससे मूत्र में शर्करा का जाना बंद हो जाता है तथा रक्त में भी वृद्धि होती है। इसका एक माह तक सेवन करने से मधुमेह पर नियंत्रण हो जाता है।

करेला

(1) गाजर का रस 150 ग्राम, करेले का रस 4 चम्मच मिलाकर सुबह, दोपहर, शाम को पीने से शर्करा की मात्रा धीरे-धीरे घटकर सामान्य हो जाती है।

(2) ताजा करेले का रस 20-25 ग्राम तक निकालकर थोड़ा सा नमक मिलाकर सुबह नाश्ते के बाद सेवन करने से दो माह में मधुमेह रोग दूर हो जाता है।

(3) मधुमेह ग्रस्त रोगी को 100 ग्राम करेले का रस 100 ग्राम जल में मिलाकर नित्य 3 बार लगभग 3 महीने तक सेवन कराने से मधुमेह रोग नष्ट हो जाता है। खाने में करेले की सब्जी भी दें।

(4) करेले का रस नित्य प्रातःकाल 2 तोला की मात्रा में खाली पेट और भोजनोपरान्त पीने से 10 दिन में ही शर्करा का पेशाब में जाना बंद हो जाता है। मधुमेह का अत्यंत सफल प्रयोग है। करेले के रस को सुबह-शाम नित्य खाली पेट पीने से उदर में बढ़ी हुई तिल्ली (स्पिलीन) कम हो जाती है।

(5) करेलों का छाया-शुष्क (छाया में रखकर सुखाने का) टुकड़ों का महीन चूर्ण बनाकर इसे 6 ग्राम की मात्रा में जल के साथ लेने से मूत्र में शर्करा आना धीरे-धीरे बन्द हो जाता है।

(6) करेले को धो कर ऊपर वाले कोमल उभार को छिलकर 12 घण्टा पानी में भिगो दो, फिर निचोड़ लो। सुबह कुल्लादि करकर आधा कप यह रस पी जायें। निचुड़े हुए गूदे को हल्दी आदि में डालकर गाय के घी में भूनकर नाश्ता कर डालें। करेलों को सुबह प्याज के साथ हल्के मसाले डलवाकर सब्जी बनवा लीजिए, दोपहर को खाना इसी सब्जी से खाइये। शाम को 2 साबुत करेले बारीक कुतरकर मक्खन से फ्राई करें और चाय के साथ सुबह का नाश्ता करिये।

(7) रोगी को 15 ग्राम करेले का रस 100 ग्राम पानी में मिलाकर नित्य तीन बार करीब

तीन महीने पिलाना चाहिए। खाने में भी करेले की सब्जी लें। हरे करेले का छिलका उतारकर उसको पानी में 12 घण्टा भिगोयें, उसके बाद दबाकर रस निकाल लें।

(8) करेले में से बीज निकालकर छिलके को बारीक काटकर सुखा लें। नीम वृक्ष पर जो गिलोय चढ़ी हो तो उतारकर छोटे-छोटे टुकड़ों में काटकर सुखा लें। प्रत्येक 500 ग्राम की मात्रा में लेकर इकठ्ठा कूट-पीसकर सूक्ष्म वस्त्र से छान लें। इससे मधुमेह, मूत्र एवं रक्तगत शर्करा, स्वप्नदोष, बहुमूत्र, प्रमेह, धातुक्षीणता में उत्तम लाभ होता है।

(9) गुड़मार के चूर्ण को करेले के रस की 7 भावनाएँ देकर सुखाकर शीशी में सुरक्षित रख लें। इसे सुबह-शाम 3 से 6 ग्राम की मात्रा में जल के साथ लेने से तथा पूर्ण संयम के साथ पथ्य सेवन करने से महीने-डेढ़ महीने में मधुमेह नष्ट हो जाता है। घी, मक्खन, पनीर, ताजा साग सब्जियाँ, मूली, पालक, परवल, लौकी, करेला, बैंगन आदि तथा फलों में आम, अनार, सेब, जामुन, संतरा, मौसमी आदि सेवन करना तथा थोड़े नमक के साथ कागजी नीबू का रस मिलाकर पीना पथ्य है। नये चावल, शीतल जल, बरफ, गर्म और मीठे पदार्थ, धूप में घूमना-फिरना, परिश्रम, मैदा, चीनी, गुड़, तेल का सेवन तथा मैथुन करना आदि अपथ्य है।

भावना देना

औषधि के चूर्ण या भस्म को खरल में डालकर उसी औषधि के रस में (रबड़ी-सा) गीला कर सुखाने को भावना देना कहते हैं। जितनी बार भावना देनी हो उतनी ही बार औषधि को उसी के स्वरस में गीला कर सुखाना चाहिए।

(10) कोमल करेले के टुकड़े करके, उन्हें छाया में सुखाकर बारीक पीसकर उसमें दसवाँ भाग कालीमिर्च मिलाकर सुबह-शाम पानी के साथ 5-10 ग्राम की मात्रा में प्रतिदिन लेने से मूत्रमार्ग से जाने वाली शक्कर में लाभ होता है। कोमल करेले का रस भी लाभदायक होता है।

नियमित तीन महीने तक करेले की सब्जी घी में बनाकर खाने से मधुमेह में निश्चित रूप से लाभ होता है।

(11) करेले का प्रयोग करने से मधुमेह में अप्रत्याशित लाभ होता है। यह सर्वश्रेष्ठ अनुभूत घरेलू नुस्खा है। मधुमेही को 15-20 ग्राम कच्चे करेले का रस 100 ग्राम पानी में दिन में तीन बार पीने से लाभ होता है। जिन लोगो को यह रुचिकर नहीं लगे, वे करेले को उबालकर उसके रस का सेवन करें। इससे भी लाभ होता है। अच्छे करेलों को काटकर उसे धीमी आंच पर 15 मिनट तक उबाले। ठंडा होने पर कपड़े से निचोड़कर इसे निकाल लें। स्वाद के लिए थोड़ा सा सेंधा नमक डालकर

घूँट-घूँट कर पीएँ। इससे कुछ ही दिनों में पैंक्रियाज ग्रन्थि इन्सुलिन का निर्माण करने लगेगी। पेशाब में शक्कर का जाना बंद हो जायेगा और मधुमेह पूर्णरूप से नियंत्रित हो जाता है।

सेम

सेम में इन्सुलिन पाया जाता है जो मधुमेह की चिकित्सा में लाभदायक है। मधुमेह के रोगी को कच्ची सेम का रस एक-एक कप दो बार नित्य पीना चाहिए। सेम की सब्जी खानी चाहिए।

फालसा

फालसे की छाल 12 ग्राम को पानी 250 ग्राम में रात को भिगो दें। प्रातः छानकर पानी पी लें। मधुमेह में लाभ होगा।

मेथी

(1) कब्ज के कारण आँतों में जमा हुआ मल सड़ने लगता है। शरीर के विभिन्न अंगों में भी मल (सूक्ष्म मल-क्लेद) जमा होने पर सड़ने लगता है। मधुमेह में यह खासकर देखा गया हैं जिससे शरीर में दुर्गंध आती है तथा खुजली होने लगती है। मेथी इस सूक्ष्म मल को निकालकर शरीर के विभिन्न अंगों को साफ कर देती है। इसलिए मधुमेह के रोगियों के लिये यह बहुत फायदेमंद है। मेथी के दानों में 20 से 50 प्रतिशत तक रेशा होता है जो मधुमेह की चिकित्सा में सहायक है। कम से कम 25 ग्राम मेथी के दाने नित्य सेवन करने से शर्करा नियंत्रित हो जाती है। मेथी दाने लगातार 21 दिन तक सेवन करने के बाद जाँच कराने पर शर्करा में कमी आती है तथा रोग लक्षणों में सुधार आता है। मेथी के दाने उपचार में लाभप्रद हैं। मधुमेह होने पर मेथी शरीर में इन्सुलिन की कमी को पूरा करती है। मेथी खाने से लिपिड और केरोनरी हृदयरोग की बीमारियों में लाभ मिलता है। मेथी को सीधे या रोटी में मिलाकर नित्य लिया जा सकता है। अध्ययनों से पता चला है कि हाइपरलिपिडेमिया (अतिरिक्त वसा) और 'इन्सुलिन रेसिस्टेन्स सिण्ड्रोम'। आई.आर.एस. के कारण इन लोगों में जल्दी ही कोरोनरी हृदयरोग हो जाता है। इन्सुलिन 'रेसिस्टेन्स सिण्ड्रोम' में मनुष्य के अग्नाशय में बनने वाला हार्मोन इन्सुलिन अप्रभावी हो जाता है, जिससे बहुत अधिक मात्रा में इन्सुलिन शरीर से बाहर निकलने लगता है जो मधुमेह और हृदयरोग को जन्म देता है। वास्तव में मनुष्य के शरीर में इन्सुलिन प्रतिरोध से मधुमेह, कोलाइटस (आँतों की सूजन), उच्च रक्तचाप, कोलेस्ट्रोल और ट्राइग्लिसराइडस के बढ़ने तथा कोरोनरी हृदय रोग आसानी से हो जाता है। हाइपरलिपिडेमिया और आइ.आर.एस. के लक्षण विशेष तौर पर मोटापा, उच्च

रक्तचाप से ग्रस्त रोगियों और हृदय रोगियों में जल्दी-जल्दी प्रकट होते हैं। यह प्रक्रिया जीवन की शुरुआत (मुख्यतया किशोरवस्था) में शुरू हो जाती है और इससे शीघ्र ही अन्य रोग भी हो जाते हैं। शहरी गरीबों (महिलाओं समेत झुग्गी झोपड़ियों में रहने वाले) में अधिक बीड़ी-सिगरेट पीने और तंबाकू खाने की आदत होती है जो कि हृदयरोग का प्रमुख कारण है।

मेथी के बीजों का चूर्ण नियमित रूप से प्रयोग करने से मधुमेह जैसा असाध्य रोग ठीक हो सकता है। **25 ग्राम मेथी के बीजों को रात में भिगोकर,** सुबह पानी छानकर, बीजों को निकालकर, पीसकर, उसी पानी में घोलकर, उसमें आधा नीबू निचोड़कर पियें। नीबू लेने से मधुमेह रोगियों को किसी प्रकार का नुकसान नहीं होगा बल्कि उनको इससे लगातार विटामिन ही मिलेगा। नीबू निचोड़ने से मेथी का पानी बहुत स्वादिष्ट हो जाता है। जिसे रोगी बहुत खुशी से पीता है। परीक्षण में पाया गया है जिन रोगियों का रोग गंभीर था उनकी दवाई की मात्रा कम हो गई।

(2) 200 ग्राम ताजा दही तथा 100 ग्राम लाल टमाटर को मिक्सी में पीसकर रस छान लें। इसमें दो चम्मच पीसी हुई दानामेथी मिलाकर नित्य एक बार पियें। इससे मधुमेह में लाभ होता है।

दानामेथी की मात्रा रोगी की स्थिति पर निर्भर करती है। निर्धारित मात्रा एक बार में सेवन करना संभव नहीं हो तो दो बार सुबह-शाम में सेवन कर सकते हैं। पानी, छाछ के साथ भोजन से 15 मिनट पहले कर सकते हैं। दानामेथी के सेवन से दुष्प्रभाव नहीं होता। जब तक रक्त और मूत्र शर्करा नियंत्रण में नहीं आ जाती तब तक दानामेथी का लगातार सेवन कर सकते हैं। यदि मधुमेह के लिये कोई औषधि ली जा रही हो तो वह भी साथ में लेते रहें, स्थिति नियंत्रण में आने पर औषधि सेवन बंद कर दें।

(3) मेथी को दरदरा मोटा कूट लें। इस मेथी चूर्ण की 20 ग्राम की मात्रा को रात को एक गिलास में भिगो दें। सुबह इस पानी को निथार कर खाली पेट पियें। यह मधुमेह रोगियों के लिये बहुत हितकारी है। यदि इसमें विजयसार की लकड़ी या उसका बुरादा भी 3 ग्राम की मात्रा में भिगो दें तो यह और भी अधिक लाभदायक हो जाता है।

(4) 3 चम्मच दानामेथी एक गिलास पानी में रात को भिगोकर प्रातः पानी छानकर पियें और भिगी मेथी को अंकुरित करके खायें।

(5) 500 ग्राम दानामेथी धोकर 12 घंटे तक पानी में भिगोकर दाने फूलने पर छानकर मेथी निकालकर सुखा कर पीस लें। इसकी 2-2 चम्मच सुबह-शाम पानी से फाँकी लें।

(6) भूनी हुई दानामेथी 100 ग्राम, जामुन की गुठली 100 ग्राम लेकर दोनों को बारीक पीसकर मिला लें। इसकी दो चम्मच की फांकी करेले का रस और पानी समान मात्रा में मिलाकर दो बार नित्य लें।

(7) मेथीदाना को पीसकर पाउडर बनाकर रख लें। दिन में दो बार सुबह-शाम भोजन करने से 20 मिनट पहले पानी के साथ इसकी दो चम्मच की खुराक रोगी को फाँकनी है। आवश्यकतानुसार 20 दिन तक लें। मूत्र एवं रक्त में शक्कर कम हो जाएगी। रोग की तीव्रता के अनुसार मेथीदाना के पाउडर की मात्रा बढ़ाई जा सकती है। 10 दिन में ही जब आप जाँच करवायेंगे तो आपको स्वतः लाभ होने की सत्यता का प्रमाण मिल जायेगा। इससे कोलेस्ट्रॉल का स्तर भी घट जाता है। इस नुस्खे के प्रयोग से मधुमेह, बहुमूत्रता तथा हृदयरोग भी दूर होता है।

(8) दानामेथी के सेवन से मधुमेह ठीक हो जाता है। इसके सेवन की मात्रा 25 से 100 ग्राम तक प्रति खुराक है। इसे किसी भी तरह सब्जी बनाकर, फाँकी, पीसकर या आटे में मिलाकर, रोटी बनाकर, दानों की फाँकी किसी भी तरह से ले सकते हैं।

(9) दानामेथी 60 ग्राम बारीक पीसकर एक गिलास पानी में भिगो दे। इसे 12 घंटे बाद छानकर पियें। इस प्रकार सुबह-शाम दो बार नित्य 6 सप्ताह पिलाने से मधुमेह ठीक हो जाता है। (इसके साथ मेथी के हरे पत्तों की सब्जी भी खायें तो अधिक लाभदायक है)

(10) 2 चम्मच मेथीदाना और 1 चम्मच सौंफ मिलाकर किसी काँच के गिलास आदि पात्र में 200 ग्राम जल में रात्रि में भिगो दे और प्रातःकाल छानकर पी जायें। जिन रोगियों को मेथी गर्म करती हो ऐसे गर्म प्रकृति वाले मधुमेह एवं अल्सरेटिव कोलायटिस के रोगियों को यह प्रयोग अधिक लाभकारी सिद्ध हुआ है।

(11) मेथी के बीज एक चम्मच या दानामेथी 3 चम्मच रात को एक कप पानी में भिगोयें। प्रातः छानकर मेथी के बीजों को बारीक पीसकर पानी में घोलकर दो माह तक नित्य पियें। मधुमेह में लाभ होगा। दाना मेथी और मेथी के बीज अलग-अलग होते हैं। मेथी के बीज बीजों की दुकान पर मिलते हैं जो दानामेथी से बहुत छोटे होते है।

(12) मधुमेह रोगियों के लिए हरी मेथी का साग—आधा किलो हरी मेथी, आधा किलो पालक, मूली 250 ग्राम, मूँग की दाल 20 ग्राम, टमाटर 20 ग्राम, प्याज 25 ग्राम, मसाले बहुत कम।

विधि—मेथी के पत्ते व मूँग की दाल, पालक, मूली को धोकर बारीक काट लें और प्रेशर कुकर में उबालकर साग बना ले। गलने पर टमाटर, प्याज, मसाला

डालकर तड़का तैयार करकर उसमें मिला दे। यह मेथी का साग मधुमेह के रोगियों के लिये अति उत्तम है क्योंकि इसमें कार्बोज की मात्रा बहुत कम होती है।

(13) मेथी, हल्दी, आँवला समान मात्रा में कूट-पीसकर मिला लें। नित्य एक चम्मच इस मिश्रण की पानी से फाँकी लगातार दो महीने लेते रहने से मधुमेह नियंत्रण में आ जाता है।

(14) एक चम्मच मेथीदाना और आधा चम्मच कालीजीरी को अलग-अलग साफ करके रख लें। रात को भिगोकर सुबह छानकर पीने से शर्करा नियंत्रण में रहती है।

(15) गर्मियों मे साबुत मेथी भिगोकर निथारा हुआ जल पीना उन लोगो के लिये अच्छा रहता है जिन्हें गर्म तासीर के पदार्थ माफिक नहीं आते या गर्मियों में जितनी उम्र उतने मेथी के दाने पानी में भिगो दें और सुबह लें या 15-20 दाने ही लें।

(16) मेथी का चूर्ण और नीम के पत्ते का चूर्ण समान मात्रा में लेकर मिलाकर रख लें। सुबह खाली पेट 5 ग्राम चूर्ण ठंडे जल से सेवन करें। इससे मधुमेह रोग नियंत्रित होता है।

(17) मेथी का चूर्ण 1-1 चम्मच सुबह-शाम पानी के साथ लेने से रक्तगत एवम् मूत्रगत बढ़ी हुई शर्करा धीरे-धीरे घटकर सामान्य हो जाती है। इससे जोड़ों का दर्द एवम् आँव में भी लाभ होता है। अधिकतर मेथी के दाने पीले रंग के होते हैं। हरे रंग के दानों की मेथी भी मिलती है। गुणवत्ता की दृष्टि से हरे दाने वाली मेथी अच्छी है। इसी तरह मेथी के बीज काफी छोटे होते हैं, बीजों की दुकान पर मिलते हैं। गुणवत्ता की दृष्टि से मेथी के बीज भी अच्छे हैं।

(18) प्रतिदिन सुबह मेथी की भाजी का 100 मि.ली. रस पी जाये या उसके बीज रात को भिगोकर सुबह खा लें। रक्त शर्करा की मात्रा ज्यादा हो तो सुबह-शाम दो बार रस पियें। साथ ही भोजन में गेहूँ, चावल, केला व चिकनाहट (घी, तेल युक्त) तथा मीठी चीजों का सेवन न करे तो शीघ्र लाभ होता है।

आधुनिक खोजों से सिद्ध हो चुका है कि मेथी के प्रयोग से मूत्र और रक्त की शर्करा (डायबिटीज) में कमी आ जाती है, रक्त में कोलेस्ट्रॉल का स्तर घट जाता है और उच्च रक्तचाप संतुलित होता है तथा ट्राइग्लिसराइड्स भी नियंत्रित हो जाता है। अंकुरित मेथी दाने में कैंसर को नियंत्रित करने वाले विशेष विटामिन बी-17 भी विशिष्ट मात्रा में पाया जाता है तथा अंकुरित मेथी का रस आमाशय के अल्सर, आंतो की सूजन (कोलाइटिस) आदि रोगों के लिए अत्याधिक लाभकारी सिद्ध हुआ है। कफ और वात प्रकृति वाले व्यक्तियों के लिए मेथी के बीज बहुत लाभकारी है फिर भी मेथी का सेवन करते समय निम्नलिखित सावधानियाँ रखना जरूरी है।

सावधानियाँ

(1) पित्त प्रकृति वाले जिनके शरीर में खट्टी डकार, जलन महसूस हो या जिन्हें रक्तपित्त, रक्तप्रदर, खूनी बवासीर, नकसीर, मूत्र में रक्त आना या शरीर में से कहीं भी खून गिरने की शिकायत हो उन्हें मेथी का प्रयोग नहीं करना चाहिए क्योंकि मेथी उष्ण और खुश्क होती है।

(2) जिन्हे गर्म तासीर की वस्तुएँ अनुकूल नहीं पड़ती हो तथा जिनके शरीर में दाह अथवा आग की लपटों जैसी जलन महसूस होती हो।

(3) जो रोगी अत्यंत दुर्बल या कृशकाय हो, चक्कर आने की बीमारी से पीड़ित हो। तेज गर्मी के मौसम में भी मेथी का प्रयोग करना उचित नहीं।

दालचीनी

हृदयरोग और मधुमेह—दालचीनी के सप्लीमेंट्स टोटल कोलेस्ट्रॉल, हानिकारक कोलेस्ट्रॉल और ट्राइग्लिसराइड्स के लेवल को 13 ये 30 प्रतिशत कम करने की क्षमता रखते हैं। दालचीनी में पालीकेनाल नामक एक ऐसा तत्व पाया जाता है जो इन्सुलिन की तरह ही रक्त में मौजूद शुगर को पचाने का कार्य करता है। दालचीनी शरीर में इन्सुलिन रेसिस्टेंट के खतरे को भी कम करती है जो टाइप-2 डायबिटीज और हृदयरोग का जिम्मेदार है। दालचीनी ब्लडशुगर को 20 से 30 प्रतिशत तक कम कर नसों और धमनियों को इस रोग से होने वाले नुकसान से बचाती है। यह साँस की बदबू भी दूर करती है। शोधकर्ताओं को ऐसा कोई प्रमाण नहीं मिला की दालचीनी कोई हानि भी करती है। उन्होंने नित्य आधा चम्मच दालचीनी लेने की सलाह दी है।

न्यूयार्क बेल्टस विल्ले ह्यूमन न्यट्रीसन रिसर्च सेंटर मेरीलॅण्ड के डॉक्टर रिर्चाड ए. एण्डरसन के नये शोध के अनुसार 1 ग्राम दालचीनी (चाय की चौथाई चम्मच से कम मात्रा) प्रतिदिन प्रातः लगातार 45 दिन तक लेते रहने से मधुमेह, कोलेस्ट्रॉल और रक्त की वसा तथा लंबे समय से उच्च स्तर की बढ़ी हुई रक्त शर्करा (हाई ब्लड शुगर) कम हो जाती है।

टाइप-2 डायबीटिज से होने वाले रोग—थकान, नेत्रज्योति का धुँधलापन, हृदय, किडनी फेल्योर आदि के खतरों से बचाव होता है।

सेवन विधि—एक कप पानी में दालचीनी का पाउडर उबालकर, छानकर प्रातः पिये। इसे कॉफी, खाद्य पदार्थों में मिलाकर भी ले सकते हैं। इसके सेवन करने के बाद हर दसवें दिन मधुमेह की जाँच करवाकर इसके लाभ को देखें।

सावधानी

दालचीनी बताई गई अल्पमात्रा में लें। अधिक मात्रा में लेने से हानि हो सकती है।

पलाश के फूल

किसी मिट्टी के बर्तन में एक गिलास जल (कुएँ का) भरकर इसमें 5 नग पलाश (केसूडा) के फूल डाल दें जो कि आसानी से सभी जगह उपलब्ध हैं। सुबह फूलों को मसलकर बासी मुँह इस पानी को पिएँ। प्रति सप्ताह एक फूल बढ़ाते रहें, चार सप्ताह में रोग में आराम होगा।

इसके फूल के पेड़ को ढाक भी कहते हैं। गुजराती में इसे खाखरा भी कहते हैं और फूल को केसुडा (पलाश) भी कहते हैं। यह इंडियन फ्लेम ऑफ फोरेस्ट के नाम से भी प्रसिद्ध है।

मक्का

मक्का के पके भुठ्ठों में जो सुनहरे बाल होते हैं उन्हें सुखाकर जला लें। इस भस्म (राख) में जल मिलाकर निथरने के लिये छोड़ दें। 24 घण्टो में 2–4 बार इस घोल को हिला–डुलाकर भली–भाँति मिला लें। तीसरे दिन जल को छानकर छने द्रव (तरल) को एल्युमिनियम या लोहे की कडाही में डालकर इतना गर्म करें कि समस्त जल वाष्पीभूत होकर उड़ जाये तथा केवल शुष्क क्षार शेष बच जाये। अब इसे खुरचकर रख लें।

प्रयोग विधि—62.50 मि.ग्रा. (½ रत्ती) यह क्षार मक्खन या मलाई में लपेटकर प्रातः व शाम रोगी को खिला दें।

गुण—मूत्र में शुगर आना, बहुमूत्र एवं प्रमेह में शीघ्र लाभ होता है।

गाजर

(1) गाजर का रस 310 ग्राम और पालक का रस 185 ग्राम मिलाकर पीना मधुमेह नाशक उत्तम प्रयोग है।

(2) चिकित्सक मधुमेह रोग में कार्बोहाइड्रेट और शर्करा युक्त खाद्य पदार्थों से परहेज करने का परामर्श देते हैं। शर्करा की पाचन क्रिया नहीं हो पाने के कारण शर्करा का सेवन बंद कर दिया जाता है। गाजर में शर्करा कि पाचन क्रिया में सहायता करने वाले गुणकारी (इन्सुलिन तत्व) होते हैं। गाजर खाने व इसका रस पीने से बहुत लाभ होता है।

(3) गाजर के 200 ग्राम रस में अदरक का या आँवले का 50 ग्राम रस मिलाकर पीने से मधुमेह रोगी को बहुत लाभ होता है।

(4) गाजर के रस में हल्दी का चूर्ण मिलाकर पीने से भी मधुमेह रोग में लाभ होता है।

(5) गाजर के 200 ग्राम रस में पालक का 50 ग्राम रस मिलाकर पीना चाहिए।

(6) गाजर का 200 ग्राम रस पीने से प्यास कम लगती है और त्वचा की शुष्कता नष्ट होती है। गाजर के रस में जामुन की गुठलियों का चूर्ण मिलाकर पीने से मधुमेह रोगी को बहुत लाभ होता है।

(7) एक गिलास गाजर का रस, एक कप करेले का रस, आधा कप आँवले का रस मिलाकर तीन बार नित्य दो माह पीने से मधुमेह में अत्यधिक लाभ होता है।

(8) गाजर, मूली, जामुन की गुठली सब मिलाकर रस निकालकर एक गिलास दो बार नित्य पीने से मधुमेह में लाभ होगा।

(9) 100 ग्राम गाजर के रस में दो-दो चम्मच प्याज और करेले का रस मिलाकर नित्य दो बार पियें।

(10) गाजर, करेला, सूखा धनिया और सेंधा नमक सबकी मात्रा स्वादानुसार लेकर चटनी बनाकर नित्य खाने के साथ लें।

मूली

(1) मूली खाने से या इसका रस पीने से मधुमेह में लाभ होता है।

(2) प्रातः भोजन के समय मूली कच्चे कोमल पत्तों सहित इतनी खायें कि आधा पेट भर जाये। आधा पेट भरकर भोजन करें। इस प्रकार भोजन करते रहने से मधुमेह ठीक हो जाता है।

(3) गूलर अथवा मूली के पत्तों का 30 ग्राम रस पीने से मधुप्रमेह में लाभ होता है।

(4) रासायनिक रूप से तैयार मीठे व्यंजन खाने से यह रोग होता है। रासायनिक रूप से तैयार होने वाली चीनी मधुमेह का मुख्य सूत्रधार (कारण) है। गुड़ खाने वाले इस रोग से सदा बचे रहते हैं। मधुमेह से छुटकारा पाने के लिए चीनी व नमक पूरी तरह बंद कर दें। मूली का घनसत्व पानी के साथ सुबह-शाम 1-1 रत्ती सेवन करें। मूली, मूली के पत्ते की भाजी, चटनी, भूर्ता आदि खाते रहे। मूली का रस पीएँ। पपीता खूब खायें, लगभग प्रतिदिन एक पपीता बिना नमक-मिर्च के खाएँ।

(5) 5 ग्राम महुआ की छाल का चूर्ण तथा 1 ग्राम काली मिर्च का चूर्ण दोनों को मूली के रस के साथ पीते रहने से मधुमेह का रोग शीघ्र नष्ट हो जाता है।

(6) गुड़मार बूटी, जामुन की गुठली दोनों समभाग कूटकर चूर्ण बना लें। यह 10 ग्राम चूर्ण सुबह-शाम मूली के रस के साथ सेवन करें।

शलगम

(1) मधुमेह रोगी को शलगम की सब्जी नित्य खानी चाहिए।

(2) मधुमेह रोग में शलगम की सब्जी खाना अथवा शलजम का सूप बनाकर सेवन करना अथवा इसका सलाद के रूप में उपयोग करना अत्यंत लाभकारी है।

फूल-पत्तियाँ

(1) सदा सुहागन—सदा सुहागन के लाल फूलों को (5-6 फूल) रात में एक कटोरी पानी में डालकर रख दें। सुबह उठकर यह पानी पीने से मधुमेह के मरीज को लाभ होता है।

(2) गुड़हल—गुड़हल के लाल फूलों का सेवन भी हृदयरोग एवम् डायबीटिज में फायदेमंद होता है।

बिनौले

(1) बिनोले 20 ग्राम थोड़ा सा कूटकर पानी 750 ग्राम में इतना औटायें (गर्म करें) कि 250 ग्राम शेष रह जायें। इसको छान लें। यह दो मात्रा है। 1–1 मात्रा सुबह–शाम दे। इससे शर्करा की बढ़ी हुई मात्रा घटकर सामान्य हो जाती है।

(2) बिनौला 12 ग्राम मोटा–मोटा कूटकर ½ लीटर मामूली गर्म जल में डालकर रात भर पड़ा रहने दें। प्रातः समय पकायें। जब आधा पानी शेष रह जाये तो छानकर पियें।

(3) बिनौले की 10 ग्राम मात्रा को तनिक सा कूटकर रात्रि में 250 ग्राम पानी में भिगो दें। प्रातः इसे अग्नि पर रखकर इतना उबालें कि पानी आधा रह जाये। ठण्डा होने पर मलकर छान लें और रोगी को पिला दें। मधुमेह के लिये अति गुणकारी है।

सदाबहार

(1) सदाबहार के 5–6 पत्ते प्रतिदिन प्रातः खाली पेट चबाकर खाने से रक्तगत तथा मूत्रगत शर्करा नियंत्रण में रहती है।

(2) एक कप तेज गर्म पानी में आधा कप पानी अलग लेकर इसमें गुलाबी रंग के सदाबहार के तीन फूल पाँच मिनट पड़े रहने दें। पाँच मिनट बाद फूल निकालकर फेंक दें और पानी एक बार नित्य सात दिन तक पियें। आधा कप अलग रखा गर्म पानी इसके बाद पियें। मधुमेह में बढ़ी हुई ब्लडशुगर सामान्य हो जायेगी। कुछ दिन बाद पुनः इसी प्रकार से सदाबहार के गुलाबी फूलों का पानी पियें। परहेज यथावत् रखें। कई रोगियों ने यह प्रयोग मधुमेह का सफल इलाज बताया है।

(3) सदाबहार (विंका रोजिया) के चार पत्ते स्वच्छ पानी से साफ करके प्रातः खाली पेट दिन में एक बार प्रातः चबाने से और ऊपर से दो घूँट पानी पीते रहने से कुछ ही दिनों में मधुमेह में स्थायी लाभ हो सकता है। बच्चों को सदाबहार के पत्ते एक औंस पानी में रगड़कर दिए जा सकते हैं। आधुनिक परीक्षणों से इस बात की पुष्टि हो चुकी है कि इसके पत्ते खून और मूत्र की चीनी दूर करने में अत्यन्त प्रभावशाली है।

(4) सदाबहार के चार फूल सुबह पानी में उबालकर बिना चीनी की चाय बना ले। एक चिकित्सक का अनुभव है कि इससे सात दिन में मूत्र की शक्कर बंद हो जाती है। खून की शक्कर कभी बंद होती है कभी नहीं। मधुमेह के अतिरिक्त ल्यूकेमिया (ब्लड कैंसर) में भी सदाबहार के छः फूल सुबह–शाम खाने से बड़ा लाभ होता है। परंतु सदाबहार के पत्ते ज्यादा प्रभावशाली हैं।

(5) एक महात्मा का अनुभव इस प्रकार है—सदाबहार के पौधे (सफेद फूल वाले) की 10–12 ताजा पत्तियों को पीसकर एक गोली बनायें और पानी के साथ निगल लें। रोजाना प्रातः इसका सेवन करें। इसके आधा घण्टे बाद ही कुछ खाये–पिएँ। मधुमेह या ब्लडशुगर के रोगी को कुछ दिनों बाद लाभ दिखाई देने लगेगा।

(6) सदाबहार पौधे के आठ–दस पत्ते लेकर उसमें जरा सा सेंधा नमक मिलाकर चटनी या गोली बना लें। गोली का आकार चने के बराबर होना चाहिए। प्रतिदिन सुबह, दोपहर और शाम को दो–दो गोली या आधा चम्मच चटनी सादे पानी के साथ लेनी चाहिए। एक माह तक नियमित रूप से सेवन करने के बाद यह रोग चला जाता है। लेकिन बाद में भी शक्कर का परहेज जरूरी है।

बील

(1) बील के कोमल ताजे पत्तों का रस 2–4 चाय की चम्मच की मात्रा में सुबह–शाम पीने से मधुमेह में लाभ होता है।

(2) बील के दस पत्तों के रस में 2 से 10 पीसी हुई कालीमिर्च मिलाकर सुबह पीने से मधुप्रमेह में लाभ होता है।

(3) मधुमेह की चिकित्सा में भोजन के परिवर्तन का अधिक महत्व होता है। भोजन में कार्बोहाइड्रेट व शर्करा के खाद्य पदार्थ सेवन नहीं करना चाहिए। घी, मक्खन या दूसरे वसायुक्त खाद्य पदार्थों का सेवन भी बहुत कम मात्रा में करना चाहिए।

(4) मधुमेह रोग में बील के फल से बहुत लाभ होता है। बील के 15–20 कोमल व ताजे पत्ते जल से साफ करके, सिल पर पीसकर जल में मिला लिजीए। पीसे हुए पत्तों को 50 ग्राम जल में मिलाकर पीने से मधुमेह रोग में शर्करा पर नियंत्रण रहता है।

(5) बील के पत्तों का 10 ग्राम रस प्रतिदिन प्रातःकाल सेवन करने से मधुमेह रोग में बहुत लाभ होता है।

(6) बीलगिरी की मींग निकालकर, नीम के कोमल पत्तों का रस मिलाकर जल के साथ सेवन करने से मधुमेह रोग में शर्करा पर नियंत्रण होता है।

(7) बील के पत्तों में शुद्ध शिलाजीत मिलाकर पीने से लाभ होता है।

(8) बील के पत्तों का रस और करेले का रस मिलाकर पीने से शर्करा पर नियंत्रण होता है।

(9) बील के पत्तों के 10 ग्राम रस में मेथी के दानों का 5 ग्राम चूर्ण मिलाकर सेवन करने से बहुत लाभ होता है।

(10) बीलगिरी को छाया में सुखाकर कूट–पीसकर चूर्ण बना लें। इसमें जामुन की

गुठलियों का चूर्ण बराबर मात्रा में मिलायें। प्रतिदिन सुबह-शाम 5-5 ग्राम चूर्ण जल के साथ सेवन करने से मधुमेह में शर्करा पर नियंत्रण होता है।

(11) बील के पत्तों को जल में उबालकर क्वाथ बनाकर छानकर पीने से मधुमेह रोग में लाभ होता है।

(12) बील के कोमल ताजे पत्तों का रस 2-4 चाय चम्मच की मात्रा में सुबह-शाम पीने से मधुमेह में लाभ होता है। इसी प्रकार बील की 10-12 कोमल पत्तियाँ प्रातःकाल चबाकर खाने से भी शर्करा की मात्रा घट जाती है। बहुत से वैद्य बील के पत्तों को पिसवाकर गोला सा बनाकर पानी में ठण्डाई की भाँति घोलकर सुबह-शाम सेवन करवाते है। कुछ लोग बील के 10-15 पत्ते तथा काली मिर्च 5 दाने एक साथ पीसकर सुबह-शाम पीने की सलाह देते हैं।

(13) बील के ताजे हरे और बिना किड़ा खाये 15 ग्राम डण्ठल अलग के पत्तों को जल से धोकर स्वच्छ कर, 6 कालीमिर्च और 30 मि.ली. जल के साथ घोंट-पीसकर सुबह बिना कुछ खाए खाली पेट प्रतिदिन एक बार सेवन करके 40 दिन तक प्रयोग कराते रहने से मधुमेह में आराम हो जाता है। स्मरण रहे कि बील के ताजे हरे पत्तों में प्राकृतिक पारा के उत्तम योग की उपस्थिति रहने के कारण यह शरीर को दिव्य, जरारहित एवं रोग रहित बनाने का हरसंभव प्रयास करता है।

तुलसी

(1) हैदराबाद स्थित खाद्य एवम् पोषण संस्थान में शोध के बाद ऐसा पाया गया है कि तुलसी की पत्तियों में कुछ ऐसे प्रभावशाली तत्व होते हैं जो रक्त में शर्करा की मात्रा को निर्धारित करते हैं। अतः प्रतिदिन तुलसी के 5 पत्ते चबाकर खाना चाहिए।

(2) तुलसी के पत्ते 10, बील के पत्ते 30, नीम के पत्ते 20, जामुन के पत्ते 10 को मिलाकर सुखा लें तथा पीसकर शीशी में भर लें। एक चम्मच चूर्ण सुबह खाली पेट ठण्डे पानी से दस दिन तक लें। दवा लेने से पहले शुगर नाप लें तथा 10 दिन बाद फिर नपवायें।

(3) तुलसी पत्र, काली मिर्च, काला जीरा बराबर भाग लेकर चूर्ण बना लें। उसमें एक तिहाई भाग काला नमक मिलाकर बेर के बराबर गोलियाँ बना लें। रात को दो गोली सोने से पहले लेने से मधुमेह रोग में फायदा होता है।

नीम

(1) नीम की छाल का काढ़ा पीना भी मधुमेहनाशक है।

(2) नीम की 7 कोंपले खाने से चीनी की मात्रा नियंत्रित हो जाती है।

(3) नीम के पत्तों का चूर्ण 3 ग्राम तथा कालीमिर्च का चूर्ण 1 ग्राम दिन में 2-3 बार पानी के साथ सेवन करने से शर्करा सामान्य हो जाती है।

(4) नीम के छाल को जल में उबालकर क्वाथ बनायें। इस क्वाथ को छानकर सुबह-शाम सेवन करने मधुमेह रोग का प्रकोप कम हो जाता है।

(5) नीम की कोमल पत्तियों का चबाकर रस चूसने से मधुमेह रोग में बहुत लाभ होता है। मधु मिलाकर भी सेवन कर सकते है।

(6) नीम की छाल, पकी जामुन की गुठली, गुड़मार बूँटी और सौंठ सभी चीजें बराबर-बराबर मात्रा में लेकर कूट-पीसकर चूर्ण बना लें। इस चूर्ण को ग्वारपाठे के रस में घोलकर सुखाकर रखें। प्रतिदिन 2 से 3 ग्राम चूर्ण मधु के साथ सेवन करें। मधुमेह रोग में शर्करा के निष्कासन पर नियंत्रण रहता है।

(7) 20 ग्राम नीम की निबोलियों का रस रोजाना खाली पेट पीते रहने से शुगर रोग में लाभ होता है।

(8) नीम का तेल 30-30 बूँद सुबह-शाम पियें। यदि रोगी नीम का तेल न पी सके तो कैप्सूल में डाला जा सकता है। शर्करा की मात्रा घट जाती है और धीरे-धीरे घटते-घटते सामान्य हो जाती है। कुछ वैद्य वर्धमान कर्म में इसका सेवन करवाते हैं।

(9) नीम की गिलोय का छोटा-छोटा टुकड़ा करके, उसको कूटकर, उसका 20-25 ग्राम रस निकालकर उसको सीधा पीओ या उसमें थोड़ा शहद मिलाकर सुबह-शाम पीओ।

चावल

मधुमेह में चावल अपथ्य है। फिर भी चावल खाने की बहुत इच्छा हो तो सप्ताह में केवल एक बार दोपहर के भोजन में रोटी के बदले बिला पॉलिश का चावल एक छोटी कटोरी लें। पश्चिम बंगाल, बिहार और उड़ीसा के लोग चावल बहुत पसंद करते हैं। परन्तु चावल श्वेतसारीय खाद्य होने के कारण इससे चीनी बनती है।

छुआरा

उत्तम छुहारे लेकर उनके टुकड़े कर लें और गुठलियाँ निकाल दें। इसके 3-4 टुकड़े मुख में रखकर चूसते रहें। दिन में 8-10 बार चूसना चाहिए तथा 5-6 माह सेवन करें।

काले तिल

सुबह खाली पेट या रात को सोते समय 1 या 2 तोला काले तिल खाकर ऊपर पानी पियें। ऐसा कुछ दिन सेवन करने से मधुमेह में लाभ होता है।

चित्रक

चित्रक के पंचांग को यवकुट (जौकुट) करके 6 ग्राम की मात्रा में प्रातः-सायं 300

ग्राम पानी में डालकर पकायें। जब 100 ग्राम पानी शेष रह जाये तब अग्नि से उतारकर छानकर गुनगुना ही रोगी को पिलायें। मात्र तीन सप्ताह के सेवन से मधुमेह एवं बहुमूत्र रोग नष्ट हो जाता है।

वट वृक्ष (बड़ या बरगद)

(1) वट वृक्ष (बड़ या बरगद) की छाल को मोटा कूटकर रख लें। इसमें से 20 ग्राम लेकर 400 ग्राम पानी में पकायें। जब जल 40 ग्राम शेष रह जाये तो छान लें। ठण्डा होने पर प्रातःएवं सायं पियें। इसके सेवन से मधुमेह नियंत्रण में आ जाता है।

(2) 20 से 50 मि.ली. बड़ की छाल का काढ़ा पीने से अथवा बड़ के 2 से 10 फल खाने से डायबिटीज में राहत होती है।

कैथ

(1) कैथ का गूदा छाया में सुखाकर कपड़छान करके 4 से 6 ग्राम की मात्रा में शहद में मिलाकर सुबह-शाम सेवन करने से मधुमेह रोग निश्चित रूप से ठीक हो जाता है।

(2) छाया में सुखाया हुआ कैथ का गूदा, जामुन की गुठली और नीम का पत्ता समान मात्रा में लेकर महीन चूर्ण बनाकर रख लें। 5-5 ग्राम चूर्ण सुबह-शाम मधु के साथ सेवन करें। इससे मधुमेह नियंत्रित होगा।

सप्तरंगी

सप्तरंगी की जड़ का चूर्ण 1-2 ग्राम दिन में तीन बार पानी के साथ सेवन करने से रक्तगत तथा मूत्रगत शर्करा घटकर सामान्य हो जाती है। इस वनस्पति पर कई बार शोध हुए हैं। यह वनस्पति मधुमेह में अतिशय लाभकारी है। कुछ लोग इसकी जड़ का क्वाथ बनाकर (उकाला) 30 से 50 ग्राम की मात्रा में प्रतिदिन 3 बार पीते हैं। इससे खून तथा पेशाब दोनों की शर्करा घटती है।

ग्वारपाठा

(1) 10 तोला गुड़मार बूँटी, जामुन की गुठली और सौंठ 5-5 तोले का चूर्ण बनाकर ग्वारपाठे के रस में घोटकर 4-4 रत्ती वजन की गोलियाँ बनाकर सुरक्षित रख लें। इन गोलियों को 1-1 गोली की मात्रा में दिन में 3 बार शहद के साथ सेवन करने से मधुमेह रोग दूर हो जाता है।

नोट—इस योग के प्रारम्भ करने से पूर्व 3 दिन का उपवास करें। इस रोग में शक्कर अथवा शक्कर से बनी मिठाइयाँ, पकवान, पेय निषेध है। रोगी कम खायें। हरी साग-सब्जियों का प्रयोग अधिक करें। अल्प मात्रा में फल ले सकते हैं। दिन में थोड़ा सोएँ, पानी में तैरना, व्यायाम करना (शारीरिक शक्ति के अनुसार) लाभप्रद है। यदि कर सकें तो नित्य 30 ग्राम गौमूत्र का पान करें, अवश्य लाभ होगा।

(2) करेले का रस 2 चम्मच में ग्वारपाठा का गूदा 10 ग्राम मिलाकर दिन में 2 बार सुबह-शाम भोजन से आधा घण्टा पहले सेवन करने से बढ़ी हुई शर्करा कम हो जाती है।

(3) हरे ताजा आँवलों का रस 4 चम्मच में ग्वारपाठे का गूदा 10 ग्राम मिलाकर सुबह खाली पेट सेवन करने से मधुमेह रोग नष्ट हो जाता है।

(4) नीम की कोमल पत्ते 10 नग और ग्वारपाठा का गूदा 20 ग्राम सुबह खाली पेट सेवन करने से रक्त साफ होता है और शर्करा भी नियंत्रित होती है।

(5) मूँगफली के दानों को पीसकर (मूँगफली का आटा) और ग्वारपाठा का गूदा मिलाकर रोटी बना लें। इस रोटी को 10 ग्राम की मात्रा में खाने से मधुमेह नष्ट हो जाता है।

(6) बथुआ शाक का उबाला हुआ पानी और ग्वारपाठा का रस समान मात्रा में मिलाकर भोजन से 30 मिनट पूर्व दिन में 2 बार आधा-आध कप सेवन करने से मधुमेह जन्य विकार ठीक हो जाते हैं। स्वस्थ देशी गाय का कच्चा दूध और ग्वारपाठा का रस मिलाकर आधा-आधा कप सेवन करने से मधुमेह रोग में लाभ होता है।

(7) जामुन 11 नग लेकर पानी से धोकर साफ-स्वच्छ करके 500 ग्राम ग्वारपाठा के रस में डालकर उबालकर तथा ठंडा करके उबले हुए पानी को खाना खाने से पहले आधा-आधा कप की मात्रा में सेवन करने से मधुमेह नष्ट हो जाता है। यह प्रयोग एक महीने तक अवश्य करें।

(8) जामुन की गुठलियाँ 10 ग्राम, गुड़मार 10 ग्राम और सोंठ 5 ग्राम लेकर तीनों को पीसकर कपड़छान चूर्ण तैयार करके ग्वारपाठा के रस में घोटकर चने के आकार की गोलियाँ बनाकर रख लें। यह 1-1 गोली दिन में 3 बार सेवन करने से धीरे-धीरे शुगर की मात्रा कम होकर नियंत्रित हो जाती है।

(9) सदाबहार (पौधों) की पत्तियाँ 4-4 नग के साथ 2-2 चम्मच ग्वारपाठा का सेवन निरंतर 3 माह तक करने से मधुमेह रोग नष्ट हो जाता है।

(10) अश्वगंधा और शतावरी का समभाग विधिवत कपड़छान चूर्ण तैयार करके रख लें। इस चूर्ण को 1-1 चम्मच की मात्रा में लेकर 50 मि.ली. ग्वारपाठा के रस के साथ सेवन करने से मधुमेह रोग दूर हो जाता है।

(11) बीलपत्र 4 नग लेकर और पीसकर ग्वारपाठा के गूदे के साथ सेवन करने से मधुमेह रोग में शीघ्र लाभ होता है।

(12) गाजर का रस और पालक का रस 20-20 मि.ली. तथा ग्वारपाठा के गूदे का रस 50 मि.ली. भली प्रकार प्रति सप्ताह एक बार सेवन करने से बहुमूत्र (बार-बार पेशाब आना), पेशाब अधिक आना तथा मधुमेह जन्य समस्त विकार दूर हो जाते हैं।

(13) जौ का सिका हुआ आटा, मेथी का बारीक चूर्ण और ग्वारपाठा का रस इन तीनों को समान मात्रा में (10-10 ग्राम) मिलाकर सेवन करने से मात्र एक माह में मधुमेह रोग नष्ट हो जाता है।

(14) बबूल के गोंद का पानी और ग्वारपाठा का गूदा मिलाकर रोगी को आधा-आधा कप की मात्रा में सेवन करने से मधुमेह रोग दूर हो जाता हैं।

(15) इलायची के दाने 5 नग, बादाम की गिरी 2 नग, गाय का मक्खन 10 ग्राम और ग्वारपाठा का ताजा रस 20 मि.ली. मिलाकर सेवन करने से मधुमेह में होने वाली धातु-दौर्बल्यता दूर होती है।

(16) शुद्ध शिलाजीत, गोखरू, सफेद मूसली और कौंच के बीज प्रत्येक समान भाग का विधिवत कपड़छान चूर्ण तैयार करकर रख लें। इस चूर्ण को 2 से 5 ग्राम की मात्रा में आधा कप ग्वारपाठा के रस के साथ सेवन करने से मधुमेहग्रस्त रोगी को आई हुई निर्बलता दूर होकर मधुमेह रोग नष्ट हो जाता है।

(17) ग्वारपाठा का गूदा 5 ग्राम, गुडूची सत्व 250 से 500 मि.ग्रा. के साथ मिलाकर सेवन करने से मधुमेह में लाभ होता है।

(18) सफेद मूसली, कौंच के बीज, गोखरू तथा शिलाजीत चारों चीजों का समभाग पीसकर चूर्ण बना लें। फिर ½ चम्मच चूर्ण का सेवन ½ कप ग्वारपाठा के रस के साथ करें। मधुमेह रोग और उसके कारण आई दुर्बलता दूर हो जाएगी।

(19) ग्वारपाठे के 50 ग्राम रस में गाय का 200 ग्राम दूध मिलाकर सेवन करने से मधुमेह रोग में शर्करा पर नियंत्रण हो जाता है।

(20) लहसुन की 4-5 कलियों को कूटकर उनका रस निकालें। 3-5 ग्राम रस में ग्वारपाठा का 5-10 ग्राम रस मिलाकर प्रतिदिन सेवन करने से मधुमेह रोग पर नियंत्रण होता है।

(21) प्रतिदिन जामुनों का सेवन करने से मधुमेह रोग दूर होता है। जामुन की गुठलियों को सुखाकर चूर्ण बना लें। फिर 3-5 ग्राम का चूर्ण का सेवन ग्वारपाठा के 10 ग्राम रस के साथ करने से मधुमेह रोग में बहुत लाभ होता है।

(22) मधुमेह में नीम के पत्तों का रस और पकी निंबोलियाँ लेने से बहुत लाभ होता है। निबोलियों की गुठलियों का चूर्ण भी मधुमेह रोग में शर्करा पर नियंत्रण रखता है। नीम के ताजे गुलाबी पत्तों को पीसकर, ग्वारपाठे का 10 ग्राम रस निकालकर प्रतिदिन सेवन करने से मधुमेह रोग में बहुत लाभ होता है।

(23) नीम की पकी निंबोलियों का चूर्ण बना लें। फिर 3 ग्राम चूर्ण में ग्वारपाठा का 10 ग्राम रस मिलाकर खाने से मधुमेह रोग में लाभ होता है।

(24) शीतऋतु में मेथी की उत्पत्ति बहुतायत से होती है। मेथी के पत्तों को कूटकर उनका रस निकाल लें। फिर 10–15 ग्राम रस में ग्वारपाठे का 10 ग्राम रस मिलाकर प्रतिदिन सेवन करने से मधुमेह रोग में लाभ होने लगता है।

(25) ग्वारपाठे का 10 ग्राम गूदा लेकर उस पर गिलोय सत्व बुरक कर सेवन करने से मधुमेह रोग में लाभ होता है।

सीताफल

सीताफल के पत्ते का उकाला नियमित सेवन करने से डायबिटीज मिटता है।

अंजीर

मधुमेह में मीठा खाना हानिकारक है लेकिन शरीर में उचित मात्रा में मीठा खाने की भी जरूरत होती है। अंजीर खाने से मीठे की पूर्ति हो जाती है। मधुमेह में भी लाभ होता है। रात को दो–तीन अंजीर पानी में भिगोकर रखें। सुबह फूल जाने पर खायें, ऊपर से वह पानी भी पी लें।

नारियल

कोलाइटिस (आँतों की सूजन), बवासीरं, मधुमेह, गैस्ट्रिक और पेप्टिक अल्सर में कच्चे नारियल की गिरी खाये।

किशमिश

रात को काली किशमिश भिगोकर रखिये। सुबह उठने के साथ उसका जल छानकर पी लीजिए।

केला

(1) मधुमेह में केले का प्रयोग—अक्सर मधुमेह रोगी केले का उपयोग करने से घबराते है, परंतु केले के छिलकों का रस का सेवन करने से मधुमेह की बीमारी में लाभ होता है।

देहरादून के विख्यात चिकित्सक पंडित ठाकुर दत्त शर्मा ने उल्लेख किया है कि गले हुए केलों के छिलके उतारकर उन्हें हाथों से मसलकर लुगदी बना लें। फिर उसमें आधा भाग चावल की भूसी मिलाकर 2–3 दिन गर्म स्थान पर छोड़ें। चौथे दिन किसी पात्र में सबको रखकर पात्र को थोड़ा टेढ़ा करकर थोड़ी देर तक रहने दें। ऐसा करने से केले के छिलके का रस अलग निथर जाएगा। इसी रस का सेवन करें। आप चाहें तो स्वाद के लिये उसमें चुटकी भर काली मिर्च और सैंधा नमक भी पीसकर डाल सकते हैं।

(2) कच्चा केला मधुमेह में अत्यंत लाभकारी लाभकारी है। उसकी सब्जी बनाकर खा सकते हैं।

(3) कच्चा केला 1 नग और ग्वारपाठा का गूदा 10 ग्राम—दोनों को मिलाकर खाने से मधुमेह रोग में बहुत लाभ होता है।

पेठा

पेठा का सेवन अग्नाशय (पैंक्रियाज) को ठीक करके लाभ करता है।

फिटकरी

100 ग्राम लाल फिटकरी तवे पर डालकर गर्म करें। यह जलकर राख हो जाये तब तवे से उतारकर, भोजन के 1 घंटा बाद चौथाई चम्मच यह राख मुँह में डालकर लार में घोलकर निगल जायें। इसके बाद 1 घंटे तक पानी नहीं पियें। प्यास हो तो फिटकरी लेने से पहले ही पानी पी लें। लाल फिटकरी में पोटेशियम होता है। इससे दर्द, हर प्रकार के पेट दर्द, रक्तचाप, दमा, मधुमेह, अल्सर (घाव) में लाभ होता है।

कलौंजी

कलौंजी में पाये जाने वाले तत्व मधुमेह की चिकित्सा में प्रभावशाली होते हैं। मधुमेह के रोगियों पर इसका प्रयोग करने से ज्ञात हुआ है कि कलौंजी में पाये जाने वाले तत्व शर्करा में कमी लाने की क्षमता रखते हैं। उबली हुई चाय के एक कप पानी में या गर्म पानी में आधा चाय का चम्मच कलौंजी का तेल मिलाकर पूर्णतः भूखे पेट सुबह पियें तथा रात के भोजन के बाद सोते समय एक कप चाय के पानी मे या गर्म पानी में एक चम्मच पिसी हुई कलौंजी या आधा चम्मच कलौंजी का तेल मिलाकर पी लेना चाहिए। इस प्रकार नित्य दो बार लें।

तले व चिकने पदार्थों का सेवन नहीं करे। इस चिकित्सा के साथ अन्य कोई औषधि विशेष रूप से ऐलोपैथिक दवा का उपयोग हो रहा हो तो उसे चालू रखें और 20 दिन बाद शर्करा की जाँच करायें। यदि शक्कर सामान्य हो गई हो तो अन्य औषधियों को बन्द कर दें। किंतु कलौंजी का सेवन करते रहें। 40 दिन बाद थोड़ा मीठा खाकर रक्त शर्करा जाँच करायें। यदि शर्करा सामान्य हो तो चिकित्सा बन्द कर दे।

यदि उपरोक्त से लाभ नहीं हो तो साबुत कलौंजी 50 ग्राम, अनार का छिलका 25 ग्राम और लोबाण 25 ग्राम लेकर सबको अलग-अलग बहुत बारीक पीस लें। इस मिश्रण का आधा चम्मच लेकर आधा चम्मच कलौंजी के तेल में मिलाकर प्रातः भूखे पेट एक महीने तक खायें। इससे मधुमेह में लाभ होगा।

करंज

करंज के बीज लम्बी फली में मोटे और लम्बे होते हैं। बीज कौड़ी के समान तेल से भरे रहते हैं। इसके बीजों में कड़वा और गाढ़े रंग का पोनगोमिया का तेल 27% तक होता है। इसके बीज नीबू के रस में पीसकर दाद पर लगाने से लाभ होता है। खुजली चलना बंद हो जाती है। बीजों की चटनी खाने से मधुमेह ठीक होता है।

कैर

कैर का अचार बनता है। सूखे कैर पीसकर एक चम्मच सुबह-शाम भूखे पेट लेने से लाभ होता है।

सौंफ

(1) सौंफ, अजवायन प्रत्येक 25-25 ग्राम, चिरायता - 15 ग्राम, गिलोय पाउडर 50 ग्राम, नीम के सूखे पत्ते 100 ग्राम सबको मिलाकर पीसकर रख लें। प्रातः भूखे पेट एक चम्मच पानी से लेकर आधा घण्टे बाद ही कुछ खायें।

(2) निम्न योग को 40 दिन तक प्रयोग करते रहने से मूत्र में शुगर आनी बंद हो जाती है जबकि यह रोग आन्तड़ियों की खराबी के कारण हो। योग—सौंफ 12 ग्राम को आधा लीटर पानी में उबालें जब 125 मि.ली. पानी शेष रह जाये तो छानकर 12 ग्राम गाय का ताजा मक्खन मिलाकर प्रातः समय पियें।

सरसों

दिन में तीन बार एक-एक चम्मच सरसों के दानो का चूर्ण लेने से रक्तशर्करा नियंत्रण में आ सकती है और इन्सुलिन की आवश्यकता पूरी तरह खत्म या बहुत कम हो सकती है।

इमली

इमली के बीज सेंक कर पाँच तोला भर रोज खाने से मधुमेह दूर होता है।

कुंदरू

कड़वे कुंदरू के पत्तों का चार-छँः मासा चूर्ण मधुमेह में देने से लाभ होता है। मधुमेह में कुंदरू का शाक हितकारी है।

(कुंदरू या कंडुर बहुत प्रसिद्ध है। उत्तर भारत में विशेषतः पंजाब, पश्चिम उत्तर प्रदेश और राजस्थान में सर्वाधिक लोकप्रिय ग्रीष्म साग-भाजियों में इसकी गिनती होती है।)

भिंडी

कच्ची भिंडी खाना या भिंडी को बफा कर खाना मधुमेह में लाभप्रद है।

अमरूद का पत्ता

करीब आधा पाव अमरूद के पत्ते भली भांति कूटकर जल में फूलने दें। दूसरे दिन सुबह छानकर पीने से बहुमूत्र (डायबिटीज) रोग की बढी अवस्था में विशेष लाभ होता है। परिक्षण करकर देखें।

जवाफूल

(1) उड़हल (जवा, जशवंती, जाशौन) के फूल की कलियाँ मधुमेह का रोगी सवेरे

खाली पेट यानि मुँह धोकर दस कलियाँ चबाकर खा जायें। ऐसा एक सप्ताह या रोग अधिक पुराना हो तो एक महीना खायें। यदि अधिक दिन भी खायें तो किसी तरह की खराबी नहीं होगी, लाभ ही होगा। पेशाब में शर्करा आना बिल्कुल ही बंद हो जाएगी। औषधि सेवन के पश्चात पेशाब की जाँच करा लें। पेशाब में चीनी चाहे जितनी क्यों न आती हो, इससे अवश्य लाभ होगा।

(2) जवाफूल 7, कालीमिर्च 2 नग के साथ प्रतिदिन प्रातःकाल सेवन करने से भी मधुमेह में लाभ होता है।

ककड़ी

मधुमेह में ककड़ी खाना हितकारी है।

सावधानी

ककड़ी को भली प्रकार जल से साफ करके छिलका सहित ही खानी चाहिए। ककड़ी खाने से पाचनक्रिया अच्छी रहती हैं।

खीरा

खीरे का रस सेवन करने से तथा खीरे को सलाद के रूप में खाने से मधुमेह रोग से पीड़ित रोगियों को बहुत लाभ होता है।

केसूडा (खाखरा का फूल)

एक मिट्टी के बर्तन में दो सौ ग्राम कुएँ का पानी या गंगाजल लेकर रात को पाँच केसूडा (खाखरा का फूल) भिगो देने का। सुबह मसलकर छानकर बासी मुँह पी जाने का। हर सप्ताह एक फूल बढ़ाते जाने का। चार सप्ताह में रोग मिटेगा। दूसरी तरह का पेशाब में पश आता हो अथवा पेशाब रुकने पर भी काम करता है। (केसूडा का फूल पूजा-पाठ की सामग्री बैचने वालो के इधर मिलता है। इससे होली (धूलेटी के त्यौहार) का कलर बनता है यह आयुर्वेदिक औषधि की दुकान पर भी मिलता है।)

नमक

(1) बबूल का गोंद एक चम्मच तथा एक चुटकी सेंधा नमक-दोनों को पीसकर चूर्ण बना लें। सुबह को निराहार मुँह शुद्ध पानी के साथ सेवन करें।

(2) इमली के बीज रेत में भून लें फिर उनको पीसकर चूर्ण बना लें। उसको नमकीन करने के लिये जरा सा सेंधा नमक मिला लें। इसमें से दो चम्मच चूर्ण प्रतिदिन सुबह के समय ताजे पानी के साथ सेवन करें।

(3) सदाबहार पौधे के 10 पत्ते लेकर उसमें जरा सा सेंधा नमक मिलाकर चने के आकार की गोलियाँ बनाकर तैयार करें। सुबह-दोपहर-शाम को 2-2 गोली का सेवन नियमित रूप से 1 माह तक करने से इस रोग से छुटकारा मिल जाता है। शक्कर का सेवन बिल्कुल न करें।

(4) जामुन की गुठली 10 ग्राम, सौंठ 10 ग्राम, गुड़मार चूर्ण 20 ग्राम तथा ग्वारपाठे का रस आधा कप और थोड़ा नमक अच्छी तरह खरल करके चने के आकार की गोलियाँ बनाकर सुबह-दोपहर-शाम को 2-2 गोली मठ्ठे (छाछ) या शहद के साथ सेवन करते रहने से इस रोग से छुटकारा प्राप्त हो जाता है।

*** मधुशोधक चूर्ण**

बड़, सरलू, चिरौंजी, बड़ी पीपल, अमलतास इन सबकी जड़ की बक्कल, मुलहठी, नीम की छाल, पटोल, बड़ का छिलका, मेढासिंगी, चित्रक, कंचगण की जड़, इंद्रयव, त्रिफला, शोधित (शुद्ध) भिलावा, सौंठ, कालीमिर्च, तज पत्रज, इलायची, वंशलोचन, छोटी पीपल, शोधित सोना माखी, पाषाण भेट, शोधित शिलाजीत, चन्दन, कचूर समान मात्रा में लेकर बारीक पीसकर चूर्ण बना लें। इस चूर्ण को कपड़छान करकर रख लें। 15 ग्राम चूर्ण 60 ग्राम शहद में मिलाकर प्रतिदिन खायें। मधुमेह निश्चित दूर हो जायेगा। (बक्कल मतलब जड़ के ऊपर की छाल, जड़ के ऊपर की छाल नहीं मिले तो इनके जड़ का चूर्ण भी ले सकते हैं।)

*** मधुशोधक रस**

शोधित (शुद्ध) पारा, शोधित गंधक, काहू का बम्कल, मिश्री की समान मात्रा में लें और पारा, गंधक की कज्जली करके (कज्जली मतलब पारा, गंधक को खूब घोंटने का, यह पारा गंधक की घूटी हुई कज्जली तैयार मिलती है) शेष औषधि मिलाकर खरल करें। इसमें गुरोच का सत्व, सार और त्रिफला चूर्ण ऊपर की ही मात्रा में लेकर चूर्ण करकर मिलायें और खरल करें। इसमें पके हुए गूलर का चूर्ण मिलाएँ और खरल करें। इसकी 1-1 ग्राम की गोली बनाकर प्रातःकाल एवं रात्रि में लें।

*** शुगरनील चूर्ण**

करेला, जामुन की गुठली, सफेद चाँदनी के पत्ते, बेल के पत्ते, नीम के पत्ते, तुलसी, जामुन के पत्ते तथा चमेली के पत्ते को समान मात्रा में मिलाकर सुखाकर पीसकर चूर्ण बनायें। यह चूर्ण दोनों समय भोजन के 10 मिनट बाद लें।

(सफेद चाँदनी—सदाबहार के दो पौधे होते है एक सफेद फूल, दूसरा गुलाबी फूल सफेद फूल वाले पौधे को सफेद चाँदनी कहते हैं।)

शहद

(1) मीठा खाने की तीव्र इच्छा होने पर शक्कर के स्थान पर अति अल्प मात्रा में शहद लेकर मूत्र में शक्कर आने, गुर्दे (वृक्क, किडनी) के पुराने रोगों से बचा जा सकता है। शहद मीठा खाने की तीव्र इच्छा की पूर्ति के लिये ही लें वरना न लें।

(2) मधुमेह की दृष्टि से शहद का सेवन प्रायः लोग निषेध मानते हैं। मधुमेह ग्रस्त लोग

बताई गई मात्रा में दालचीनी के साथ शहद का सेवन करेंगे तो इससे मधुमेह में हानि नहीं होगी। अनेक लेखकों ने भी मधुमेह ग्रस्त रोगियों को मीठा खाने की इच्छा होने पर शहद का सेवन करने के लिए कहा है। ध्यान रहे शहद गुनगुने पानी में ही मिलायें या पानी ठंडा हो तभी मिलायें। शहद गर्म नहीं लिया जाता या गर्म पानी में नहीं लिया जाता। 1 ग्राम दालचीनी (चाय की चौथाई चम्मच से कम मात्रा) शहद के साथ मिलाकर प्रतिदिन 40 दिन तक लेते रहने से मधुमेह, कोलेस्ट्रॉल और रक्त की वसा तथा लंबे समय से उच्च स्तर की बढ़ी हुई रक्तशर्करा कम हो जाती है।

सावधानी—दालचीनी बताई हुई अल्पमात्रा में लें, अधिक मात्रा में लेने से हानि हो सकती है।

शहद का उपयोग

नये व पुराने शहद के गुण—नया शहद पुष्टिकारक, कफनाशक और दस्तावर होता है। गुड़ और अचार की भाँति शहद भी जितना पुराना होता है उतना ही अधिक वह गुणकारी हो जाता है। पुराना शहद ग्राही अर्थात जठराग्नि को बढ़ाने वाला और पाचन क्रिया को सुधारने वाला होता है। पुराना शहद रूखा मेद या चर्बी (मोटापा) कम करने और मल निकालने वाला (कब्जनाशक) होता है।

नोट—शहद बनने के बाद एक वर्ष बीत जाने के बाद पुराना माना जाता है। अर्थात एक वर्ष पहले का शहद नया और एक वर्ष बाद का शहद पुराना माना जाता है।

मात्रा—शहद को अकेले नहीं लेना चाहिए। पानी या दूध में मिलाकर लेना चाहिए। शहद का सेवन अल्पमात्रा में प्रारम्भ करना चाहिए। जैसे छोटे बच्चों को 4–5 बूँद शहद देना प्रारम्भ करें, बालकों को आधा चम्मच और बड़ों को 1 चम्मच दिन में एक बार सेवन करना चाहिए। एक सप्ताह के सेवनोपरांत यहि मात्रा शाम को लेना प्रारम्भ कर सकते हैं। इसी प्रकार तीसरे सप्ताह में दिन में तीन बार और चौथे सप्ताह में दिन में चार बार लें और इसी मात्रा में सेवन करके देखें कि वह ठीक से हजम हो रहा है कि नहीं। पतले दस्त लगना, पेट में मरोड़ या दर्द होना, प्यास ज्यादा लगना इत्यादि लक्षण तो प्रकट नहीं हो रहे हैं। यदि ऐसा न हो तो शहद की मात्रा उचित है और चाहे तो शहद थोड़ी और मात्रा में बढ़ा सकते हैं। अर्थात शहद को एक ही बार में अधिक मात्रा में न खाकर आवश्यकतानुसार धीरे–धीरे खाना चाहिए। शहद प्रयोग के समय प्रारंभ में इसको कम मात्रा में लेना चाहिए।

(1) चाय, कॉफी, गुड़, खजूर या खांड आदि के साथ शहद प्रयोग नहीं करना चाहिए।

(2) शीतऋतु में शहद का सेवन दूध के साथ करना चाहिए और वर्षाऋतु में शहद को कालीमिर्च के चूर्ण और अदरक के साथ भली प्रकार मिलाकर प्रयोग करना चाहिए।

(3) शहद को ठण्डे या हल्के गर्म दूध या पानी में मिलाकर लेना चाहिए। शहद को गर्म करके नहीं लेते। अधिक गर्म चीज में मिलाने से शहद के गुण नष्ट हो जाते हैं।

(4) शहद को फल-फलों के रस, बादाम, दूध, पानी, दही, मलाई, टोस्ट, रोटी, सब्जी, नीबू किसी भी वस्तु के साथ मिलाकर लिया जा सकता है।

(5) घी, तेल, चिकने पदार्थ के साथ शहद समान मात्रा में लेने से विष बन जाता है।

(6) शहद से कोई हानि प्रतित हो तो नींबू का रस विकारों को दूर कर लाभ पहुँचाता है।

(7) शहद के गुणधर्म के विषय में यह माना जाता है कि शहद जितना पुराना होगा उतना ही वह गुणधर्म में सर्वोत्तम होगा। पुराने शहद का रंग कुछ कृष्ण वर्ण में हो जाता है। इस शहद में लौह तत्व का अंश प्रचुर मात्रा में पाया जाता है।

पपीता

(1) कच्चे पपीते का रस दो चम्मच बेलपत्र के रस में मिलाकर पीना चाहिए।

(2) पपीते का गूदा आधा किलो, महुआ की छाल एक चम्मच (पिसी हुई) तथा चार कालीमिर्च का चूर्ण - सबको पपीते के गूदे के साथ सेवन करें।

(3) 20 बूँद पपीते के दूध में गुड़मार की पत्तियों का रस चौथाई चम्मच मिलाकर प्रतिदिन सेवन करें।

(4) कच्चे पपीते के रस में नीम की पत्तियों का रस एक चम्मच मिलाकर प्रतिदिन प्रातःकाल सेवन करना चाहिए।

(5) पपीते के पत्तों का रस दो चम्मच, कच्चे करेले का रस एक चम्मच तथा नीम की पत्तियों का रस एक चम्मच—तीनों को मिलाकर दो खुराक करें और सुबह-शाम सेवन करें।

(6) पपीते के दूध में जामुन की गुठली का चूर्ण आधा चम्मच मिलाकर सेवन करें।

मधुमेह के रोगी को उपयुक्त चिकित्सा करने के साथ-साथ करेले का सेवन अधिक करना चाहिए। चीनी, गुड़, मीठे पदार्थ, दाल, चावल, आलु, केला आदि नहीं खाना चाहिए। इस रोग में जामुन बहुत लाभदायक है। एक आद खजूर भी लिया जा सकता है। क्योंकि खजूर में मधुमेह को रोकने के गुण हैं।

शक्कर

अपथ्य—दानेदार चीनी को प्राकृतिक चिकित्सा में 'सफेद विष' कहा गया है। इसके खाने से क्षय, गठिया, रक्तचाप और मदिरा सेवन की इच्छा होती है। इसके स्थान पर मीठे फल, गुड़, गुड़िया शक्कर, देशी बूरा, मिश्री उपयोगी है। (मधुमेह रोगी गुड़, गुड़िया शक्कर, देशी बूरा, मिश्री भी नहीं ले सकते।) चीनी खाने से व्यवहार में अपराध-वृत्ति आती है। चिड़चिड़ापन और क्रोध अधिक आता है। चीनी सारहीन खाद्य है। इसके सेवन से शरीर में विद्यमान विटामिन और कैल्शियम नष्ट हो जाते हैं। चीनी खाना

आवश्यक नहीं है। कॉलेस्ट्रॉल चीनी खाने से बढ़ता है। मधुमेह के रोगी शक्कर या शक्कर से बनी चीजें न खायें।

मधुमेह में घरेलू उपचार

केला—कच्चे केले का आटा या पाउडर रोज दूध के साथ खिलाने से पुष्टि होती है। बच्चों की वृद्धि के लिये भी प्रयोग कर सकते हैं। बहुत से चिकित्सकों के अनुसार मधुमेह के रोगी कच्चे केले का पाउडर वापर सकते हैं।

भिंडी—भिंडी स्वाद में तो स्वादिष्ट है ही परंतु उसमें रहे गुण अपना जीवन स्वास्थ्यप्रद बना सकते हैं। यूनिवर्सिटी ऑफ लोनोसीस के शोधकर्ता और पोषक आहार के बारे में पी.एच.डी करने वाले डॉ. सिल्विया जुक भिंडी के फायदे के बारे में बताते हें। भिंडी में जरूरी पोषक तत्वों का भण्डार है। उसमें आधी मात्रा में मिल जाए वैसा चिकाश वाला रेशेवाला पेकटिन नाम का तत्व होता है। यह चिकाश वाले तत्व हृदय की बीमारी के खतरे को कम करते हैं। भिंडी नियमित खाने से बहुत फायदा होता है, जिससे ब्लडशुगर का स्तर बना रहता है, कोलेस्ट्रॉल का लेवल संतुलित रहता है। आरोग्य निष्णात मानते हैं भिंडी खाने से कब्ज की समस्या भी दूर होती है। कोलेस्ट्रॉल कम करने के साथ-साथ वह जरूरी तत्वों को लीवर तक पहुँचाने वाले एसिड के प्रकोप को कम करकर लीवर को सुरक्षित रखती है। इससे कड़वी दवाओं की जगह अपने मजेदार स्वादिष्ट भिंडी खायें तो ज्यादा फायदा है। यह कोई आड़असर भी नहीं करती है और प्राकृतिक तंदुरुस्ती भी देती है।

अनुभव—एक केस जानने को मिला जिसमें एक आदमी पिछले 20 वर्ष से कब्ज से पीड़ित था, परंतु जब से उसने भिंडी खाना शुरू किया तब से उसकी यह समस्या टल गई। वह दो महीने से भिंडी खाता था उस दौरान एक बार भी दवा लेने की जरूरत नहीं पड़ी।

कच्ची भिंडी को बीच में चीर लेने का (नमक, मसाला, नीबू डालना चाहे तो डाल सकते हैं।) फिर खाने का। हर रोज 6 भिंडी खाते थे। जिसके कारण उनकी ब्लडशुगर घटकर 135 से 98 हो गई, साथ में कोलेस्ट्रॉल भी अंकुश में आ गया।

मधुमेह के लिये बिल्वपत्र—बिल्वपत्र स्वरस डायबिटीज में बहुत ही उपयोगी है। हमारे एक अनुभव अनुसार बिल्वपत्र अकेला ब्लडशुगर घटाने में असरकारक नहीं है। बिल्वपत्र स्वरस से यूरिन फ्रीक्वन्सी (बहुमूत्रता) घटती है। इस बिलपत्र के प्रयोग से ब्लडशुगर घटती है। बिलपत्र, जामुन बीज, हल्दी, आँवला, लोघ्र, गिलोय (गलो), मेथी, कलंभो हर एक बराबर भाग लेकर चूर्ण बनाने का। इसमें से 3 से 6 ग्राम तीन बार लेने का। सुबह, दोपहर, शाम आहार के पहले यह औषधि लेने का। पथ्य खोराक लेने का। नियमित चलने का, चिंता करने का नहीं। जरूर शुगर घटेगी।

अदरक—मधुमेह रोगी यदि नियमित रूप से 10 से 20 मि.ली. अदरक के स्वरस का सेवन करते रहें तो उनका मधुमेह रोग नियंत्रण में रहता है।

बील—बील के ताजा सूखे पत्तों का चूर्ण 60 ग्राम, जामुन की गुठली की गिरी का चूर्ण 40 ग्राम, नीम के पत्तों का चूर्ण 20 ग्राम, मेथी चूर्ण 20 ग्राम, गुड़मार पत्र चूर्ण 60 ग्राम तथा बिनौले की गिरी पीसी हुई 40 ग्राम लेकर इन्हें आपस में भलीभाँति मिला लें। इस मिश्रण को जामुन पत्र के स्वरस या क्वाथ में 24 घंटे तक भिगोकर सुखा लें। तत्पश्चात् एक बार पुनः पीस-छानकर शीशी में भरकर रख लें।

इस चूर्ण का दिन में दो बार, प्रातःकाल नाश्ता तथा रात्रि भोजन से 20-25 मिनट पूर्व अथवा अधिक आवश्यकता के समय दोपहर को भी भोजन से 20-25 मिनट पहले आधे-आधे चम्मच (3-4 ग्राम) की मात्रा में ताजा पानी या गुनगुने पानी के साथ सेवन करने से रक्तगत शर्करा का स्तर नीचे गिरकर अपने सामान्य स्तर पर आ जाता है। इसके साथ ही रोगी अपने शरीर में एक बार पुनः शक्ति व स्फूर्ति का अनुभव करने लग जाता है।

विशेष—इस चूर्ण का सेवन उन लोगों को नहीं करना चाहिये जो अभी संतान की इच्छा रखते हैं क्योंकि इस चूर्ण का एक घटक बिनौले की गिरी पुरुषों को अस्थायी रूप से कृत्रिम गर्भनिरोधक की स्थिति उत्पन्न कर देती है।

चित्रक—चित्रक जड़ छाल व पत्र लेकर इन्हें सुखा लें तथा मोटा-मोटा कूट लें। इसमें समान मात्रा में बिल्व पत्र चूर्ण मिला लें। इस चूर्ण में से 15 ग्राम चूर्ण लेकर 10 ग्राम किसमिस के साथ एक गिलास में भिगोकर आग पर चढ़ा दें। जब उबलते-उबलते आधा गिलास पानी शेष रह जाये तो नीचे उतार लें। ठण्डा होने पर किसमिस को अच्छी तरह मसल लें तथा पानी (क्वाथ) को छान लें और रात्रि को सोने के समय पी लिया करें। इस औषधि सेवन के प्रयोग को लगातार डेढ़ माह तक करें। अपने रक्त का परिक्षण कराकर शर्करा (शुगर) के स्तर को ज्ञात करें। संभव है रक्तशर्करा पहले से घटकर सामान्य स्तर पर आ चुकी हो।

अनन्नास—125 मि.ली रस में आँवला और जामुन के फलों की गुठली का चूर्ण 10-10 ग्राम मिलाकर सेवन करना मधुमेह में लाभदायक है।

ताड़ी-शक्कर—जिस प्रकार खजूर के पेड़ से नीरा नामक रस प्राप्त किया जाता है उसी प्रकार इस ताड़ के वृक्ष से भी ताड़ी नामक रस प्राप्त किया जाता है। प्रत्येक वृक्ष से कम से कम सात लीटर ताड़ी प्राप्त होती है। इस प्रकार प्रत्येक वृक्ष अपनी 60-70 वर्ष की अवस्था तक यह रस देता रहता है। इस ताड़ी में 13-15 प्रतिशत शक्कर होती है। इससे ईख का रस (गन्ने का रस) की भाँती गुड़-शक्कर बनायी जाती है। यह गुड़-शक्कर दक्षिण भारत में अधिक बनाई जाती है।

ताड़ के इस ताजा रस में 6 से 8 घंटे में खमीर उठने लगता है, तब यह अधिक खट्टा हो जाता है। इसे लोग नशे के लिये पीते हैं। इससे बनाया गया ताड़-गुड़ गाढ़े रंग के ढेलों के रूप में होता है जिसमें अपना विशिष्ट मीठा स्वाद होता है। इसकी साफ की हुई चीनी देशी चीनी की भाँति तथा स्वाद में कुछ खारापन लिये मीठी होती है। मिश्री-ताल मिश्री (Sugar Candy) के नाम से मिलती है। इसके स्वच्छ रवेदार टुकड़े मिलते हैं। मधुमेह के रोगियों के लिये ताड़ या खजूर के रस से बनी चीनी, मिश्री आदि मधुरता के लिये पथ्य है।

***

23. पानी प्रयोग–पानी का चमत्कारिक इलाज

नई और जूनी जीव लेने वाली बीमारी का सरल और बहुत ही सादा उपचार 'पानी प्रयोग का लेख' जापानीज सिकनेस एसोसिएशन की तरफ से प्रकट हुआ। उसका सारांश इस प्रकार है।

यह चमत्कारी 'पानी प्रयोग' के परिणामों का परिक्षण करने में आया, जिनसे नीचे का रोग मिटता है।

सिरदर्द, डायबिटीज, ब्लडप्रेशर, ब्लडकोलेस्ट्रॉल, संधिवात, लकवा, दमा, टी.बी. मेनेन्जइटीज, कफ, खाँसी, बेहोशी, लीवर को लगता रोग, पेशाब की बीमारी, एसिडिटी, गैस ट्रबल, मरडा (दस्त), कब्ज, हरस (बवासीर), आँख की बीमारी, स्त्रियों का अनियमित मासिक, प्रदर, गर्भाशय का कैंसर, नाक और गले का रोग।

पानी पीने की विधि

सुबह जल्दी उठकर मुँह धोए बिना या ब्रश, दातुन किये बिना 1250 ग्राम पानी (4 बड़ा गिलास) एक साथ पी जाने का। उसके बाद 45 मिनट तक कुछ खाने पीने का नहीं। पानी पीने के बाद ब्रश, दातुन, कुल्ला कर सकते हैं। (रात को मंजन करकर सोओ।) यह प्रयोग चालु करने के बाद सुबह नाश्ते के बाद और दोपहर और रात को खाना खाने के बाद दो घंटे बाद पानी पीने का और रात को सोने के आधे घण्टे पहले कुछ खाने का नहीं। बीमार तथा नाजुक प्रकृत्ति के मनुष्य एक साथ चार गिलास पानी पी ना सकें तो एक या दो गिलास से शुरू करके धीरे-धीरे बढ़ाकर चार गिलास तक पहुँचने का। बीमार मनुष्य को अच्छा होने के लिये और तंदुरुस्त मनुष्य को बीमार न पड़ने के लिये यह प्रयोग करो।

प्रयोग और परीक्षण के आधार पर नीचे बताई गई बीमारी बताये गये समय में मिट सकती है।

हाई ब्लडप्रेशर	–	1 मास
गैस की तकलीफ	–	2 दिन
डायबिटीज	–	1 सप्ताह

कब्ज	–	2 दिन
कैन्सर	–	1 मास
टी.बी. (क्षयरोग)	–	3 मास

विशेष

चार गिलास पानी पीने से कोई आड़असर नहीं होता । शुरुआत में तीन दिन पेशाब करने ज्यादा बार जाना पड़ता है। उसके बाद नियमित हो जाता है।

वर्षाऋतु

वर्षाऋतु में एक गिलास पानी गर्म करकर उसमें एक नीबू निचोड़कर सुबह खाली पेट पीना चाहिए। इसके बाद एक घंटा कुछ खाने-पीने का नहीं।

शीतऋतु

शीतऋतु में (जहाँ अच्छी ठंड पड़ती हो वहाँ) पानी सुबह गुनगुना (हल्का गर्म) करके भी लिया जा सकता है।

***

24. मधुमेह में होने वाले अन्य रोगों का इलाज (औषधीय प्रयोग)

मधुमेह (डायबिटीज) ऐसी बीमारी है जिसमें पथ्य अपथ्य बहुत है। खाने पीने का पूरा ध्यान रखना पड़ता है। डायबिटीज वाले व्यक्ति को दूसरी बीमारी और भी लग जाती है। इसलिए उसको काफी ध्यान रखना पड़ता है।

डायबिटीज में फोल्ली (प्रमेह पीडिका, कारबंकल, फोल्ला)

डायबिटीज के रोगीयों को शरीर पर चित्र विचित्र फोल्लियाँ होती है। ऐसे रोगीयों को डायबिटीज के योग्य परहेज के साथ नीचे लिखी दवा फाँक जाने का। किशोर गुग्गुल (कैशोर गुगल) की तीन गोली, महामजिष्ठादि घनवटी-तीन गोली, एक चमची हल्दी और एक चमची आँवले का चूर्ण अच्छी तरह पीसकर मिलाकर सुबह-शाम खाली पेट पानी के साथ फाँक जाने का।

अन्य उपचार

1. आरोग्यवर्धिनी गोली 2-2 साबसारादिगण का क्वाथ के साथ।
2. न्यग्रोघादि चूर्ण 3 ग्राम, धनवन्तरि घृत 5 ग्राम के साथ सुबह-शाम।
3. बंग भस्म 250 मि.ग्रा., सोंठ का चूर्ण 1 ग्राम, जामुन की गुठली का चूर्ण 2 ग्राम, फल त्रिकादि क्वाथ के साथ सुबह 9:00 और शाम को 4:00 बजे देने का।
4. सारिवाघासव 20 मि.ली. खाना खाने के बाद,
5. गंधक रसायन तथा श्रेष्ठादि वटी 2 गोली सुबह-शाम पानी के साथ।
6. कांचनारत्वक अर्क+मंजिष्ठादि अर्क+बीलपत्र स्वरस दिन में 3 बार देने का।
7. मकरध्वज वटी 1 से 2 गोली शहद के साथ।
8. नीम के तेल का घाव पर पाटा बाँधने का।

मधुमेह और हृदयरोग

(1) ब्लाकेज दूर करने के लिए देसी पान के पत्तों का करीब तीन चम्मच रस, अदरक का तीन चम्मच रस, लहसुन का तीन चम्मच रस, प्याज का तीन चम्मच रस,

एक चम्मच शहद में मिलाकर दो भाग करके रोजाना सुबह-शाम कुछ भी खाने के एक घण्टा पहले लें और एक घंटे बाद तक कुछ न खाएँ। रोज ताजा बनाएँ। अगर शुगर (मधुमेह) हो तो शहद की बजाय करेला और तीन-चार टमाटर का रस मिलाकर लें। (मधुमेह में शर्करा अधिक हो तो शहद नहीं लें, अगर शर्करा काबू में हो तो शहद ले सकते हैं।) छः महीने से एक साल तक नियमित रूप से लें। पान का रस ब्लॉकेज खोलता है, जबकि प्याज का रस धमनियों में कोलेस्ट्रॉल को जमने नहीं देता। लहसुन नसों को खोलता है।

(2) अर्जुन की छाल का चूर्ण, छिली हुई लहसुन, पोस्तदाना और शरपुंखा मूल चूर्ण प्रत्येक 50 ग्राम कूट-पीसकर 500 मि.ग्रा. की गोलियाँ बना लें। आवश्यकतानुसार 1 से 2 गोलियाँ दिन में 2-3 बार दशमूल के काढ़ा 30 मि.ली. के साथ दें।

(3) हृदय की कमजोरी के लिए—

(a) वसंतकुसुमाकर रस 250 मि.ग्रा., अकीक पिस्टी -250 मि.ग्रा., त्रिजत (तज, तमालपत्र, इलायची) का चूर्ण-3 ग्राम की 1 मात्रा खमीरा गावजवां (यूनानी दवा) के साथ सुबह-शाम दो बार (शहद के साथ)

(b) अर्जुनारिष्ट 30 मि.ली खाना खाने के बाद पानी मिलाकर दो बार।

मधुमेह और कब्ज

मधुमेह रोगी को कब्ज होने पर पानवेली चूर्ण (निर्माता— पानवेली हर्बल) या त्रिफला चूर्ण या एरण्ड भ्रष्ट हरीतकी चूर्ण (हरड़े को अरंडी के तेल में पकाकर, सुखाकर बारीक पीस लेने का—यह चूर्ण बाजार मैं तैयार मिलता है।—(धनवन्तरि आरोग्य मंदिर) 1-2 चम्म्च रात को सोते समय जल से लेने से कब्ज दूर हो जाती है। वैसे मधुमेह के लिए पानवेली चूर्ण लेने वाले रोगी को कब्ज रहती ही नहीं है। आरोग्यवर्धिनी वटी 1-2 गोली रात को सोते समय गर्म पानी के साथ लेने से भी कब्ज दूर हो जाती है।

रेचन एक्स (निर्माता मेसर्स त्रिगुण क्योरेटिव्स) 2-2 चम्मच (सुबह खाली पेट तथा रात को सोते समय) सूखोष्ण पानी के साथ लेने से रोज सुबह-शाम दस्त खुलकर आ जाता है। कुछ ही दिन में कब्ज दूर हो जाती है। कब्ज, पुराना आँव, पेट की गर्मी आदि विकारों को दूर करने वाला यह उत्तम चूर्ण है। 2-4 दिन सेवन से ही लाभ होने लगता है।

मधुमेह और आँव

मधुमेह के रोगियों को प्रायः आँवयुक्त दस्तों की शिकायत रहती है। आँवयुक्त

दस्त आना, पाखाना साफ न आना, पेट में मरोड़ होना आदि कष्टों की शिकायतें रहती हैं। ऐसी दशा में बेक्टेफर कैप्सूल (आयुलैब्स) या डायेरिन कैप्सूल (श्री जयशंकर आयुर्वेद भवन) 2–3 बार पानी के साथ लेने से लाभ होता है। दोनों समय भोजन के बाद चित्रकादि वटी 1–1 गोली चूसने के लिये लें। रात को सोते समय रेचन एक्स (त्रिगुण क्योरेटिव्स) 2 चम्मच सूखोष्ण पानी के साथ लें।

इस रोग में कुरजघन वटी नामक शास्त्रीय औषधि भी अच्छा कार्य करती है। 2–2 गोली 2–3 बार प्रतिदिन अर्क सौंफ के साथ लें। इसके साथ भी चित्रकादि वटी तथा रेचन एक्स का सेवन करें। अकेले भी रेचन एक्स 2–2 चम्मच सुबह–रात्रि पानी के साथ लेने से अच्छा लाभ होता है। शिवायु का आमदोषारी चूर्ण भी इसमें अच्छा लाभ करता है। 1–2 चम्मच दो बार प्रतिदिन लें।

मधुमेह और गैस

(1) मधुमेह रोगी को पेट में गैस होने, खाना ठीक से न पचने, पेट फूलने पर उदरामृत शंख योगम् आधा–आधा चम्मच 2–3 बार भोजन के बाद देने से लाभ हो जाता है। प्रायः पहली मात्रा लेने के बाद रोगी काफी राहत प्रतीत करता है। यह कई रोगियों पर आजमाया हुआ है।

(2) इसके लिए जमना का स्वादिष्ट चूर्ण तथा त्रिगुणी ब्रदर्स का त्रिगुणी पाचक चूर्ण भी उपयोगी है। 1–1 चाय चम्मच दिन में दो बार भोजन के बाद पानी के साथ देने से गैस, खट्टी डकार आना, जलन, पेट फूलना आदि कष्टों से मुक्ति मिलती है।

(3) लवण भास्कर चूर्ण 30 ग्राम, हिंग्वाष्टक चूर्ण 30 ग्राम तथा शंख भस्म 5 ग्राम मिलाकर रख लें। 2–2 ग्राम दोनों समय भोजन के बाद पानी के साथ दें। गैस, अपच, पेट फूलना, पेट दर्द आदि कष्टों मे यह मिश्रण तुरंत राहत देता है।

(4) लशुनादि वटी या चित्रकादि वटी 2–2 गोली दोनो समय भोजन के बाद लेने से भी गैस, आफरा आदि कष्टों से राहत मिलती है। स्वास्तिक का प्रिपेप्टोन कैप्सूल भी अच्छा लाभ करता है। 2–2 कैप्सूल दो बार लें।

पतले दस्त

मधुमेह रोगी को पतले दस्त होने पर बैक्टैफर कैप्सूल (आयुलैब्स) या डायोरिन कैप्सूल (श्री जयशंकर आयुर्वेद भवन) 2–2 कैप्सूल 2–3 बार पानी के साथ देने से लाभ होता है। यदि अपच के कारण पतले दस्त होते हो तो चित्रकादि वटी 1–1 गोली 2 बार चूसने को देनी चाहिए। दोनों समय भोजन के बाद जम्बासव 4–4 चम्मच बराबर पानी मिलाकर पीने के लिये दें। उपकरण की संजीवनी वटी भी इसमें

लाभ करती है। डायटोन टेबलेट (जमना) तथा कुरची फोर्ट (पटियाला) आदि औषधियाँ भी लाभप्रद है।

बवासीर

मधुमेह रोगी को बवासीर होने पर सुखदा कैप्सूल (आयुलैब्स) 2-2 कैप्सूल 3 बार पानी के साथ दें। सुखदा आयंटमेट (आयुलैब्स)। रोज सुबह-शाम शौच जाने के पहले तथा बाद में अप्लीकेटर की सहायता से गुदा में लगाना चाहिए। कब्ज के लिए रेचन एक्स दें।

त्रिगुणी ब्रदर्स की बवासीर बूटी नामक औषधि 3.5 ग्राम रात को पानी में भिगोकर प्रातः खाली पेट दें। इससे एक सप्ताह में ही लाभ मिलता है। 90 दिनों में 80 प्रतिशत मामलो में अर्श पूरी तरह नष्ट हो जाता है।

उपकरण की अर्शीना गोली भी अर्श में बहुत लाभप्रद है। 2-2 गोली दिन में 3 बार पानी के साथ दें। रक्त अधिक आने पर उपकरण की ही हीमोस्टेव 1-2 गोली 3 बार इसी के साथ देते हैं।

शास्त्रीय चिकित्सा में इस रोग में अर्श कुठार रस, अर्शोघनी वटी, काकायन वटी (अर्श) आदि औषधियों का प्रयोग करें। कब्ज दूर करने के लिये रात को सोते समय त्रिफला चूर्ण गर्म जल के साथ दें।

मोटापा

यदि मधुमेह रोगी बहुत अधिक मोटा हो तो उसको अपना वजन घटाकर सामान्य करना चाहिए। इसके लिए आरोग्यवर्धिनी वटी 2-2 गोली 2 बार भोजन से पहले पानी से और मेदोहर गुगल 2-2 गोली 3 बार पानी से दें। इससे मोटापा धीरे-धीरे घट जाता है।

मोटापा घटाने के लिये जिन्दल का हर्बो स्लिम कैप्सूल भी उपयोगी है। 2-2 कैप्सूल 2 बार पानी के साथ दें। लगातार 3-4 मास तक सेवन करने से मोटापा घटकर सामान्य वजन हो जाता है। इसी प्रकार आयुलैब्स का 'डिफिट-5' कैप्सूल भी उपयोगी है। 2-2 कैप्सूल 2-3 बार सूखोष्ण जल के साथ तब तक देते हैं जब तक वजन घटकर सामान्य न हो जाये। जमना का मेदान्तक टेबलेट भी वजन घटाने में उपयोगी है। 2-2 गोली 2 बार गर्म जल से दें।

अम्लपित्त (ऐसिडिटी)

आँवला स्वरस में समभाग गिलोय स्वरस मिलाकर 2-2 चम्मच तीन बार खाली पेट दें। आमलकी रसायन और गिलोय सत्व भी दिया जा सकता है। सूतशेखर रस, कामदुधा रस, प्रवाल पिष्टी, शंख भस्म, कर्पद भस्म, घात्री लौह, अम्लपित्तांतक

लौह, पेपसर कैप्सूल (आयुलैब्स), जेपकोनिल टेबलेट (जमना), प्रिपेटोन कैप्सूल (स्वास्तिक), अम्लपित्तांतक कवच (धनवन्तरि आरोग्य मंदिर), महाशंख वटी, त्रिगुणी पाचक चूर्ण (त्रिगुणी), पानवेली चूर्ण (पानवेली) आदि औषधियाँ उपयोगी हैं। इसमें से किसी एक-दो का उपयोग करें।

दुर्बलता (कमजोरी)

मधुमेह रोगी को दुर्बलता बहुत परेशान करती है। अतः दुर्बलता को दूर करने के लिए वसंत कुसुमाकर रस, गिलोय सत्व एवं आमलकी रसायन के साथ मिलाकर सुबह-शाम फीके दूध के साथ दें। 1-2 सप्ताह में लाभ हो जाता है। वैसे आयुप्लस कैप्सूल (आयुलैब्स) 1-1 कैप्सूल सुबह-शाम फीके दूध या पानी के साथ देने से भी दुर्बलता में लाभ होता है। रोगी शक्ति एवं स्फूर्ति प्रतीत करने लगता है।

आँवला कैप्सूल (जिंदल)—1 कैप्सूल, अश्वगंधा कैप्सूल (जिंदल)—1 कैप्सूल, शिलाजीत कैप्सूल (जिंदल)—1 कैप्सूल, ऐसी 1-1 मात्रा सुबह-शाम फीके दूध या पानी के साथ लगातार कुछ दिन तक देने से दुर्बलता दूर हो जाती है। अक्सर मधुमेह रोगी कोई न कोई विटामिन की गोली लेते रहते हैं, उसके बदले आयुर्वेद में उन्हें ये दिये जा सकते है।

अन्य उपचार

(1) सिद्ध मकरध्वज 125 मि.ग्रा., शिवगुटिका 1 गोली, त्रिबंग भस्म 250 मि.ग्रा., रोप्य भस्म 250 मि.ग्रा. कि एक मात्रा 5 नग बादाम+3 नग कालीमिर्च तथा 4-5 पिस्ता के साथ घूंटकर सुबह-शाम देने का।

(2) वसंत कुसुमाकर रस की 1 से 2 गोली शहद या मोला (मलाई वगैर का) दूध के साथ सुबह-शाम लेनी।

निम्न रक्त चाप

ऊपर दुर्बलता प्रकरण में लिखित औषधियाँ निम्न रक्त चाप (लो ब्लडप्रेशर) में भी उपयोगी है। (अन्य उपचार वाले कॉलम को छोड़कर) उनके अतिरिक्त मकरध्वज, सिद्ध मकरध्वज, विगौर टू-के (जिन्दल), क्षमता टेबलेट (जमना), शक्ति संचय टेबलेट (जमना), जीरियेटिक गोली (उपकरण) आदि भी उपयोगी है। इनमें से किसी एक का सेवन सुबह-शाम फीके दूध के साथ करना चाहिये। नियमित रूप से रक्तचाप की जाँच करानी चाहिए।

मोतियाबिन्द

मधुमेह के रोगी को मोतियाबिन्द होने का बहुत अधिक भय रहता है। ऐसी दशा में देवी आयुर्वेदिक फार्मा, 22 जू.एम.आई.जी. ऐशबाग, भोपाल (म.प्र.) का बना

हुआ 'यलो आई ड्राप' तथा 'नीलिका आई ड्राप' डालना चाहिए। इससे मोतियाबिन्द में आराम मिलता है।

धनवन्तरि आरोग्य मन्दिर का मोतियाबिन्द नाशक नेत्रज्योतिवर्धक सूरमा सुबह-शाम प्रयोग करने से भी मोतियाबिन्द में आराम आ जाता है। त्रिफला जल से सुबह-शाम नेत्रों का प्रक्षालन करें।

आँख की कमजोरी के लिये

(1) सुवर्ण माक्षिक भस्म 250 मि.ग्रा. सप्तामृत लौह 500 मि.ग्रा. की एक मात्रा त्रिफला घृत के साथ सुबह-शाम दो बार।

(2) जीवंत्यादि वटी 2-2 गोली खाना खाने के बाद पानी के साथ।

(3) खाखरा के अर्क की 5-5 बूँद हर बार पानी में डालकर पीने का तथा उसकी आँख में बूँद डालने का। (खाखरा के पेड़ पर जो पीला रंग का फूल उगता है उसे पलाश कहते हैं।)

आँखों की ज्योति कम होकर मंद व धुंधला दिखना

मधुमेह रोग से आँखों की ज्योति कम होकर मंद और धुँधली हो जाती है। ऐसी हालत में त्रिफला के काढ़े से सुबह-शाम आँख धुलवायें। विधि यह है कि त्रिफला को आठ गुना जल में औटाकर (गर्म करकर) चौथाई जल शेष रहने पर बारीक कपड़े से छानकर इससे आँखें धोएँ। इसके बाद त्रिफला चूर्ण और सफेद पुनर्नवा की जड़ प्रत्येक 1 ग्राम त्रिफला के फाण्ट (त्रिफला का पानी) 25 मि.ली. से सुबह-शाम दें।

मधुमेह और बेहोशी

यह उपद्रव अत्यंत घातक है। आरम्भ में अपच, मलावरोध, पेट दर्द, बेचैनी, खिन्नता, सिरदर्द, रक्तदाब में गिरावट, नाड़ी और तापमान मे कमी एवम् सभी माँसपेशियाँ सुन्न होकर रोगी बेहोश होकर गिर जाता है तथा अचेत पड़ा रहता है। ऐसी भयानक स्थिति में नृसार (नौशादर) सत्व, चूना और कर्पूर एक साथ छोटी शीशी में मिलाकर रख लें। इसकी वाष्प रोगी को बार-बार सुँघाकर उसे होश में लायें। रोगी के पूरे शरीर पर हिमांशु तेल दिन में दो बार मालिश करें। साथ ही मूर्च्छान्तक रस, योगेन्द्र रस और चन्द्रकांत रस प्रयोग करायें।

मूर्च्छा (कॉमा) बेहोशी

(1) सौ बार धोया हुआ घी या हिमांशु तेल का अभ्यंग

(2) मूर्च्छान्तक रस

(3) योगेन्द्र रस या चंद्रकान्ता रस-अदरक, तुलसी की पत्ती या नागरबेल के पान का रस या शहद के साथ।

रक्त कोशिकाओं की जर्जर अवस्था

ऐसी अवस्था होते ही आहार में चर्बीयुक्त खाद्य तथा पेय का प्रयोग बहुत कम कर दें। नवायस लौह 125 मि.ग्रा. शहद से सुबह-शाम नास्ते के बाद चटाकर ऊपर करेले के छिलके का रस और ताजे आँवले का रस प्रत्येक 15 मि.ली. एक साथ मिलाकर पिलायें। इससे उपर्युक्त उपद्रव दूर हो जाते हैं।

ज्वर

मधुमेह में ज्वर और सिरदर्द होने पर महासुदर्शन चूर्ण 3 से 4 ग्राम गर्म जल से प्रातः, दोपहर, शाम और रात को दें। रोगी के सिर पर बील के पत्तों का रस धार बाँधकर डालें।

उच्च रक्तचाप (हाई ब्लडप्रेशर)

मधुमेह के रोगी को अक्सर उच्च रक्तचाप होने की शिकायत हो जाती है। ऐसी दशा में सर्पगन्धा घन वटी 1-2 गोली पानी के साथ। जिन्दल का बी.पी. नॉर्मल 2-2 कैप्सूल 2 बार पानी के साथ लेने से तुरंत लाभ होता है। पटियाला की प्रशान्ति टिकिया से भी इसमें लाभ होता है। 2-2 टिकिया दो बार दें।

जटामाँसी, ब्राह्मी घनसत्व, बचघन सत्व, शंखपुष्पी घनसत्व, सर्पगन्धाघनसत्व, अश्वगंधा घनसत्व, पुनर्नवा चूर्ण, हरीतकी चूर्ण, प्रवालपिष्टी, जहर मोहरा, खटाई पिष्टी बराबर-बराबर मात्रा में लेकर 1-1 ग्राम की पुड़िया बना लें। 1-1 पुड़िया दिन में दो बार जल के साथ दें। 1-2 दिन में ही लाभ हो जाता है।

जोड़ों का दर्द

मधुमेह के रोगियों को जोड़ो में दर्द भी काफी कष्ट देता है। ऐसी दशा में जिन्दल का रियुमा ऑयल मालिश करने पर तत्काल लाभ करता है। बहुत बढ़िया दर्दनाशक तेल है। लगाने के कुछ देर बाद ही रोगी आराम प्रतीत करता है। कमरदर्द, घुटनों का दर्द, कंधों का दर्द, गर्दन की जकड़न आदि कष्टों में इसका बाह्य प्रयोग करें। इसके साथ-साथ आयुलैब्स का पेनवेल कैप्सूल 1-1 कैप्सूल तीन बार।

वैसे बातीन तेल (उपकरण), पेनवेल ऑयल (आयुलैब्स), वातान्तक तेल (जमना), वातान्तक वटी (जमना), बातीना गोली (उपकरण), शालकी कैप्सूल (जिन्दल) आदि भी लाभकारी है।

वृहत वात चिंतामणि रस, रसराज रस, योगेन्द्र रस, योगराज गुग्गुल, महायोगराज गुग्गुल, त्र्योदशांग गुग्गुल, सिंहनाद गुग्गुल, कैशोर गुग्गुल, महानारायण तेल, महामाष तेल आदि से भी जोड़ों के दर्द में लाभ होता है। युक्तिपूर्वक इनका प्रयोग करें।

अनिद्रा के लिए

शंखपुष्पी, अश्वगंधा, ब्राह्मी, यष्टीमधु, जटामासी हर एक चूर्ण बराबर भाग लेकर सुरक्षित रखने का। इसमें से रात को सोते वक्त आधा चम्मच, एक चम्मच दूध के साथ लेने का। मधुमेह (डायबिटीज) के रोगी को दूध में शक्कर डालने का नहीं। यह प्रयोग निर्दोष है। अच्छी नींद आएगी। सिर पर धीरे-धीरे हाथ से गाय का घी मालिश करने से विशेष लाभ होता है। दिमाग को ठंडक का अनुभव होता है।

पांव की पिंडी दुखना या अंग दुखना

अश्वगंधारिष्ट सुबह-शाम लेने का अथवा अश्वगंधा चूर्ण या चंद्रप्रभावटी 2-2 गोली लेने का।

अंगों का सुन्नपन

(1) सुवर्ण सिंदुर 50 मि.ग्रा. प्रवाल पंचामृत 125 मि.ग्रा. ताप्यादि लौह 250 मि.ग्रा. की मात्रा शहद के साथ सुबह-शाम देनी।

(2) अश्वगंधारिष्ट+द्राक्षासव तथा दशमूलारिष्ट 20-20 मि.ली. खाना खाने के बाद पानी के साथ दो बार।

किडनी (गुर्दे) की कमजोरी के लिए

कांतालौह भस्म 25 मि.ग्रा., पन्ना भस्म 50 मि.ग्रा. शिलाजीत 125 मि.ग्रा., वंशलोचन 500 मि.ग्रा. की मात्रा शहद या सुकुमार घृत के साथ सुबह-शाम देनी।

ज्यादा पसीना

कायफल का चूर्ण शरीर पर मालिश करकर बाद में स्नान करने का। थोड़ा-थोड़ा कपूर खाने को देने का। खाने के लिए बास कपूर आता है। आयुर्वेद की दुकान में मिलता है। एक रत्ती की मात्रा में खाने का।

पसीने में दुर्गंध

(1) आँवला की घुटली तथा नारंगी (संतरा) की छाल का चूर्ण बनाकर रोज उससे स्नान करने का। (आँवला की घुटली का पाउडर देशी फार्मेसी की दुकान में मिलता है।)

(2) कड़ाछाल, नागरमोथ, जेठीमघ (मुलेठी, यष्टीमधु), आँवला, हल्दी, सुखड (चंदन) का पाउडर (का चूर्ण) बनाकर उसको शरीर पर घीसकर लगाकर बाद में स्नान करने का।

मुख के तलवे की शोध

रोगी को दीपन-पाचन औषधि देवें। इलायची चूसने को देवें। मेहंदी तथा

कोला का रस मिलाकर शरीर पर लगायें अथवा त्रिफला चूर्ण पानी के साथ लेवें। खाना-खाने के बाद मामेजवा घनवटी 2-2 गोली लेवें।

मूत्रदाह (पेशाब में जलन)

(1) गलो का स्वरस शहद के साथ पियें।

(2) त्रिफला चूर्ण तथा रसायन चूर्ण 5-5 ग्राम सुबह-शाम लेने का।

(3) मामेजवा घनवटी, चंद्रप्रभावटी 2-2 गोली खाना खाने के बाद लेने का।

नपुंसकता

मधुमेह रोगी को सहवास से दूर रहना चाहिए।

(1) मकरध्वज वटी

(2) वसंतकुसुमाकर रस

(3) पिपल्यासव+दशमूलारिष्ट+अश्वगंधारिष्ट सुबह-शाम खाना खाने के बाद।

अंग के सूजन पर

(1) पीलुडी का अथवा पुनर्नवा (साटोडी) का रस 20-25 ग्राम रोज दो बार पीओ।

(2) हल्दी तथा धतूरे के पान का रस निकालकर सूजन पर लगाओ।

(3) दोषघ्न लेप करो।

बहुमूत्रता

(1) चंद्रप्रभावटी सुबह-शाम

(2) अग्नितुंडीवटी 2-2 गोली खाना खाने के बाद पानी से लेवें।

(3) मूत्र संग्रहणीय क्वाथ देने का (4) इंद्रवटी की 2-2 गोली सुबह-शाम।

यकृत (जिगर, लीवर) के दोष

* लोघ्रासव अथवा कुमार्यासव या रोहितकारिष्ट की 3-3 चमची सुबह-शाम लेनी।
* मधुमेह के रोगी को यकृत विकार होने पर आरोग्यवर्द्धिनी वटी, पुनर्नवादिमंडूर, यकृत (प्लीहारि लौह), गौमूत्रादिघनवटी, नवायस लौह, यकृतबलदा वटी, वायटोना कैप्सूल (त्रिगूणी), आयुलिव कैप्सूल (आयुलैब्स), लिवेक्स कैप्सूल (बैन लैब्स), हिपोलिव टेबलेट (उपकरण), प्रिपेप्टोन (स्वास्तिक) आदि औषधियों के प्रयोग से यकृत विकारों में इच्छित लाभ मिलता है।
* मधुमेह रोगी को पीलिया हो जाने पर उसकी चिकित्सा अत्यन्त कठिन है क्योंकि मधुमेह रोगी को ग्लूकोज नहीं दिया जा सकता है। यदि मधुमेह रोगी को ग्लूकोज दिया जाए तो उसका शर्करा स्तर बहुत बढ़ जाता है जो कि खतरनाक

साबित हो सकता है। यानी दोनों तरफ से जान जाने का खतरा बना रहता है। ऐसी दशा में डॉक्टर एक तरफ ग्लूकोज चढ़ाते हैं तथा दूसरी और इन्सुलिन देते हैं ताकि मधुमेह नियंत्रण में रहे।

एक मधुमेही को निम्नलिखित औषधियों का सेवन करवाकर उसे पीलिया से (डॉ. सुनील कुमार) ने मुक्ति दिलायी थी। रोग की प्रारम्भिक अवस्था में ही वह आ गया था जिससे वह शीघ्र ही रोगमुक्त हो गया। उसे न तो ग्लूकोज चढ़ाया, न इन्सुलिन ही दिया गया। केवल आयुर्वेदिक औषधियों का सेवन करवाया गया। चिकित्साकाल में उसे मट्ठा तथा हरी सब्जियों का प्रयोग अधिक मात्रा में करवाया गया। रोगी मधुमेहनाशक औषधियाँ ले रहा था उसका सेवन जारी रखने को कहा गया।

1. त्रिफला हिम 1-1 कप दिन में 3 बार।
2. गोमूत्रादिघन वटी 2-2 गोली 3 बार पानी के साथ।
3. आयुलिव कैप्सूल (आयुलैब्स) 2-2 गोली 3 बार पानी के साथ।

एक मास बाद त्रिफला हिम बन्द कर दिया लेकिन बाकी दो औषधियाँ लगातार तीन मास तक चली जिससे रोगी का पीलिया तो ठीक हो ही गया, हिमोग्लोबिन की मात्रा भी बढ़ गई।

खाँसी

खाँसी के लिये चन्द्रामृत रस, कफ कुठार रस, कफनाशक पाउडर (जमना), डिमफसीन टेबलेट (एलार्सिन), डायकफ सीरप (हिमालया), फिजल कैप्सूल (आयुलैब्स), तुलसी कैप्सूल (जिन्दल) आदि। शुगर फ्री च्यवनप्राश खाँसी में अच्छा काम करता है। खाँसी में कोई भी सीरप लें तो जहाँ तक हो सके ध्यान रखें वह शक्कर का बना न हो। खाँसी के लिए चंद्रामत रस वटी ले सकते हैं, यह कफ को पतला करके निकाल देती है। कफनाशक और खाँसीनाशक गोलियाँ ले सकते हैं। लवंगादि वटी, खदिरादि वटी वगैरे ले सकते हैं, इससे खाँसी में राहत होती है।

पथरी

यदि मधुमेह रोगी को पथरी रोग हो जिससे परेशानी होती है क्योंकि पथरी रोग में कई लोग शल्यक्रिया करवाकर पथरी निकलवाते है परंतु मधुमेह रोगी को शल्यक्रिया के बाद घाव सूखने में काफी समय लग सकता है। आयुर्वेद में त्रिबिकम रस, हजरूल यहूद भस्म, रसायन चूर्ण, गोक्षुरादि गुग्गुल आदि औषधियों का प्रयोग करने से पथरी टूटकर बाहर निकल जाती है।

क्रिस्टोन कैप्सूल (आयुलैब्स), वरुणा टिकिया (पटियाला), वरुणा प्रवाही

(पटियाला), अश्मरीना टेबलेट (उपकरण) आदि पेटेण्ट औषधियों से इस रोग में विशेष लाभ होता है।

(1) काकड़ी—हर रोज काकड़ी का 250 ग्राम रस दिन में तीन भाग में पीएँ। यह प्रयोग मूत्रदाह, मूत्र का अटकना, पथरी और मधुप्रमेह में लाभदायी है। इस रस को ज्यादा स्वादिष्ट बनाने के लिये इसमें 1 चमम्च नीबू का रस तथा एक चम्मच शहद डाल सकते हैं।

(2) खीरा—खीरे का रस पथरी में लाभदायक है। इसका रस 250 ग्राम दिन में 3 बार नित्य पीना चाहिए। पेशाब में जलन, रुकावट और मधुमेह में भी लाभदायक है। खीरे के रस को स्वादिष्ट बनाने के लिये इसमें एक चम्मच शहद और आधा नीबू मिला देना चाहिए।

पौरुषग्रन्थि शोथ (प्रोस्टेट इनलार्जमेन्ट)

इस रोग में वसंत कुसुमाकर रस, चन्द्रप्रभावटी, गोक्षुरादि गुग्गुल, रसायन चूर्ण, बंग भस्म, त्रिबंग भस्म, शिलाजित्वादि वटी, जीवितप्रदा वटी, रेप्रोस्ट कैप्सूल (आयुलैब्स), प्रेस्टिकॉन कैप्सूल (जमना), प्रभाकम्पाउण्ड (पटियाला), फोरटेज (एलारसिन) आदि में से आवश्यकतानुसार किन्हीं 1-2 अथवा कई का प्रयोग करना चाहिये।

श्वासरोग (अस्थमा, ब्रोन्काइटिस)

रोगी को श्वास रोग होने पर श्वासकुठार रस, श्वास चिंतामणि रस, श्वासकास चिंतामणि रस, पीपली रसायन, वासावलेह (शर्करा रहित), तुलसी कैप्सूल (जिंदल), श्वासमित्र कैप्सूल (जमना), अभ्रक भस्म, कनकासव, तालिससोमादि चूर्ण आदि दी जा सकती है।

फोड़ा

(1) फोड़े पर मक्खन लगाकर रुई की पट्टी बाँधने से फोड़ा फूट जाता है।

(2) लहसुन और कालीमिर्च को पीसकर लेप करने से **गाँठ,** फोड़ा फूट जाता है।

(3) मधुमेह रोगी को फोड़ा निकल आने पर नीम की पत्तियों को जलाकर जल में उबालकर छानकर उस जल से दिन में दो बार सफाई करने का।

प्रयोग (अनुभव)—एक रोगी को मूत्र में शर्करा थी। उसके पाँव में एक फोड़ा हो गया और डॉक्टर ने अंतिम निर्णय लेकर पैर कटवा देने को कहा। लेकिन अनुभवी ने उस आदमी को बीलपत्र का स्वरस (10 से 25 ग्राम स्वरस) दिया और कुछ ही दिनों में व्रण (फोड़ा) सूखने लगा और मूत्र शर्करा में भी आश्चर्यजनक कमी आई।

कारबंकल

मधुमेही की जाँघ, कमर, पेट और पीठ पर भयंकर और प्राणघातक कारबंकल का घाव हो जाता है जो बड़ी कठिनाई से ठीक होता है। कारबंकल के स्थान पर हल्की सी चोट लगने पर भी असहाय वेदना होती है और घातक व्रण बन जाता है। इस दशा में श्रेष्ठादि वटी 1 से 2 गोली, कुटकी और चिरायता के जल में भिगोकर रात को रख दें। और सुबह निथारकर अलग किये फाण्ट (4 ग्राम चिरायता, 4 ग्राम कुटकी मिलाकर पानी में भिगो देने का उसमें श्रेष्ठादि वटी थोड़ी पीसकर डाल देने का, इससे वह पानी में घुल जाएगी, फिर उस पानी को छानकर प्रयोग में लेने का इसको फाण्ट बोलते हैं।) से दिन में तीन बार प्रयोग करायें। करबंकल और घाव पर नीम के ताजा पत्ते पीसकर उसका लेप दिन में 3–4 बार लगायें। (कड़वे नीम के पत्ते पीसकर फ्रीज में रख लें इससे वे सात दिन तक चलते हैं, उन पर फँफूद न लगे इसका ध्यान रखना चाहिए।) डरमिस्टिक (त्रिगुणी ब्रदर्स, लखनऊ) या जात्यादि तेल लगाने से घाव शीघ्र भर जाता है। रोज एक दो बार लगायें।

कोलेस्ट्रॉल

कलौंजी का तेल—यह एक विशेष प्रयोग उन लोगों के लिये अत्यंत लाभदायक है, जो मधुमेह रोग से पीड़ित होते हैं अथवा जिनको कोलेस्ट्रॉल की समस्या सताती है। कलौंजी का तेल शरीर में कोलेस्ट्रॉल की वृद्धि को नियंत्रित करता है। इस प्रकार रक्तचाप पर भी प्रभावकारी असर दिखाता है। इस प्रयोग को नित्य करने से शर्करा भी नियंत्रित रहती है। इस प्रयोग के अंतर्गत मेथीदाना का चूर्ण एवं कलौंजी का तेल सुरक्षित रख लें। सुबह के समय जब उठे तब कुल्ला वगैरह करने के पश्चात खाली पेट ही एक चम्मच (गर्मी का मौसम हो तो 15–20 दाने जितना मेथी का चूर्ण ले) या इससे कुछ कम मात्रा में मेथी का चूर्ण ले। इस चूर्ण में एक बूँद कलौंजी का तेल मिला लें तथा इसे फाँककर ऊपर से पानी पी लें। इस प्रकार नित्य इस प्रयोग के करने से शरीर (रक्त में) कोलेस्ट्रॉल की मात्रा नहीं बढ़ती है अथवा वह नियंत्रित रहती है तथा उसमें शर्करा भी नियंत्रित होती है।

***

25. मधुमेह और बहुमूत्र के योग

अधिक मात्रा में मूत्र करना बहुमूत्रता रोग है। स्नायविक कारणों से मूत्र अधिक आता है। किसी गंभीर बीमारी जैसे मधुमेह (डायबिटीज), गुर्दों (किडनी) की सूजन से भी मूत्र अधिक आता है। बुखार के बाद कुछ समय मूत्र अधिक आता है। बार-बार पेशाब जाना मूत्राशय के लिये अच्छा नहीं है। मूत्रल पेय या खाद्य पदार्थों का अधिक सेवन करने से भी यह विकार उत्पन्न होता है।

लक्षण—इस रोग में दिनभर काफी मूत्र आता है जो औसत से अधिक होता है। अधिक मूत्र आने के कारण अनिद्रा की शिकायत हो जाती है। रोगी दिन-प्रतिदिन क्षीण होता जाता है। कमर, जाँघों तथा पिण्डलियों में दर्द होता है। मौसम के अनुसार पसंदगी करें। अगर मौसम सर्दी का है तो मेथी, तील, छुहारे इत्यादि ले सकते हैं।

हल्दी

(1) यदि बार-बार और अधिक मात्रा में पेशाब आये, प्यास लगे तो आठ ग्राम (आधा चम्मच) पिसी हुई हल्दी नित्य दो बार पानी के साथ फाँकी लें अथवा आधा चम्मच शहद मिलाकर चाटें। लाभ होगा।

(2) पेशाब बार-बार ज्यादा मात्रा में आता हो तो हरड़ के उकाले में हल्दी और शहद मिलाकर देने से लाभ होता है। शहद मिलाने से पहले उकाला ठंडा कर लें। किसी भी गर्म चीज में शहद नहीं लेते।

(3) सुबह-शाम 5-5 ग्राम पिसी हुई हल्दी को 200 ग्राम दूध के साथ प्रयोग करने से बहुमूत्रता की बीमारी ठीक हो जाती है।

(4) गर्भावस्था में बार-बार मूत्रत्याग की परेशानी होने पर 20 ग्राम आँवले के रस में 3 ग्राम हल्दी का चूर्ण सुबह-शाम सेवन करें। बहुमत्र की विकृति से छुटकारा मिलेगा।

(5) आँवलों के पत्तों के साथ दारूहल्दी कूटकर प्रतिदिन सेवन करने से बहुमूत्र विकृति नष्ट होती है।

(6) हल्दी के 3 ग्राम चूर्ण में अनार के छिलकों का चूर्ण 3 ग्राम मात्रा में मिलाकर जल के साथ प्रातःकाल सेवन करने से बहुमूत्र विकृति नष्ट होती है।

(7) 100 ग्राम हल्दी के बारीक चूर्ण में 200 ग्राम तिल को कूट–पीसकर मिलाएँ। इस चूर्ण में गुड़ मिलाकर छोटी–छोटी गोलियाँ बनाकर छाया में सुखाकर, बोतल में बंद करके रखें। प्रतिदिन प्रातः और सायं एक–एक गोली चूसकर खाने से बहुमूत्र विकृति नष्ट होती है। गोलियाँ चूसकर 30–40 मिनट जल का सेवन न करें।

अंगूर

अंगूर खाने से बार–बार पेशाब जाना बन्द हो जाता है। अंगूर नित्य दिन में 100-100 ग्राम दो बार खायें।

अनार

अनार के छिलके पाँच ग्राम की फाँकी पानी से लेने से अधिक मूत्र आना कम हो जाता है। यह तीन सप्ताह नित्य दो बार लें। इसके साथ चावल नहीं खायें।

सेब

सेब खाने से रात को बार–बार पेशाब जाना कम हो जाता है।

चाय

चाय पीने से पेशाब अधिक और बार–बार आता है। बहुमूत्र के रोगी चाय नहीं पियें।

छुहारा

बूढ़े आदमी बार–बार पेशाब जाते हो तो नित्य छुआरा खिलायें। पेशाब बार–बार होने पर दिन में दो बार छुहारे खायें। रात को छुहारे खाकर दूध पियें। छुहारे एक दिन में चार से ज्यादा नहीं खाने चाहिए वरना गर्म करते हैं।

पालक

रात को बार–बार पेशाब जाना शाम को पालक की सब्जी खाने से कम हो जाता है।

चना

रात को बार–बार पेशाब आने पर एक छटाँक भुने, सिके चने खाकर, ऊपर से थोड़ा सा गुड़ खायें। दस दिन लगातार खाने से बहुमूत्रता ठीक हो जायेगी। वृद्धों को अधिक दिन तक यह सेवन करना चाहिए।

नोट—जिन रोगियों की पाचन शक्ति बिगड़ी हुई हो, वे यह प्रयोग न करे।

मसूर की दाल

मसूर की दाल खाने से बहुमूत्रता में लाभ होता है।

तिल

(1) अजवायन और तिल मिलाकर खाने से बहुमूत्रता में लाभ होता है।

(2) 6 माशा काला तिल और प्रवाल भस्म 1 रत्ती मिलाकर सेवन करने से बहुमूत्र रोग मिट जाता है।

बेल/बीलफल

पके बील के गूदे को दो चम्मच की मात्रा में शहद के साथ सुबह-शाम लें।

शिलाजीत

(1) बार-बार पेशाब आए, रात को भी पेशाब करने को उठना पड़े, एक साथ भारी मात्रा में पेशाब होना आदि बहुमत्रता के लक्षण है। इस व्याधि को दूर करने के लिए यह प्रयोग उत्तम है। शिलाजीत, बंग भस्म, छोटी इलायची के दाने और वंशलोचन असली-इन चारों को समान मात्रा में लेकर शहद के साथ मिलाकर 2-2 रत्ती की गोलियाँ बना लें। सुबह-शाम 2-2 गोली गर्म दूध के साथ या बड़े गोखरू का काढ़ा बनाकर इस काढ़े के साथ सेवन करने से बहुमूत्र, मूत्रकृच्छ, शर्करा, प्रमेह आदि व्याधियाँ नष्ट हो जाती हैं और शरीर पुष्ट, सुडौल और शक्तिशाली हो जाता है।

(2) मधुमेह में रोगी को बहुमूत्र की विकृति होती है। रात को बिस्तर से उठकर कई-कई बार मूत्रत्याग को जाना पड़ता है। बहुमूत्र की विकृति को नष्ट करने के लिए शिलाजीत 2 रत्ती, छोटी इलायची के दाने 2 रत्ती, वंशलोचन 2 रत्ती और बंग भस्म 2 रत्ती मिलाकर मधु के साथ सुबह-शाम सेवन करने से बहुत लाभ होता है।

(3) शुद्ध शिलाजीत सूर्यतापी 250 से 375 मि.ग्रा. दिन में दो बार खाते रहना भी इस रोग की अनुभूत औषधि है।

(4) यह योग मूत्राशय और वृक्क (गुर्द, किडनी) को शक्तिशाली बनाता है। योग—गुड़मार बूटी 3 ग्राम, सत गिलोय 1 ग्राम, सौंठ 500 मि.ग्रा., शुद्ध शिलाजीत 250 मि.ग्रा., लौह भस्म (जामुन के सिरका में बनाई हुई 125 मि.ग्रा.। सबको मिलाकर कूट ले। यह एक मात्रा है, इसे प्रातः समय दूध बिना खाँड (शक्कर) के साथ दें। रोगी को चोकर की रोटी और बेसन के आटे की रोटी ही दें।

अशोक

बार-बार मूत्र विसर्जित होने या उसकी मात्रा कम होने वाले रोग में अशोक की छाल के मूल का अर्क का सेवन प्रतिदिन तीन-चार बार 8-10 बूँद की मात्रा में करना चाहिए।

अजवायन

(1) समान मात्रा में अजवायन और गुड़ मिलाकर 5-5 ग्राम की गोलियाँ बना लें। दिन में तीन-चार बार सेवन करें।

(2) आधा चम्मच अजवायन हर दो घंटे में चबायें और दो घूट पानी पिएँ।

(3) बहुमूत्र और वृक्कशूल (किडनी का शूल)—देशी अजवायन और पुराना गुड़ 2-2 ग्राम लेकर कूट-पीसकर 4 गोलियाँ बना लें। यह 1-1 घंटे के अंतराल से सेवन

कराने से बहुमत्र और वृक्कशूल (गुर्दे का दर्द) में लाभ होता है। जो गुड़ एक साल से ज्यादा पुराना हो उसे पुराना गुड़ कहते हैं।

(4) यदि बहुमूत्र का प्रमाण अधिक हो तो अजवायन और गुड़ 9–9 ग्राम लेकर कूट-पीसकर 9 गोलियाँ बनाकर रख लें। यह 1–1 गोली 2–2 घंटे के अंतराल से रोगी को सेवन कराने से शर्तिया लाभ होता है।

मेथी

(1) जिसे एक-आध घण्टे में बार-बार मूत्र त्याग के लिये जाना पड़ता हो अर्थात बहुमूत्रता का रोग हो, उसे मेथी की भाजी के 100 मि.ली. रस में या 40 ग्राम हरे पत्ते वाली मेथी के रस में डेढ़ ग्राम कत्था तथा तीन ग्राम मिश्री डालकर प्रतिदिन एक सप्ताह सेवन करना चाहिए, इससे लाभ होता है।

(2) दाना मेथी और हल्दी समान मात्रा में पीसकर दो चम्मच दो बार फाँकी लेने से लाभ होता है। हरी पत्ती वाली मेथी का 1 कप रस नित्य पीना चाहिए।
मूत्राशय में मूत्रधारण शक्ति के कमजोर पड़ जाने से बार-बार पेशाब जाने की आफत होती है। जब यकृत (जिगर, लिवर) में कमजोरी आ जाती है तब यह समस्या प्रधानतः पैदा होती है। यकृत के कमजोर होने पर घी, तेल, शक्कर के सेवन करते रहने से मूत्र तंत्र पर बोझ पड़ता है, इससे मूत्राशय को नुकसान होता है। ऐसी स्थिति बनने पर घी, तेल, चीनी आदि का सेवन कम से कम करें।

(3) प्रतिदिन मेथी का साग खाने से मूत्र का अधिक आना बन्द होता है और आँत की बीमारी अच्छी होती है। सप्ताह दो सप्ताह तक लें।

(4) मेथी के पत्तों का रस 25–30 ग्राम की मात्रा में निरन्तर प्रतिदिन सेवन करने से कुछ ही दिनों में बहुमूत्र (पेशाब का अधिकता से आना) की विकृति दूर होती है।

गन्ना

गन्ने की जड़ का चूर्ण तथा बंग भस्म—दोनों चीजें 20–20 मि.ग्रा. लेकर एक चम्मच शहद के साथ सेवन करें।

पपीता

(1) पपीते का चूर्ण 1 चम्मच, अजवायन 1 चम्मच, सेंधा नमक-एक चुटकी, तीनो को मिलाकर कुछ दिनों तक सेवन करने से बार-बार पेशाब आने की शिकायत चली जाती है।

(2) पपीते के तने की छाल लेकर सुखा लें। फिर उसे कूट-पीसकर कपड़छान कर चूर्ण बना लें। इस चूर्ण में से आधा चम्मच चूर्ण तथा एक चम्मच कच्चे तिल चबा-चबाकर निगलें। ऊपर से पानी पी लें।

अनन्नास

अनन्नास को काटकर छोटे-छोटे टुकड़े बनाकर, उस पर पीपर का चूर्ण बनाकर 3 ग्राम मात्रा में छिड़ककर खाने से कुछ ही दिनों में बहुमूत्रता की विकृति नष्ट हो जाती है।

अदरक

(1) बार-बार पेशाब आता हो तो प्रातः भूखे पेट एक चम्मच अदरक का रस, पाँच चम्मच पानी में मिलाकर नित्य पियें।

(2) बार-बार पेशाब होने का कारण यकृत (लीवर) की कमजोरी है। इसके कारण पेशाब बार-बार जाना पड़ता है। पेशाब में जलन भी होती है। अतः गरिष्ठ चीजें, घी, तेल से बनी कम से कम सेवन करें। आधा चम्मच सौंठ, एक कप दूध, आधा कप पानी उबालकर नित्य दो बार पियें। हर सब्जी में अदरक डालकर बनाएँ, खाएँ।

(3) पेशाब बार-बार और अधिक मात्रा में हो तो 1-1 चम्मच अदरक का रस और पिसी मिश्री 2 चम्मच आधा कप पानी में मिलाकर नित्य दो बार पियें।

इमली

(1) रात को इमली के दस बीज पानी में भिगो दें। प्रातः इनके छिलके उतारकर दूध डालकर, पीसकर, आध गिलास गर्म दूध में मिश्री मिलाकर, यह पीसी हुई इमली के बीज मिलाकर उलट-पुलटकर नित्य पियें। बार-बार पेशाब जाना बंद हो जायेगा।

(2) इमली की गिरी और सहजन के पत्ते को पीस लें और नाभि पर लेप करें, बहुमूत्रता रोग मिट जाता है।

रीठा

(1) जामुन की गुठली तथा रीठे की काली गुठली-दोनों 10-10 ग्राम लेकर चूर्ण बना लें। इसमें से आधा चम्मच दवा प्रातः एवम् सायं गरम जल के साथ सेवन करें।

(2) रीठे की गुठली का चूर्ण आधा ग्राम सुबह-शाम ताजे पानी के साथ देने से बहुमूत्र रोग एक सप्ताह में ठीक हो जाता हैं।

आँवला

(1) आँवले, जामुन की गुठली, आम की गुठली तथा हल्दी का चूर्ण अलग-अलग बना लें। प्रत्येक चूर्ण को आधा चम्मच लें। इस सभी को मिलाकर दो पुड़िया बनायें। दोपहर और रात को भोजन के बाद एक-एक पुड़िया पानी के साथ लें। इसके सेवन से डायबिटीज, बहुमूत्रता, मूत्रदाह आदि में अच्छा फायदा होता है।

(2) आँवले की गुठली का गुदा 150 ग्राम, काले तिल 500 ग्राम तथा गुड़ 150 ग्राम लें और कूट-पीसकर 20-20 ग्राम की 40 गोलियाँ बनाएँ। बहुमूत्र वाले रोगी को

एक-एक गोली सुबह-शाम खिलाएँ। बीस दिन लगातार सेवन करने से बहुमूत्र का रोग मिट जाता है।

(3) आँवले के रस में 6 माशा शहद मिलाकर पीने से बहुमूत्र रोग में लाभ होता है। मधुमेह में अगर शर्करा ऊँची हो तो शहद नहीं लें।

(4) तीन आँवले का रस पानी में मिलाकर सुबह-शाम चार दिन तक पीने से बार-बार पेशाब जाना बन्द होता है।

(5) आँवला, धनिया, सफेद मिर्च प्रत्येक 25-25 ग्राम लेकर कपड़छान चूर्ण बनाएँ। 5-5 ग्राम चूर्ण दिन में तीन बार ठण्डे पानी के साथ सेवन करें। इससे मधुमेह रोग में बार-बार पेशाब जाने कि शिकायत दूर हो जाती है।

(6) ताजे आँवले के 5 ग्राम रस में हल्दी का चूर्ण 3 ग्राम और मधु मिलाकर चाटकर खाने से कुछ ही दिनों में बहुमूत्र कि विकृति नष्ट हो जाती है। (मधुमेह में शर्करा ज्यादा है तो शहद का सेवन नहीं करें अन्यथा शहद वर्जित नहीं है। थोड़ी मात्रा में लिया जा सकता है।)

केला

(1) आँवले का 4 चम्मच रस के साथ 2 पके केले प्रतिदिन प्रयोग करने से पेशाब खुलकर आता है।

(2) जिन लोगों को मूत्र बार-बार या अधिक मात्रा में या जलन के साथ आता हो उन्हें दो पके केलों का सेवन दोपहर के भोजन के बाद कुछ दिन करना चाहिए।

(3) सफेद मूसली 10 ग्राम, छुआरा 5 ग्राम और 2 पके केले को 250 ग्राम दूध के साथ 7 दिन तक रोज सेवन करें तो बहुमूत्र रोग अवश्य मिटेगा। (जिनकी शर्करा कम हो, मधुमेह (डायबिटीज) काबू में हो वे केले का प्रयोग करें। वैसे मधुमेह में केला अपथ्य है। बिल्कुल भी लम्बे समय नहीं करें।)

हरड़

अधिक मात्रा में बार-बार पेशाब आता हो तो हरड़ के काढ़े में हल्दी और शहद मिलाकर देने से लाभ होता है। काढ़ा पीने से पहले ठंडा कर लें या गुनगुना रखें। शहद गर्म चीज में नहीं लिया जाता।

मिश्री

(1) उड़द का आटा 30 ग्राम, मुलहठी 5 ग्राम, मिश्री 90 ग्राम को मिला लें। प्रतिदिन 20 ग्राम पाउडर को 200 ग्राम दूध के साथ 10 दिनों तक सेवन करें तो बहुमूत्रता रोग मिटता है।

(2) मिश्री 40 ग्राम, मुलहठी 30 ग्राम, कालीमिर्च 20 ग्राम ले और कूट-पीसकर चूर्ण बनायें। फिर 4 ग्राम दवा गाय के घी में मिलाकर सुबह-शाम चटायें। एक सप्ताह में ही लाभ होगा।

अंजीर

3-4 खाकर 10 ग्राम काले तिल चबाने से बहुमूत्र कष्ट दूर होता है।

बड़/बरगद

बड़ की छाल का चूर्ण आधा चम्मच की मात्रा में एक कप पानी के साथ दिन में 3-4 बार नियमित सेवन करने से रोग में लाभ मिलेगा।

बबूल

बबूल की कच्ची कलियों को छाया में सूखा व कूट छानकर घी में भून लें। 10 ग्राम सुबह व 10 ग्राम शाम को 7 दिनों तक ले तो बहुमूत्रता रोग मिट जाता है।

मूसली

(1) एक चम्मच (5 ग्राम) काली मूसली का चूर्ण और आधा चम्मच (2 ग्राम) जायफल का चूर्ण मिलाकर पानी के साथ 2-3 बार सेवन करते रहने से कुछ ही दिनों में कष्ट दूर हो जाता है।

(2) जायफल और सफेद मूसली को सममात्रा में लेकर फाँकी लेने से बहुमूत्र रोग में लाभ होता है।

ग्वारपाठा

(1) गाजर का रस और पालक का रस 20-20 मि.ली. तथा ग्वारपाठें के गूदे का रस 50 मि.ली. मिलाकर, भली प्रकार प्रति सप्ताह 1 बार सेवन करने से बहुमूत्र (बार-बार पेशाब आना), पेशाब अधिक आना तथा मधुमेह जन्य समस्त विकार दूर होते हैं।

(2) मधुमेह रोग में रोगी को बार-बार मूत्र त्याग के लिये जाना पड़ता है। रात में भी रोगी तीन-चार बार मूत्र त्याग करता है। ऐसी स्थिति में ग्वारपाठे का 10 ग्राम रस, गाजर का 10 ग्राम रस और पालक के ताजे पत्तों का 10 ग्राम रस—इन सबको मिलाकर सेवन करने से मधुमेह रोग में बहुमूत्र की विकृति नष्ट होती है।

जामुन

(1) जामुन की गुठली, रूमी मस्तगी, दालचीनी तथा शक्कर सब 10-10 ग्राम लेकर चूर्ण बना लें। इसमें से आधा-आधा चम्मच दवा प्रातः सायं गर्म जल के साथ एक सप्ताह तक सेवन करें।

(2) जामुन के तने की सूखी छाल तथा खसखस–दोनों 20–20 ग्राम लेकर चूर्ण बना लें। फिर इसमें 20 ग्राम गुड़ मिलाकर सुबह–शाम 2–2 ग्राम दवा खाएँ।

* **कालीमिर्च व कालाजीरी**–2–2 तोला, तुलसी के पत्ते–2 तोला, काला नमक –1 तोला लें। सभी को खरल में डालकर जल के साथ घोटकर बेर के बराबर गोलियाँ बना लें। यह 1–1 गोली सुबह–शाम जल के साथ लें। केवल 1 माह के अन्दर बहुमूत्र रोग जड़ से नष्ट हो जाता है।

*** जायफल और सफेद मूसली**

जायफल और सफेद मूसली को 20–20 ग्राम मात्रा में लेकर कूट–पीसकर खूब बारीक चूर्ण बना लें। प्रतिदिन 3 ग्राम चूर्ण लेकर, उसमें मधु मिलाकर चाटकर खाने से एक–दो सप्ताह में ही बहुमूत्र रोग की विकृति नष्ट हो जाती है।

बहुमूत्र रोग का प्रयोग (उपचार कथा)

सभी खुराक बंद। केवल फल पर रहने का। सीजन का कोई फल मिलता हो तो वह खाने का। भूख के अनुसार मापसर खाने की छूट। फल काटकर या ताजा निकालकर उपयोग में लेने का। इसमें कुछ मिलाने का नहीं। मसाला भी डालने का नहीं।

दवा में हरी ताजी मेथी का पत्ता साफ करकर सौ ग्राम जितना लेकर मिक्सी में डालने का। उसमें सौ ग्राम जितना पानी डालने का। मिक्सर को घुमाकर, उसको पीसकर, उसका पूरा रस कपड़े द्वारा छान लेने का। यह रस तीन भाग करकर सुबह, दोपहर, रात को अनुकूल समय पीने का।

बहुमूत्रता में राहत, आराम हो जाने के बाद धीरे–धीरे क्रमशः रोज के खुराक पर लौटने का। परंतु एक बात का ध्यान रखने का, मीठा पदार्थ खाने का नहीं। चीकनाई (तेल, घी) वाले पदार्थ जितना शक्य हो उतना कम खाने का।

मधुमेह और बहुमूत्र के योग

अनन्नास—अच्छा पका फल का रस 20 से 30 ग्राम लेकर, उसमें 1 चम्मच शहद और 1 रत्ती (1 ग्राम में 8 रत्ती होता है) अंबर मिलाकर दिन में दो बार लेने का अथवा अनन्नास रस में लींडी पीपर (पीपर) का चूर्ण 1 से 2 रत्ती डालकर दो बार लेने का।

***

26. मधुमेह में चोट लगना, सूजन आ जाना, व्रण (घाव) की चिकित्सा

व्रण (घाव) की चिकित्सा

हल्दी फिटकरी

(1) लगे हुए घाव पर हल्दी दबा देने से घाव में से बहता खून बंद हो जाता है और घाव पकता नहीं।(मवाद नहीं भरती)। हल्दी एंटीसेप्टिक है। मधुमेह रोगी को कोई भी घाव हो चाहे जूते का या कोई और उस पर सबसे पहले हल्दी दबा दें।

(2) हल्दी को तेल में गर्म करकर तेज घाव या जख्म पर चोपड़ने से नहीं भरता घाव भी जल्दी भर जाता है।

(3) फुलाई हुई फिटकरी का पाउडर घाव पर डालकर पाटा बाँधने से, घाव में से निकलता खून बन्द हो जाता है और घाव पकता नही। कच्ची फिटकरी भी पीसकर घाव पर डाल सकते हैं। घाव पर बिल्कुल भी पानी मत लगने दो। साफ करने के लिए मेडिकल की दुकान पर मिलता 'डेटॉल' या नीम की पत्तियों को पानी में उबालकर उस पानी से घाव धोएँ।

(फिटकरी को तवे पर गर्म करकर पीस लो। उसे फुलाई हुई फिटकरी कहते हैं।)

(4) कभी भी मार लग जाए, चोट लग जाए या घाव हो जाए, खून बहता हो तो फौरन हल्दी या फिटकरी या दोनों मिलाकर घाव पर भर दो।

(5) खरौंच हो जाए, मार लगे, चोट लगे, उससे सूजन हो तो फौरन चूना और हल्दी मिलाकर लेप कर दो। (चूना—खाने वाला चूना जो पान पर लगाया जाता है।)

(6) **घाव होने पर**—चाकू या सुई जैसी कोई तीक्ष्ण वस्तु से लग जाने पर या गिर जाने पर रक्तस्राव होता हो तो घाव पर हल्दी, फिटकरी और जेठीमध (मलेठी, यष्टीमधु) का समभाग चूर्ण मिलाकर दबा देने से तात्कालिक खून गिरना बंद हो जाता है। तीनों वस्तुएँ एक साथ मिल सकें वैसा न हो तो कोई एक या दो वस्तु मिलाकर भी घाव पर दबा देने से खून बहना बंद हो जायेगा। इस पावडर को घर पर बनाकर तैयार रखें। जूते के घाव में भी लगा सकते हैं।

(7) **फोड़ा, मवाद का गुमड़ा**

* एक मधुमेह रोगी को मुँह पर मच्छर ने काट लिया था। उसको उसने नाखून से जोर से खुरच लिया, जिससे घाव हो गया और उसमें पानी भरकर मवाद की गुमड़ी हो गई।

* इसी तरह अगर पाँव में भी छोटा सा घाव हो जाए और उसको तुरंत ध्यान नहीं देने पर उसमें पानी भरने पर मवाद की गुमड़ी हो जाती है।

अगर इस तरह फोड़ा हो गया हो तो उसको पानी मत लगाओ। बरसात में भी संभालने का पानी नहीं लगने देने का। अगर वह पक गया हो तो उसको साफ सुई से (सुई को डिटॉल से या नीम के पानी से साफ करकर) उसमें छेद कर दो, बाद में उसको दबाकर उसका मवाद निकाल दो। बराबर चारो तरफ से दबाओ, थोड़ा दर्द होगा, हो सके उतना मवाद निकाल देने का। (ऊपर का चमड़ी हटाने का नहीं या काटने का नहीं, डॉक्टर ऊपर की चमड़ी काट देते हैं इससे घाव भरने में मुश्किल हो जाती है।) बाद में उस पर हल्दी और फिटकरी का पाउडर (मिलाया हुआ) डालकर रुई लगाकर टेप लगा दो या पाटा बाँध दो। फिटकरी पानी को सुखा देगी, इससे एक-दो दिन में ही घाव भर जाएगा।(अगर फोड़ा पका न हो तो पहले चंदन घिसने के चकले पर लौंग घिसकर उसको उस फोड़े पर लगाओ, इससे वह पक जायेगा, बाद में उसको फोड़कर मवाद निकाल दो और हल्दी-फिटकरी पीसी हुई लगा दो।)

(8) अगर मार लगी है उससे घाव हो गया है तो हल्दी दबा दो। परन्तु उस घाव में पानी भर गया हो और उस पानी (पस, मवाद) को निकाल कर ड्रेसिंग करनी हो तो केवल हल्दी लगाने से काम नहीं चलेगा। हल्दी के साथ पिसी हुई फिटकरी मिलाकर मवाद भरे घाव पर लगाओ। फिटकरी मवाद को सुखा देती है, इससे घाव जल्दी भर जाता है।

फोड़ा—पिछले पृष्ठों पर अध्याय 24 में देखें।

- घाव पर खून निकलता हो तो उस पर हरड़ का भूक्का लगाओ।
- घाबाजरियु घाव पर लगाने से खून बंद हो जाता है।
- बर्फ को घाव पर घिसने से, शिरा, धमनी सकुचा कर भी खून आना बंद हो जाता है। खून बंद हो जाने के बाद ऐंटिसैप्टिक लगाने का इलाज अवश्य करें जैसे घाव पर हल्दी या फिटकरी वगैरह लगायें।
- शोणितार्गल रस कि 2-2 गोली तीन बार पानी के साथ लेने से बहता खून अटकता है।
- जेठीमघ (मलेठी, यष्टीमधु) का चूर्ण घाव पर डालने से खून बहना अटकेगा।
- लोघर का बारीक भुक्का करकर जहाँ से खून पड़ता हो उसके ऊपर दबा देने से खून पड़ना बंद हो जाता है।
- पान में खाने वाले कत्थे से भी बहता खून बंद हो जाता है।

- घाव या जख्म में से खून निकलता हो तो उस पर नमक के पानी में भिगोया हुआ पाटा बाँधने से जख्म पकता नहीं और घाव जल्दी भरता है।
- तिल के तेल की पट्टी बनाकर जख्म पर बांधने से जख्म ठीक हो जाता है।
- कपड़ा, रुई या गर्म कपड़ा जलाकर उसकी राख घाव के ऊपर दबा देने से तुरंत खून अटकता है।
- तिल पीसकर उसमें घी और शक्कर मिलाकर घाव पर लगाकर पाटा बांधने से घाव जल्दी ठीक हो जाता है।
- खून निकलते घाव पर पान में खाने वाला चूना जाडा चौपड़कर, उस पर तेल का पोता रखकर (कपड़े में तेल लगाकर रख देने का) पाटा बाँधने से घाव जल्दी भर जाता है।
- हींग और नीम का पत्ता पीसकर उसका लेप करने से घाव-जख्म में पड़ा हुआ कीड़ा मर जाता है और घाव जल्दी भर जाता है।
- राई के आटे में घी, शहद मिलाकर उसका लेप करने से घाव, जख्म में पड़ा हुआ कीड़ा मर जाता है और घाव जल्दी भर जाता है।
- ताजा घाव पर जेठीमघ में शहद मिलाकर थोड़ा गर्म करकर भर देने से घाव जल्दी भर जाता है।
- खजूर खाकर ऊपर से घी मिलाया हुआ गर्म दूध पीने से लगने से घाव हो गया हो अथवा घाव में से खूब खून बह गया हो, उससे आई कमजोरी दूर हो जाती है।
- जख्म, घाव, गुमड़ा, छाला, शितला जिसमें बहुत बलतरा होता हो उसमें चावल का बारीक आटा पाउडर की तरह छाले पर लगाने से दाह, बलतरा मिटता है।
- घाव को भरने के लिये प्रतिजैविक (एन्टीबायोटिक्स) अंग्रेजी दवाइयाँ लगाने की कोई जरूरत नहीं है।

मधुमेह में पांव में घाव जोखिमी

मधुमेह के रोगियों को पाँव के तलिये में घाव या छाला (चांदा) पड़ना जोखिमी हो सकता है। अधिकतर नई चप्पल या जूता पहनने से पाँव का अँगूठा और एड़ी के तलिए मे ऐसे छाले या घाव पड़ जाते हैं।

इस जगह पर बार-बार दबाव या घसारा की वजह से ऐसा होता है। अच्छी जात की और जो अनुकूल हो ऐसे चप्पल-जूते पहनने से इससे राहत मिल सकती है। मधुमेह में (ज्ञानतन्तुओं की क्षमता घटने से छाला का दुःखावा होता नहीं, इससे अच्छा इसका नियमित तपास, अवलोकन और स्वच्छता ही सही उपाय है।)

छाले की पीड़ा का अनुभव हो तब तक वह फैल चुका होता है। और उसका चेप

फैलने का भय रहता है। अधिकतर रोगी पाँव के छाले पर ध्यान नहीं देते परन्तु मधुमेह के रोगी के लिए ये छाले जोखिम बन सकते हैं और इसका इलाज पहले करने का।

(1) छालों पर फौरन हल्दी या फिटकरी (पीसी हुई) या दोनों मिलाकर लगा देने का। वे एक दो बार में भर जाएँगे। अगर वे ज्यादा बढ़ गए हैं तो जब तक सूखे नहीं तब तक पानी नहीं लगाने का

(2) जूते से कटने पर घाव होने पर नीम का तेल लगायें और नीम कि पत्तियों की बारीक राख घाव पर लगाएँ।

चोट लगना या मार लगना

(1) मार लगे, चोट लगे, थोड़ा सा घाव हो जाए, उसमें सूजन हो तो फौरन उस पर चूना और हल्दी मिलाकर लेप लगा दें। सूजन उतर जाएगी। घाव भी भर जाएगा। (चूना—खाने वाला चूना जो पान पर लगाया जाता है।)

(2) चोट लगे घाव को धोने के लिये—घाव को धोने के लिये पानी में कड़वा नीम को डालकर गर्म करें, उस पानी को छानकर उस पानी से घाव को धोएँ। घाव हो जाए, किसी लोहे से कट जाए, लग जाए उस पर पानी नहीं लगाएँ। नहाते वक्त भी पानी नहीं लगे इसका ध्यान रखें, वरना घाव पक जाता है, उसमें पानी (मवाद) भर जाता है जिससे सेप्टिक भी हो सकता है। नीम के पत्तों के उबले पानी को ही ठंडा करके इस्तेमाल करें। उसको ठंडा करने के लिये उसमें अलग से सादा पानी नहीं मिलायें। नहीं तो पस (मवाद) हो जाएगी। **यदि घाव में कीड़े पड़ गये हो** तो नीम की पत्तियों से उबले हुए पानी से घाव को धोकर हींग पीसकर घाव पर बुरकायें। हींग में रोग प्रतिरोधक (एंटिसेप्टिक) गुण है। घाव को त्रिफला के पानी से भी धोया जा सकता है।

(3) भीतरी चोट लगने पर—200 ग्राम उबलते हुए दूध में दो-तीन ग्राम (आधा चम्मच) हल्दी का चूर्ण मिलाकर दो-तीन बार उबाल लें। इस हल्दी के दूध को पीने से गुम चोट का दर्द व सूजन दूर हो जाती है और भीतरी चोट भी ठीक हो जाती है। शरीर की टूट-फूट दूर होती है। आवश्यकतानुसार सुबह और रात चार-पाँच दिन तक लें। इसमें हो सके तो शक्कर, गुड़ नहीं मिलाए।

(4) यदि किसी जगह चोट के कारण सूजन हो तो पिसे हुए सेंधा नमक या साधारण नमक की पोटली बनाकर सेंकने (टकोर) से अंगों की सूजन और अकड़न तथा नसों की टपकन तथा पीड़ा दूर हो जाती है।

(5) कहीं भी चोट लगी हो, सूजन आई हो, खरोंच आ गई हो तो हल्दी का चूर्ण और चूना मिलाकर लगा दिया जाए तो फौरन दर्द ठीक हो जाता है।

(6) चोट लगने पर—चोट लगें स्थान को साफ पानी से धोयें। घाव यदि साफ रहे तो अपने आप ठीक हो जाता है। कच्ची अदरक के छिलके उतारकर बारीक चटनी पीसें। थोड़ी सी चीनी डालकर पुनः पीसें। इसका लेप घाव, चोट, खरोंच लगे स्थान, जहाँ से रक्त निकल रहा हो पर करें। फिर रुई लगाकर पट्टी बाँधें। इसको पानी, गंदगी से बचायें। पट्टी स्नान करते समय गीली न हो। चोट घाव ठीक होने पर अदरक का लेप अपने आप उतर जाएगा। अदरक, चीनी इतनी ही पीसें जितनी घाव पर लगाने की आवश्यकता हो।

(7) चोट—चोट लग गई हो, चोट के बाद नीला धब्बा पड़ गया हो, चोट के कारण सूजन दर्द बना रहे तो धनिया और हल्दी दोनों पीसकर, समान मात्रा में मिलाकर, खाने में काम आने वाला तेल मिलाकर, इन दोनों को तवे पर भून लें। इसे चोट ग्रस्त अंग पर लेप करके रुई लगाकर पट्टी बाँध दे। चोट का दर्द, सूजन कुछ ही दिनों के प्रयोग से ठीक हो जायेगी।

(8) चोट—तेज उबलते दो गिलास पानी में एक चम्मच पीसी हुई हल्दी और नमक डालकर चम्मच से हिलाकर पड़ा रहने दें। सेंकने लायक पानी गर्म होने पर कपड़ा भिगोकर चोट ग्रस्त जगह पर सेंक करे। चोट लगकर रक्त बह रहा हो तो पिसी हुई हल्दी बुरकाने से रक्तस्राव बंद हो जाता है।

एक गिलास गर्म दूध या पानी में थोड़ी हल्दी मिलाकर नित्य दो बार पीने से दर्द दूर हो जाता है।

(9) चोट मोच—चोट लगने, भारी चीज उठाने, कुचल जाने से जितनी दूरी में दर्द हो, वहाँ अदरक को पीसकर गर्म करकर आधा इंच मोटा लेप करकर पट्टी बांध दे। दो घंटे बाद हटाकर ऊपर सरसों का तेल लगाकर सेक करें। इस तरह नित्य एक बार करने से दर्द दूर हो जाता है। चोट मोच वाले स्थान पर अदरक का रस नित्य तीन बार लगाने से दर्द दूर हो जाता है।

(10) चोट—जब चोट लग जाती है। फिसलकर गिर जाते हैं। चोट लगे स्थान पर सूजन आ जाती है। दर्द बहुत होता है। चोट लग जाने से रक्तवाहिनियाँ क्षतिग्रस्त हो जाने से सूजन आ जाती है। चोट लगने पर सूजन आने के बाद बर्फ या ठण्डे पानी से चोट लगे स्थान को सेंकना चाहिए। इससे सूजन आई हो तो कम हो जाती है और सूजन नहीं आती। चोट लगते ही तुरन्त ठण्डा सेक करना चाहिए। चोट ग्रस्त अंग (रक्तस्राव न होता हो) की रक्तनलिकाओं के फटने से नील पड़ जाती है। काला, नीला रक्त पैदा हो जाता है। लगे हुए स्थान पर खून जम जाता है। ठण्डा सेक करने से नील पड़ने वाली विकृति की अवस्था उत्पन्न नहीं होती। ठण्ड से रक्त नलिकाएँ सिकुड़ जाती

हैं। चोट लगे स्थान को पट्टी बाँधकर ऊँचा करके रखना चाहिए। इससे शीघ्र लाभ होता है।

(11) कायफल (WAX Myrtle) पर पानी डालकर बहुत बारीक पीसकर चटनी बनाकर चोटग्रस्त स्थान पर लेप करने से चोट, मोच का दर्द और सूजन दूर हो जाती है।

(12) चोट से आई सूजन पर गेहूँ का आटा और पिसी मेथी की पुल्टिस बनाकर नित्य एक बार लेप करे।

अपने अनुभव

(1) मधुमेह में घाव व्रण की चिकित्सा पर डॉ. सुनील कुमार ने अपने अनुभव मधुमेह चिकित्सा के अंतर्गत प्रकाशित किये थे

सन् 2002 की घटना है। रामदीन महंतो नामक एक 50 वर्षीय मधुमेह रोगी को ठेस लग जाने के कारण अँगूठे में घाव हो गया था। जो ऐलोपैथिक की एण्टीबायोटिक औषधियों के प्रयोग के बावजूद ठीक नहीं हो रहा था। रोगी मधुमेह के लिये भी ऐलोपैथिक औषधियों का प्रयोग कर रहा था। जब तीन माह में घाव नहीं सूखा तो वह अपने एक मित्र की सलाह पर मेरे पास आया। उसको मधुमेहनाशक ऐलोपैथिक औषधियों का सेवन जारी रखने के लिए कहा तथा निम्नलिखित औषधियाँ 25 दिन के लिये दी—

1. डरमिस्टिक ऑयल (त्रिगुणी ब्रदर्स, लखनऊ) प्रतिदिन रोज एक बार नीम के पत्ते डालकर उबाले हुए जल से घाव को धोकर लगाने हेतु।
2. आरोग्यवर्धिनी वटी–125 मि.ग्रा., प्रवाल पिस्टी–125 मि.ग्रा., रस मणिक्य –50 मि.ग्रा., मजिष्ठादि चूर्ण–2 ग्राम।
   बंग भस्म–50 मि.ग्रा., त्रिफला चूर्ण–3 ग्राम
   ऐसी 1–1 मात्रा दिन में तीन बार पानी के साथ।
3. वसन्त कुसुमाकर रस (विशेष)–125 मि.ग्रा., गिलोय सत्व–½ ग्राम, आमलकी–5 ग्राम।
   ऐसी 1–1 मात्रा दिन में दो बार।
4. शिवायु मधुमेहारी चूर्ण 2–2 ग्राम भोजन के पूर्व दिन में 2 बार गर्म पानी के साथ।
5. नीम के कैप्सूल 1–1 कैप्सूल दिन में 2 बार पानी के साथ।

परिणाम—25 दिन में ही घाव सूख गया जो तीन माह से नहीं सूख रहा था।

(2) मधुमेह में सेप्टिक घावों पर हल्दी का बाह्य प्रयोग

हल्दी आयुर्वेद की उत्तम एण्टी एलर्जिक तथा एण्टीबायोटिक है। डॉ. एम.एस. पाण्डेय ने मधुमेह के ऐसे आठ रोगियों के सेप्टिक वाउन्ड्स (सेप्टिक घाव) पर हल्दी का

प्रयोग किया है जो सोफरामाइसीन, निओमाइसीन, प्रोवीडोन आदि बाह्य मलहमों का प्रयोग मधुमेहनाशक औषधियाँ तथा एण्टीबायोटिक औषधियों के आभ्यन्तर सेवन के साथ कर रहे थे, परन्तु उनके घाव सूख नहीं रहे थे। ऐसे रोगियों में बाह्य प्रयोग (बाह्य मलहमों) को बंद कर दिया गया, आभ्यंतर औषधियाँ (दूसरी ऐलोपैथी दवाइयाँ) जारी रही तथा घाव को पंचवक्कल (बड़, पीपल, गूलर, पीपली तथा नीम) से धोकर हल्दी चूर्ण छिड़ककर बैन्डेज बांध दिया जाता था। 10 से 20 दिन में 62.50% रोगियों के घाव सूख गये।

(3) **एक ऐसी महिला चिकित्सार्थ आई** जो पिछले कई वर्षों से Gliclazide-80 मि.ग्रा.(ऐलोपैथी दवा) की दो मात्रायें सुबह-शाम ले रही थी। जिससे उसके रक्त की शर्करा (भोजन के बाद) 274 मि.ग्रा./डी.एल. थी। उसके पैर में कील लग जाने के कारण अँगूठे में घाव हो गया था जो एन्टिबायोटिक औषधियाँ लेने के बावजूद सूख नहीं रहा था। उस औरत को Gliclazide का सेवन जारी रखने को कहा तथा निम्नलिखित औषधियाँ 15 दिन के लिये दी—

1. शुगरविन कैप्सूल 2-2 कैप्सूल दोपहर और रात को भोजन के बाद पानी के साथ।
2. डरमिस्टीक (त्रिगुणी) प्रतिदिन दो बार घाव पर लगाने के लिए।
3. आरोग्यवर्धिनी वटी तथा चंद्रप्रभावटी 2-2 गोली सुबह-शाम पानी के साथ।
4. वसन्त कुसुमाकर रस (जमना फॉर्मास्युटिकल्स) 125 मि.ग्रा. रात को सोते समय करेला के रस 1 चम्मच के साथ।

15 दिन बाद जब वह स्त्री आई तो उसका घाव 98 प्रतिशत सूख गया था तथा रक्त शर्करा (खाने के बाद) 210 मि.ग्रा./डी.एल. थी। उपरोक्त औषधियाँ ही पुनः 15 दिन के लिए दी गई जिससे उसका घाव पूर्णतः सूख गया तथा शर्करा का स्तर घटकर 180 मि.ग्रा./डी.एल. हो गया।

(4) **शिलाजित्वादि वटी**

यह 'शारंगधर संहिता' ग्रन्थ का योग है। यह मूत्रगत एवं रक्तगत शर्करा को कम करता है। बहुमूत्र और अधिक प्यास को कम करता है। यह मूत्र में 1 से 2 या 3% शुगर में लाभप्रद है।

शिलाजीत से मधुमेह रोग के लिये गुणकारी औषधि बनाई जाती है। इसके सेवन से बहुमूत्र विकृति, मधुमेह रोग नष्ट होता है। शिलाजित्वादि वटी में त्रिबंग भस्म 30 ग्राम, छाया में सुखाई हुई नीम की पत्तियाँ 100 ग्राम, गुड़मार बूटी 100 ग्राम और शुद्ध शिलाजीत 150 ग्राम का समावेश किया जता है। इस मिश्रण में शिलाजीत प्रमुख रूप से मिलाया जाता है। खरल में घोटकर 4-4 रत्ती की गोलियाँ बनाई जाती हैं। स्वर्णभस्म मिलाने से शिलाजित्वादि वटी अधिक गुणकारी बन जाती है।

सेवन विधि—3-3 गोली 4-4 घंटे के अंतराल से दिन में पीसकर शीतल जल के साथ प्रतिदिन सेवन करने से मधुमेह रोग में शर्करा पर नियंत्रण होता है।

चोट या घाव होने की अवस्था में—आवश्यकतानुसार 2 से 4 गोली सुबह और शाम बेल के ताजे पत्तों के स्वरस 15 मि.ली. के साथ दें। पथ्य परहेज का पूरा ध्यान रखें। मधुमेह से पीड़ित रहने की अवस्था में चोट लग जाने से उत्पन्न व्रण, घाव यदि शीघ्र नहीं भरते हों तो इस औषधि के प्रयोग से शीघ्र भर जाते हैं तथा व्रण के समस्त लक्षण एवम् कष्ट जैसे व्रण खूब फैल जाना, माँस सड़ना, पूय निकलना, भयंकर दुर्गंध आना आदि भी दूर हो जाते हैं। इसे बराबर मात्रा में नीम के पत्तों के स्वरस या बेल के पत्तों के स्वरस के साथ दें।

नोट—यह औषधि बाजार में तैयार मिलती है।

(5) **मधुमेह में घाव व्रण**

घावों पर अर्क पलाश दिन में तीन बार लगायें तथा अर्क पलाश 30 मि.ली. दिन में 2-3 बार पिलायें। इससे घाव सूख कर ठीक हो जायेगा। डरमिस्टिक (त्रिगुणी ब्रदर्स, लखनऊ) लगाने से घाव बहुत जल्दी भर जाते हैं। डरमिस्टिक (त्रिगुणी) नहीं मिले तो जात्यादि तेल या मलहम लगाने से भी घाव बहुत जल्दी भर जाते हैं।

यदि मूत्र में शर्करा की मात्रा अधिक हो तो पलाश-घनसत्व 4 रत्ती की मात्रा में उपर्युक्त अर्क के साथ भोजन के 10 मिनट पहले या बाद में देने से उत्तम लाभ होता है।

पलाश घनसत्व-2 रत्ती, गुडूची घनवटी-2 रत्ती

मामजवा (मामज्जक) घनवटी- 2 रत्ती

कुल 6 रत्ती (750 मि.ग्रा.) की 1 गोली बनायें। यह दिन में 3 बार देने से शर्करा की मात्रा कम हो जाती है। सेवनकाल 1 से 4 सप्ताह है। अंगवेदना, संधिवेदना, कण्डू और तृषा भी कम करती है।

अर्कपलाश बनाने की विधि—अर्कपलाश भी मधुमेह में बहुत लाभकारी है। स्वर्गीय वैद्य विश्वनाथ द्विवदी ने इस पर शोध किया है। अर्क बनाने के लिये पलाशमूलत्वक हरा लेकर छोटे-छोटे टुकड़े करकर इसका अर्क निकाला जाता है। ऐसे निकाले अर्क में पलाश बीज छिलका रहित कूटकर डालकर 24 घंटे भिगो देते हैं। फिर वापस अर्क निकालते हैं। ऐसे परिश्रुत अर्क को पुनः बीज डालकर 24 घण्टे रखकर परिश्रुत करते हैं। ऐसे 3 बार स्रावित द्रव्य को एकत्र कर लेते हैं। इसे पीने और लगाने में प्रयोग करते हैं। इसको एक सप्ताह लेने के बाद इन्सुलिन की आवश्यकता समाप्त हो जाती है तथा मूत्र शर्करा कम हो जाती है। रक्त शर्करा भी कम होने लगती है और प्राकृतिक मात्रा में आ जाती है। 1-2 तोले तक दिन में तीन बार इसे लिया जा सकता है।

सेवनकाल—1 से 4 सप्ताह तक 2% शर्करा वालों को, 3 से 6 सप्ताह तक 4%

शर्करा वालों को, जो नित्य 20 से 60 यूनिट तक इन्सुलिन लेते हैं उनको 2 सप्ताह के सेवन के बाद इंजेक्शन लगवाना बंद कर दिया जाता है।

पलाश के फूल आयुर्वेदिक दुकानों पर मिलता है। इसे किसी फार्मेसी से लेकर अर्क निकलवायें। अर्क निकालने का एक यन्त्र आता है जिसमें पलाश के फूल को पहले 24 घण्टा पानी में भिगोकर, उसे यंत्र में डालकर गर्म किया जाता है फिर वह पानी वाष्पित होकर दूसरी तरफ जमा हो जाता है। इस प्रकार अर्क निकाला जाता है। बनाने की विधि और प्रयोग उपरोक्त हैं।

(6) एन्टीसैप्टिक ड्रेसिंग दवा–जित्यादि तेल

योग्य परहेज के साथ जित्यादि तेल ड्रेसिंग उत्तम परिणाम देता है। (घी, तेल, मक्खन, मलाई, मीठा और नमक सात दिन के लिये पूरी तरह बन्द करने का।) 'शारंगधर संहिता' में इस तेल का पाठ है। ग्रन्थकर्ता कहता है कि नाड़ी व्रण (घाव), स्फोटक (फोड़ा), खुजली, चाकू–छूरी से हुआ घाव, दूसरे तरीके से घाव और दूषित सड़ते–गलते घाव में जित्यादि तेल असरकारक है। दवा के नाम में 'जाति' शब्द है। जाति मतलब चमेली। यह वनस्पति पके हुए घाव–चमड़ी के रोग मिटाने वाली है। घाव (व्रण) के साथ दूसरा कोई गंभीर रोग हो तो चिकित्सक का मार्गदर्शन लेने का।

(7) वसन्त कुसुमाकर रस

यह प्रसिद्ध शास्त्रीय बहुमूल्य योग है। इसके सेवन से मधुमेह तथा उसके उपद्रवों जैसे – दृष्टिदोष, नपुंसकता, दुर्बलता, जोड़ो का दर्द, बेचैनी, रोगप्रतिरोधक क्षमता की कमी, घावों का जल्दी न भरना, हस्तपादतल दाह आदि विकारों में आशातीत लाभ होता है। 1–1 गोली दिन में 2–3 बार आँवला स्वरस तथा गिलोय स्वरस या फीके दूध के साथ प्रयोग करें। यह वैद्यों को यश दिलाने वाला योग है इसलिए प्रायः सभी वैद्य मधुमेह में इसका प्रयोग करते हैं। मधुमेह की हर अवस्था में लाभकारी है लेकिन इसके प्रयोगकाल में मधुमेहनाशक अन्य औषधियों का भी सेवन करते रहें।

(8) मधुमेह में घाव की चिकित्सा

घाव को साफ करने के लिए ताजे गौमूत्र का प्रयोग करे या नीम की पत्तियों को पानी में उबालकर उसको छानकर उस पानी से घाव धोएँ। उस पानी में काई सादा पानी नहीं मिलायें या घाव को पंचवक्कल (बड़, पीपल, गूलर, पीपली तथा नीम) के पत्ते को गर्म करके छाने हुए पानी से धोएँ। बाद में घाव पर हल्दी का लेप करें और ऊपर से पाटा बाँध दें।

एक से तीन दिन तक उपवास रखें। ध्यान रखें उपवास के दौरान केवल उबालकर ठण्डा किया हुआ या गुनगुना गर्म पानी ही पीना है अन्य कोई भी वस्तु खानी–पीनी नहीं है। मधुमेह रोगी एक ही दिन का उपवास रखें, एक दिन से ज्यादा दिन का उपवास रखना

हो तो उपवास में बॉयल सब्जी खाना, सब्जियों का रस, मूँग का पानी या सलाद खा सकते हैं। नमक और अन्न का सेवन नहीं करें। पेट साफ करने के लिए रात को त्रिफला, हरड़ या कोई हल्का दस्तावर (मृदु विरेचक) लेकर पेट साफ करें।

उपवास के बाद जितने दिन उपवास किया हो उतने दिन मूँग का पानी पीने का। मूँग के पानी के बाद क्रमशः मूँग खिचड़ी, दाल-चावल, रोटी-सब्जी, इसके बाद धीरे-धीरे सामान्य खुराक पर लौट सकते है।

कब्ज हो तो रोज 1 चम्मच हरड़े का चूर्ण सुबह अथवा रात को पानी के साथ लें। जिनके शरीर की प्रकृत्ति ऐसी हो कि घाव होने पर तुरन्त पक जाये उन्हें त्रिफला गूगल नामक 3-3 गोली दिन में तीन बार पानी के साथ लेनी चाहिए।

सुबह 50 ग्राम गोमूत्र तथा दिन में 2 बार 3-3 ग्राम हल्दी के चूर्ण का सेवन करने से अधिक लाभ होता है। पुराने घाव में चंद्रप्रभावटी कि 2-2 गोली दिन में दो बार लें। जात्यादि तेल अथवा मलहम से व्रण रोपण (अर्थात घाव पर लगाये) करें।

(9) व्रण पूरण (भरना, रुज आना) विलंब से होने पर

मधुमेह रोगी का व्रण जल्दी भरता न हो, तो उसको प्रत्येक तीन घण्टे बाद नीमपत्र घनसत्व, शंखपुखा घनसत्व, आँवला चूर्ण और शुद्ध शिलाजीत समभाग लेकर 50 मि.ग्रा. की गोलियाँ बनाकर आवश्यकता एवं सहन-सामर्थ्य के अनुसार 1 से 2 गोली जल से दें। व्रण पर डरमिस्टिक (त्रिगुणी ब्रदर्स, लखनऊ) या जात्यादि तेल लगायें।

(10) एक अनुपम औषधि 'कैशोर गूगल'

घाव (व्रण)—शरीर में किसी भी प्रकार का व्रण घाव हो गया हो, सड़ता हो, मवाद उत्पन्न होती हो, तो कड़क परहेज के साथ दो-दो गोली भूक्का करकर सुबह, दोपहर, शाम कैशोर गूगल की लेनी। दोनों समय केवल लौकी का बफाया हुआ साग और मूँग का पानी लेने का। सोचे नहीं उससे भी अच्छा परिणाम मिलेगा। घाव को रोज साफ करकर उसमें 'जित्यादि तेल' की बूँदें डालने का।

प्रमेह (डायबिटीज की शुरुआत)—एक प्रौढ़ व्यापारी के पाँव, हाथ और मुँह पर सोजन था। शरीर पर चर्बी थी। डायबिटीज का आरम्भ था। उनको सभी आहार छुड़वाकर सुबह-शाम केवल लौकी (घिया) का बफाया हुआ साग लेने का और मूँग का पानी लेने को बताया। दिन में तीन बार मोला (बिना मलाई का) दूध एक-एक गिलास लेने का। दवा में रोज छः गोली किशोर गूगल की लेनी। सुबह-दोपहर एवं शाम को 2-2 गोली भूक्का करके पानी के साथ लेनी या दूध के साथ लेना चाहे तो दूध के साथ लेनी। एक महीने के उपचार में शरीर सोजन बिना का, मेद (चर्बी) बिना का, हल्का सप्रमाण हो गया। धीरे-धीरे रोज के खोराक पर चढ़ाया। अब वे स्वस्थ हैं और रोज की दो-दो गोली कैशोर गूगल सुबह-शाम भूक्का करकर दूध के साथ लेते हैं।

सोजन, गाउट (वातरक्त)—जिनको पाँव में सोजन हो, गाउट का दर्द रहता हो या शरीर के कोई भी भाग में सूजन रहता हो उनको रोज की छः गोली कैशोर गूगल की लेनी। सुबह-दोपहर-शाम को दो-दो गोली भूक्का करकर पानी के साथ फाँक जाने का। (सोजन में 15 दिन, महीना नमक बंद कर देने का।)

पांडुरोग, लाल रक्तकण की कमी, हीमोग्लोबिन की कमी—जिनके शरीर में रक्तकण घट गया हो और पांडुरोग हुआ हो, उनको सादा आहार के साथ नीचे बताया गया उपचार करने की सलाह है—कैशोर गुगल की गोली, कासीस भस्म आधी रत्ती तथा 'मकरध्वजवटी' की एक गोली पीसकर, शहद में बराबर मिलाकर सुबह, दोपहर व शाम को मिलाकर चाट जाने का। यह योजना से शरीर में रक्तकण बढ़ेगा और शक्ति तथा नवचेतना आयेगी। (शरीर में हीमोग्लोबिन बढ़ाने, (लाल रक्त कण की कमी दूर करने) के लिए रोज खाना खाने के बाद पालक का रस 125 मि.ग्रा. या पालक की भाजी दो महीने तक खाओ।)

(11) **ग्रेगीन (सड़ा हुआ घाव)**

जहाँ ग्रेगीन हो उस स्थान को नीम के पत्तों के काढ़े से दिन में दो बार सुबह-शाम धोयें। फिर विसंक्रतिक रुई से पोंछ व सुखाकर उस पर नीम के तेल से भिगाई रुई की गददी रखकर या जात्यादि तेल से भीगी पट्टी रखकर बांध दें। आरोग्यवर्धिनी वटी 2 गोली, पलाश के अर्क 15 मि.ली. के साथ दिन में 2 बार दें।

(12) **मधुमेह में पाँव में घाव जोखिमी**

मधुमेह के रोगियों को पाँव के तलवे में घाव या छाला (चांदा) पड़ना जोखिमी हो सकता है। अधिकतर नई चप्पल या जूता पहनने से पाँव का अँगूठा और एड़ी के तलवे में ऐसे छाले या घाव पड़ जाते हैं।

इस जगह पर बार-बार दबाव या घिसाव की वजह से ऐसा होता है। अच्छी जात की और जो अनुकूल हो ऐसे चप्पल-जूते पहनने से इससे राहत मिल सकती है। मधुमेह में ज्ञानतंतुओं की क्षमता घटने से छाले का दर्द होता नहीं, इससे अच्छा इसका नियमित तपास, अवलोकन और स्वच्छता ही सही उपाय है।

छाले की पीड़ा का अनुभव हो तब तक वह फैल चुका होता है और उसका चेप फैलनें का भय रहता हैं। अधिकतर रोगी पाँव के छाले पर ध्यान नहीं देते परन्तु मधुमेह के रोगी के लिये यह छाले जोखिमी बन सकते हैं अतः इसका इलाज पहले करने का।

(क) छालों पर फौरन हल्दी या फिटकरी (पीसी हुई) या दोनों मिलाकर लगाने का। वे एक दो बार में भर जाएँगे। अगर वे ज्यादा बढ़ गये हैं तो जब तक सूखे नहीं तब तक पानी न लगायें। इसके उपचार के बारे में पुस्तक में ''फोड़ा, मवाद का गुमड़ा'' शीर्षक में दिया गया है।

(ख) जूते से कटने पर घाव होने पर नीम का तेल लगायें और नीम की पत्तियों की बारीक राख घाव पर लगाएँ।

उपचार कथा

(1) सड़ता घाव का उपचार

सादिन का घाव भरता नहीं था। उसको ताव (बुखार) आता था। उसको समझाया तुम्हारे घाव का उपचार हो तब तक तुम्हारे को इधर ही रहना पड़ेगा। यह घाव भर जाए उसके बाद जा सकते हो।

सादिन समझ गया, न भरते घाव के कारण और ताव (बुखार) के कारण उसको बहुत कमजोरी भी आ गई थी। पहले दिन नीम के पत्ते को पानी में उकालकर उस पानी से सादिन के व्रण (घाव) साफ किया, उसमें से मवाद निकाली, शुद्ध करके घाव को कोरा किया (थोड़ा सुखाया) बाद में उस घाव में निंबोली के तेल की दो बूँद और जात्यादि तेल का चार बूँद मिलाकर डाला। ऊपर रुई लगाकर उस पर नीम का पत्ता लगाकर घाव को वस्त्र से बाँध दिया।

उसको तीन उपवास कराया। केवल उकाला हुआ पानी पीने का। दवा में 'त्रिफला गूगल' नाम की गोली सुबह, दोपहर, शाम को तीन-तीन गोली का भूक्का करकर फाँक जाने का।

सुबह-शाम घाव को साफ करके वापस तेल की बूँद डालकर बाँधी जाती। चौथे दिन घाव में जरा भी मवाद नहीं निकला। चौथे दिन से सुबह-शाम एक-एक मुट्ठी बफाया हुआ मूँग खाने को दिया। इस तरह सात दिन निकल गये। घाव अब भरने लगा था। अब मूँग में थोड़ा सैंधा नमक डाला जाने लगा, साथ में रोटी खाने की छूट दी। दवा एक महीने तक चली। घाव पूरी तरह भरने में पच्चीस दिन लगे तब तक उस पर तेल डालकर पट्टी बाँधी जाती।

महीने के बाद सादिन को सब कुछ खाने की छूट मिली।

नोट—चाहे जैसा सड़ता घाव हो ऊपर लिखे हिसाब से कड़क परहेज पालकर उपचार करने से आश्चर्यजनक परिणाम मिलता है।

ऊपर लिखा उपचार मधुमेह (डायबिटीज) के रोगी किसी अच्छे वैद्य की देख-रेख में करें। यह सामान्य चिकित्सा है।

(2) घाव (व्रण) की चिकित्सा

सभी दरवाजे पर खड़े थे तभी किसी के गिरने की आवाज आई। देखा तो दस वर्ष का लड़का जामुन के वृक्ष पर से गिर गया था। उसके पाँव में चोट लगी थी। उसमें से रक्तस्राव होता था। उस छोकरे को उठाकर लाये। उसके घाव को धोकर साफ किया। बाद

में उसको सुखाकर जात्यादि तेल में एक साफ वस्त्र भिगोकर उसकी पट्टी घाव पर रख दी। इस पट्टी के ऊपर नीम के पत्तों को पीसकर उसकी चटनी बनाकर फैलाकर लगा दी। उसके ऊपर रुई लगा दी और पट्टी बाँध दी। छोकरा ठचुक-ठचुक चलने लगा। उसको आवाज लगाई—'कल वापस आना पट्टी बंधा जाना।'

नोट—जात्यादि तेल से घाव जल्दी भर जाता है और यह तेल घाव को शुद्ध करता है। इससे घाव सड़ता नहीं। नीम का पत्ते का रस भी घाव को सड़ने से बचाता है।

(3) **घाव (व्रण)**

शरीर के कोई भी भाग पर घाव हो, रूज न आती हो तो क्या करने का। सौराष्ट्र के एक छोटे से गाँव से आये हुए रोगी के पाँव में घाव था, वह कई दिनों से भरता नहीं था। उस रोगी को सात दिन केवल बफाया हुआ मोला (बिना नमक का) मूँग खाने की सूचना दी। शक्कर, गुड़, तेल, घी पूरी तरह बन्द, केवल बफाया हुआ मूँग ही खाने का।

एक दवा घर पर तैयार करने की। नीम के पत्ते को छाया में सुखा देने का। सूख जाये तब उसको पीस लेने का। ऐसे नीम के पत्ते का भूक्का और हीमेज 25-25 ग्राम लेकर, अरंडी के तेल में घोट लेने का। सुबह-शाम घाव को नीम के पत्ते के उबाले हुए पानी से (या डेटॉल) से साफ करकर मलहम लगा दो। (आजकल मेडिकल की दुकान पर डेटॉल मिलता है उससे भी साफ कर सकते हैं।)

सात दिन बाद रोगी बताने को आया तो घाव भर गया था। उसको धीरे-धीरे खोराक पर चढ़ने का क्रम बताया। एरंडी का तेल, नीम का पत्ता और हीमेज तीनों उत्तम एन्टिसेप्टिक हैं और व्रण को भरने वाले हैं।

डायबिटीज-मधुमेह के रोगियों को बफाया हुआ मूँग के साथ, बफाई हुई सब्जी या सब्जी का रस या सलाद (दिन में दो बार) खाने का। उपवास ज्यादा करने का नहीं। यह सामान्य चिकित्सा है। अपने नजदीकी वैद्य से सलाह लें।

(4) **नहीं भरता सड़ता व्रण (घाव) का उपचार**

माछीमार का पुत्र धीवर के पाँव में एक मोटा घाव था। वह सड़ रहा था। थोड़े दिन पहले वह एक वृक्ष पर से गिर गया था। पाँव पर लगने से घाव हो गया था। उसको एक दिन का सम्पूर्ण उपवास कराया। नीम का पत्ता डालकर उकाला हुआ पानी से धीवर का व्रण (घाव) शुद्ध किया। उसको सुखाकर उसके व्रण में नीम के तेल की बूँद डाली। बाद में व्रण पर पट्टी बाँध दी। इस तरह सुबह-शाम दो बार व्रण साफ करते। एक उपवास के बाद धीवर का घाव बहुत शुद्ध हो गया। उसमें से तीव्र दुर्गंध आती थी वह बन्द हो गई।

उपवास के बाद धीवर को सात दिन दो समय बफाया हुआ मूँग खाने को दिया। व्रण को साफ नियमित करने में आता। उसको एक दवा भी दी जाती थी, जिसका नाम है

''त्रिफला गूगल''। सुबह-शाम इस दवा कि तीन-तीन गोली का भूक्का करकर पानी के साथ फाँक जाने का।

आठ दिन के उपचार में घीवर का अतिशय पीड़ादायक, सड़ता, दुर्गंध मारता घाव भर गया।

नोट—उपवास से व्रण शुद्ध होकर उसमें रूज आने लगती है। मूँग जैसे हल्के, सादा खोराक पर रखने से भी रूज जल्दी आती है। नीम और निंबोली का तेल आधुनिक दृष्टि से श्रेष्ठ एन्टिसेप्टिक है। त्रिफला गूगल चाहे जैसा सड़ता व्रण (घाव) को अन्दर से भरने वाली परम गुणकारक दवा है। (यह सामान्य चिकित्सा है, मधुमेह (डायबिटीज) के रोगी नजदीकी वैद्य से सलाह लेकर करें।)

(5) सड़ता घाव (व्रण) तेजी से ठीक हो गया

जयेन्द्र ने नमस्कार करके अपना दायाँ पैर दिखाया। उस पाँव पर नीचे एक व्रण कुछ लगने से हो गया था। पकने से वहाँ मवाद निकलने लग गया था। उसको तीन दिन का नकोरडा उपवास बताया। हल्दी, सोंठ डालकर उकाला हुआ पानी प्यास लगे तब छूट से पीने का। दो लीटर पानी में आधा चम्मच सोंठ और आधी चम्मच हल्दी डालकर उकालने का, बाद में छानकर ठण्डा करकर पीने का।

कड़वा नीम के पत्तों की चटनी बनाकर उसको डालकर उकाला हुआ पानी से रोज घाव साफ करो, शुद्ध करो। बाद में सुखाकर उसमें जित्यादि तेल का चार पाँच और निंबोली के तेल की दो बूँद डालकर उसके ऊपर रुई लगाकर, कपड़े पर लेकर पट्टी बाँधने का। त्रिफला गूगल नाम की दवा की गोली सुबह, दोपहर और शाम को भूक्का करके पानी के साथ फाँक जाने का। चौथे दिन से जयेन्द्र ने निवेदन किया आज मवाद निकली नहीं। अब खाने में सलाद, ऋतु के फल और बफाया हुआ मूँग खाने की छूट दी। अभी पन्द्रह दिन उपचार करने के बाद धीरे-धीरे छोड़ने का।

कड़क परहेज ने उत्तम लाभ किया। कड़वा नीम एन्टीसेप्टिक है। जित्यादि तेल भी जन्तुनाशक है और घाव भरने का गुण रखता है। ''त्रिफला गूगल'' नाम की दवा के लिये कहा है कि वह व्रण (घाव) सुखाने की श्रेष्ठ दवा है। **(यह सामान्य चिकित्सा है, मधुमेह के रोगी किसी वैद्य की सलाह से करे।)**

(6) सड़ता घाव

ध्यानविजय के एक पैर में व्रण (घाव) था। वह काफी समय से भरता नहीं था। प्रश्न परीक्षा करने पर मालूम पड़ा उसको मधुर रस (मीठा) बहुत पसन्द था। उसको सब अन्नपान का त्याग करवाया। दो दिन का पूरा उपवास कराया। केवल सोंठ डालकर उकाला हुआ पानी प्यास लगे तब पीने का। दो लीटर पानी में आधा चम्मच सोंठ डालकर उकालने का।

जब आधा रह जाए तब छानकर पीने का। दवा में त्रिफला (हरड़, बहेड़ा, आँवला) और गूगल बताया। गूगल को दो गुना लेकर साफ करके उसमें गूगल का आधा भाग त्रिफला चूर्ण मिलाकर पीसने का। पीस-पीस कर गूगल और त्रिफला सम हो जाए तब उसकी मटर जैसी गोली बनाने का। सुबह-दोपहर-शाम उसकी दो-दो गोली चबाकर पानी के साथ निगल जाने का। घाव को नीम के पत्ते का उकाला हुए पानी से साफ करने का। बाद में साफ करकर, सुखाकर उस पर निंबोली के तेल का बूँद डालने का।

तीसरे दिन से ध्यानविजय को दो बार बफाया हुआ मूँग खोराक में शुरू किया। घाव को स्वच्छ वस्त्र से बाँधकर रखने का।

पाँच दिन में तो घाव अच्छा हो गया और रुज आ गई। इसके बावजूद दूसरे पाँच दिन तक कड़क परहेज तथा दवा चालू रखी।

नोट—पाठक मित्रों त्रिफला गूगल नाम की दवा देशी फार्मेसी की की दुकान पर मिलती है। अच्छी फार्मेसी की लाकर उपयोग में लेने का। यह सामान्य चिकित्सा है **मधुमेह के रोगी किसी अच्छे वैद्य की देखरेख में करें।**

मधुमेह के रोगी कैशोर गुगल में बताये गये तरीके से परहेज रख सकते हैं—सभी आहार छोड़कर सुबह-शाम केवल लौकी (घिया) का बफाया हुआ साग या सूप (बफाया हुए साग को मिक्सी में ग्राइन्ड कर लें) और मूँग का पानी लेने का। दिन में तीन बार मोला (बिना मलाई का) दूध एक-एक गिलास ले सकते हैं। अन्न और हो सके तो नमक लेने का नहीं। (नमक शरीर में पानी को संचित करता है, इसलिए सूजन में नमक बंद कर दिया जाता है, घी तेल भी बंद। घाव में मवाद बनना बंद होने के बाद सेंधा नमक चालू करने का।)

या केवल उबली सब्जी, सब्जियों का रस, मूँग का पानी या सलाद खा सकते हैं। नमक और अन्न खाने का नहीं। शक्कर-गुड़-घी-तेल भी बंद।

मधुमेह रोगी को उपवास ज्यादा करने का नहीं। [मधुमेह रोगी को उपवास में रसाहार की सलाह दी गई है केवल नकोरडा करने का नहीं।] ऊपर उपचार कथा में दी गई चिकित्सा सामान्य चिकित्सा है। अपने नजदीकी वैद्य से सलाह लें। मधुमेह रोगी कोई भी उपवास करे तो वह वैद्य की सलाह लेकर करें।

बिना नमक का भोजन

- दूध लिया जा सकता है, दूध में रोटी चूर कर खा सकते हैं।
- दही में भूना पीसा जीरा, पीसी काली मिर्च डालकर ले सकते हैं।
- सब्जी बॉयल करकर (भाप से बफाकर), उसमें कालीमिर्च, भूना पीसा जीरा डालकर खा सकते हैं। नीबू भी डाल सकते हैं।

- रोटी बनाते वक्त आटा गूँधते वक्त जरूरत पड़े तो साधारण नमक की जगह सैंधा नमक का इस्तेमाल करो।
- टमाटर के साथ रोटी खा सकते हे। टमाटर संपूर्ण आहार हैं।
- टमाटर, प्याज को छोटे टुकड़े काटकर मिलाकर ले सकते हैं।
- पके अंगूर के साथ रोटी खा सकते हैं। अंगूर सम्पूर्ण आहार है।
- दही, छाछ का रायता बनाकर, उसमें जीरा और कालीमिर्च डालकर रोटी खा सकते हैं।
- पके अंजीर के साथ या पके चीकू के साथ भी कभी-कभी रोटी खा सकते हैं।
- बाकी सब्जियाँ बनाते वक्त बिना नमक की बनाई जा सकती हैं। कई लोग आटा गूँधते वक्त नमक डालते हैं। रोटी में तो नमक लेते हैं परंतु सब्जी बिना नमक की खाते हैं।
- मोला (बिना मलाई का) दूध दिन में दो टाइम पी सकते हैं।
- गाजर का रस पी सकते हैं।
- सलाद (ककड़ी, गाजर, कांदा, बीर, टमाटर, मूली आदि) खा सकते हैं।
- फल खा सकते हैं। फलों का रस पी सकते हैं।
- अंजीर—रात को दो-तीन अंजीर पानी में भिगोकर सुबह पानी सहित दूध में उबालकर खा सकते हैं। इससे कमजोरी भी दूर होती है।
- घासिया (पटोलिया)—गेहूँ के आटे को अच्छी तरह सेककर डिब्बे में भरकर रख लें। यह सेका हुआ आटा लंबे समय तक बिगड़ेगा नहीं। सुबह ऐसे आटे की दो-तीन चम्मच दूध में मिलाकर एक गिलास भरकर पी जाये। गेहूँ का आटा फूलेगा और दूध सोख लेगा। सुबह नाश्ते के लिये यह आसानी से बनाया जा सकता है। गेहूँ का आटा सेका होने से वह पचने में भी हल्का है।
- गाजर—गाजर को कद्दूकस कर दूध में उबालें। इसमें कुछ मिलाने की जरूरत नहीं। गाजर में कुदरती मिठास होती है। यह गाजर की खीर हुई। यह खूब पौष्टिक होती है।

***

27. मधुमेहनाशी स्वादिष्ट एवं स्वास्थ्यप्रद व्यंजन

A} सब्जियों के सलाद, रस आदि

(1) **करेले का सलाद**:–50 ग्राम करेला, 25 ग्राम प्याज तथा 25 ग्राम टमाटर को धोकर साफ करें। छोटे-छोटे टुकड़े करकर ऊपर से थोड़ा नमक तथा नीबू का रस मिलाकर रोटी के साथ खाएँ। खूब स्वादिष्ट लगेगा।

(2) **सब्जियों का सलाद**:– गाजर मूली, पालक, मूली का पत्ता, लौकी, टिण्डा, टमाटर, ककड़ी, खीरा, पत्तागोभी, भिंडी को बीच में से चीरकर, फूलगोभी, सलाद का पत्ता जो भी सब्जी उपलब्ध हो 50 से 100 ग्राम काटकर या कद्दूकस में कसकर प्लेट में सजाएँ। ऊपर से कटा हुआ धनिया तथा नमक छिड़ककर सलाद बनाकर खाएँ। हरीमिर्च तथा लहसुन भी लिया जा सकता है।

(3) **शक्तिवर्धक सलाद/रस:**

सामग्री—एक कप बारीक कटी हुई पत्तागोभी, आधा कप बारीक कटी हुई पालक, एक छोटी ककड़ी के कटे हुए टुकड़े, एक टमाटर बारीक कटा हुआ, आधा कप अंकुरित मूँग, थोड़ा कसा हुआ नारियल, आधा चम्मच नीबू का रस व स्वादानुसार नमक व कालीमिर्च।

विधि—कटी हुई सामग्री व अंकुरित मूँग मिला दें। एक जार में डालकर उनको अच्छी तरह हिलायें। इसके बाद इसमें नीबू का रस, कालीमिर्च व नमक मिलायें। इसमें थोड़ा सा कसा हुआ नारियल डालकर खाएँ। यह सलाद स्वास्थ्यवर्धक व शक्तिवर्धक और खाने में स्वादिष्ट है। चाहे तो इसका रस भी पी सकते है।

(4) **मधुमेह रोगियों के लिये जीवनरक्षक पेय अनाज:**

लहसुन की छिली कली-5 नग, तुलसी के पत्ते-17 नग, पोदीना के पत्ते-17 नग, अदरक का छोटा सा टुकड़ा-1 नग, जीरा-पोन चम्मच, नमक, कालीमिर्च स्वादानुसार।

विधि—सबको पानी में डालकर पीस लें। इसे एक गिलास पानी में डालकर उबालें। उबलते हुए पानी आधा रह जाए तब छानकर स्वाद के लिये, नीबू निचोड़कर पियें।

लाभ—यह पेय नित्य दो बार गर्म ही पियें। किसी बीमारी के बाद रही कमजोरी, जोड़ों का दर्द, यूरिक एसिड जन्य रोग, मधुमेह, मोटापा, शारीरिक कमजोरी दूर कर यह पेय शरीर को स्वस्थ, चुस्त-दुरुस्त रखता है।

(5) **स्वादिष्ट चाटः**

आधे उबले एवं आधे कच्चे अथवा सारे अंकुरित अनाज में कटा हुआ प्याज, पालक, गाजर, टमाटर, पत्तागोभी, नीबू का रस, दही, आलू मिलाकर स्वादिष्ट चाट बनाकर खाएँ।

(6) **सब्जियों का सूपः**

टमाटर-50 ग्राम, ककड़ी-250 ग्राम, चुकन्दर-150 ग्राम, एक हरा प्याज कटा हुआ, 15 ग्राम आलू, 20 ग्राम पत्तागोभी, 5 ग्राम हरा धनिया, 15 ग्राम पालक, 5 ग्राम अदरक को काटकर 150 ग्राम पानी में मंद आँच में उबालें। मसलकर छौंक लगाएँ। स्वादिष्ट सब्जी का सूप तैयार है।

(7) **मूँगफली या सोयाबीन का सूपः**

25 ग्राम मूँगफली या सोयाबीन के दाने हल्के भूनकर बारीक पीस लें। 5 ग्राम घी में थोड़ा सा आटा भून लें। आलू, पालक, टमाटर, लौकी आदि मिश्रित सब्जियों को उबालकर 8 कप सूप तैयार करें। सूप्र को गरम करें। भूने आटे को उसमें धीरे-धीरे चलाते हुए मिलाएँ। उबाल आने पर हल्का गरम मसाला, स्वाद के अनुसार नमक मिलाकर स्वादिष्ट सूप बनाएँ।

(8) **मिश्रित सब्जियों का रसः**

विधि—(1) शलगम, मूली तथा मूली के पत्ते पालक, टमाटर, गाजर, लौकी, टिण्डा, तौरई तथा ककड़ी को मिलाकर रस निकालने वाली मशीन से रस निकालकर पिएँ। मशीन नहीं होने कि स्थिति में पत्ती वाली सब्जियों को कूट-पीसकर तथा गाजर, लौकी आदि सब्जियों को कद्दूकस से बारीक कसकर कपड़े से छानकर रस निकालें।

विधि—(2) चुकन्दर-गाजर-टमाटर, पालक-टमाटर, चुकन्दर-पालक-टमाटर, गाजर-पालक-टमाटर, लौकी तथा टमाटर, चुकन्दर-गाजर-पालक का मिश्रित रस अथवा अकेले गाजर, लौकी, टमाटर का अलग-अलग रस भी दिया जा सकता है।

विधि—(3) मधुमेह रोगियों को अकेले गाजर का रस न देकर, गाजर-करेले का रस, केवल करेले का रस, शलगम का रस, लौकी का रस, गाजर-शलगम का रस, गाजर-टमाटर-शलगम तथा चुकन्दर का रस अत्यंत उपयोगी होता हैं। गाजर के

रस के साथ आँवले, बीट, थोड़ी अदरक, पोदीना का रस भी लिया जा सकता है। मधुमेही के लिये फलों का रस उतना उपयोगी नहीं है

(9) **जौ तथा गेहूँ का पेयः**

आधा कप समान मात्रा में जौ तथा गेहूँ को साफ करें। दो कप पानी में डालें। 24 घंटे के बाद पानी को छानकर उसमें नीबू का रस तथा शहद मिलाकर पिएँ। फिर उसी गेहूँ तथा जौ में दो कप पानी डालकर 24 घण्टे बाद पी जाएँ। यह क्रम 3 दिन जारी रखें।

यह जौ तथा गेहूँ का पानी पुनर्जीवन या पुनः यौवन प्रदान करने वाला चमत्कारी पेय है। विख्यात रसायनज्ञ डॉ. हार्वे. सी. लिस्सी के अनुसार गेहूँ के इस खमीर उठे जल में श्रेष्ठतम किस्म का प्रोटीन, कार्बोहाइड्रेट, डेक्सिट्रन्म, फॉस्फोरस, सैकराइन्स, लैक्टोबेसिली सेकरामाइसेस तथा एसपेरिगिल ओराइजे पाया जाता है। एसपेरिगिल ओराइजे से एमाइलेस प्राप्त होता है। जो स्टॉर्च, ग्लाइकोजन तथा ग्लूकोज के अणुओं के विखण्डन से बनता है। यह सारी प्रक्रियाँ गेहूँ या जौ के खमीरीकरण के दौरान सम्पादित होती है। मधुमेह के रोगियों के पाचन को सुधारकर यह पेय बहुत फायदा पहुँचाता है।

(10) **मूँग का पानीः**

मूँग को पानी में उकालकर, खूब उबाल कर, उसके अन्दर नमक, हल्दी, धनिया, जीरा, लहसुन, नीबू , अदरक आदि मसाला डालकर अच्छी तरह पकाने का। खूब मसलकर चालनी से छान लेने का। इस पानी से बघार भी दे सकते हैं। छोटे में स्वादिष्ट और सुपाच्य बनाकर खाना चाहिए। (जहाँ नमक डालने को मना किया है, वहाँ नहीं डालें, जहाँ घी-तेल लेने को मना किया है वहाँ बघार नहीं दें।)

मूँग पचने में बहुत हल्का है साथ ही उसमें लहसुन, अदरक आदि पाँच एक मसाले डालने में आने से और आग के ऊपर खूब पकाने से वह खूब पाचक बनता है। वह मसलकर छाना होने से उसका छिलका निकल जाने से गैस आदि नहीं बनाता। बीमार व्यक्ति के लिये मूँग का पानी श्रेष्ठ आहार है।

मूँग पौष्टिक है। यह बीमार व्यक्ति कि अशक्ति दूर करता है। वह अग्नि प्रदीप्त करता है इससे भूख लगकर पाचन सुधरता है। एक कहावत है 'मग लाये पग' मतलब बीमारी के बाद की अशक्ति को वह दूर करता है। भावप्रकाश में लिखा है कि जब दूध नहीं मिले तब मूँग से चला लेने का। मतलब दूध की तरह वह संपूर्ण खोराक है।

*** अनाज को अंकुरित करने का तरीका**

अनाज को चुनकर धोकर साफ करें। छोटे बीज 6–8 घंटे तक तथा बड़े बीज 10–12 घंटे पानी में भिगो दें। भली–भांति भीगने के बाद पानी हटाकर स्टील के साफ बर्तन में भीगे कपड़े, जाली या बर्तन से ढक दें। गर्मियों में तीन बार तथा सर्दियों में एक बार सूखने से बचाने के लिए पानी डालकर निकालें। दस–बारह घंटे भीगने के बाद बचे हुए जल को फेंके नहीं, उसमें नीबू तथा शहद मिलाकर पी जाएँ। यह अत्यंत स्वास्थ्यप्रद पेय है।

दूसरा तरीका—भीगा हुआ अनाज पोटली में बाँध कर टाँग दें। मौसमानुसार पानी छिड़कते जायें।

तीसरा तरीका—अनाज को पोटली में बाँधकर साफ–सुथरी जमीन में गाड़ दें। 10 घंटा बाद अंकुरण हो जाता है। अच्छी तरह से अंकुरित करने के लिए गर्मियों में ठंडी जगह या सर्दियों में कंबल, टाट आदि से बाँध कर गर्म स्थान पर रखें। अंकुरित अनाज में सभी प्रकार के विटामिन, खनिज लवण, एन्जाइम, रूपान्तरित सुपाच्य प्रोटन तथा शर्करा (ग्लूकोज) पाए जाते हैं। अंकुरित अनाज मधुमेह तथा मधुमेह जन्य अन्य रोगों को नियंत्रित करता है। व्यंजन के लिए नन्हे अंकुर (पूँछ वाले दाने) ही काम में लें।

खमीर उठाकर बनाए गये पदार्थ–इमली, डोसा आदि—

1. **स्वास्थ्य से भरपूर सुपाच्य अडडाई**

साधन सामग्री—चावल 100 ग्राम, किंचित अंकुरित उड़द 150 ग्राम, अंकुरित अरहर 75 ग्राम, अंकुरित चना 25 ग्राम, सहजन की पत्ती 50 ग्राम, तेल 20 ग्राम, प्याज 50 ग्राम, हींग एक चुटकी तथा हरी मिर्च एक–दो।

विधि—चावल को धोकर (मसलकर नहीं धोएँ) 3 घंटा पानी में भीगने दें। भीगने के बाद चावल तथा अंकुरित दाल को मोटा–मोटा पीस दें। नमक मिलाकर गर्मी के दिन में 3 घंटा तथा ठण्ड के दिनों में 8–10 घंटा छोड़ दें। प्याज तथा हरीमिर्च को बारीक पीसकर सभी को एक साथ मिला दें। डोसा की तरह सामान्य या नॉनस्टिक गर्म तवे पर थोड़ा तेल का उपयोग करते हुए अडडाई तैयार करे। साँभर या चटनी के साथ खाएँ। इसमें दो प्लेट तैयार होगी।

2. **स्वास्थप्रद मूँग का डोसा**

साधन सामग्री—अंकुरित मूँग–200 ग्राम, तेल–15 ग्राम, अदरक–1 ग्राम, हरीमिर्च–5 ग्राम।

विधि— अंकुरित मूँग को पीसकर 4 घण्टा रखें। हरीमिर्च तथा अदरक मिलाएँ। पानी मिलाकर पीठी बनाएँ। नॉनस्टिक या सामान्य तवे पर थोड़ा तेल चुपड़कर पीठी को

चम्मच से फैलाएँ। 10 से.मी. माप के डोसे तैयार करें। पलटकर भी तलें। गरमा-गरम चटनी के साथ खाएँ। 5 डोसे तैयार होंगे।

3. सोयाबीन या मूँगफली की इडली

साधन सामग्री—सोयाबीन या मूँगफली के कच्चे दाने-150 ग्राम, चावल-300 ग्राम, उड़द की दाल-75 ग्राम तथा नमक स्वादानुसार।

विधि—सोयाबीन या मूँगफली, चावल तथा दाल को अलग-अलग भिगो दें। 4 घंटे बाद मूँगफली या सोयाबीन का छिलका अलग करें, चावल तथा दाल को अलग-अलग पीस लें। इन तीनों को दही में मिलाकर 3 घंटा छोड़ दें। खमीर उठ जाएगा। खमीर उठाने के लिए बेंकिग पाउडर या फ्रूट साल्ट (इनो) नहीं डालें। खमीरीकरण से विटामिन 'बी' का निर्माण होता है तथा बेकिंग पाउडर विटामिन 'बी' को नष्ट कर देता है।

इडली के साँचे में खमीर उठे मिश्रण को भरकर भाप में पकाएँ। स्वादिष्ट एवं स्वास्थ्यप्रद इडली को साँभर के साथ खाएँ। सोयाबीन की तो कभी मूँगफली की इडली बनाकर मधुमेह के रोगी स्वादिष्ट व्यंजन का लुत्फ उठा सकते हैं। इस तरह कुल 7 प्लेट इडली बनेगी।

4. स्वादिष्ट स्वास्थ्यप्रद इडली

साधन सामग्री—हथकूटा उसना चावल 200 ग्राम, अंकुरित उड़द-100 ग्राम, अंकुरित मूँग-100 ग्राम, पत्तागोभी या फूलगोभी 120 ग्राम कुतरकर, दही 100 ग्राम, राई-आधी चम्मच, हरी मिर्च 2 नग, तेल-दो चम्मच।

विधि—चावल को डेढ़ घण्टे पूर्व पानी में भिगोकर मोटा पीस लें। अंकुरित उड़द तथा मूँग को पीसकर अर्द्धठोस पीठी बनाएँ। राई को तलें, हींग तथा कुटी हुई गोभी, मिर्च व नमक डाल दें। अच्छी तरह ढककर पका लें। इसमें चावल तथा मूँग व उड़द की पीठी मिलाकर इडली के साँचे में रखकर भाप में पकाएँ। पत्तागोभी के साथ मटर, पालक, गाजर, लौकी भी कुतर कर मिलाई जा सकती है। 5 प्लेट बनाएँ।

5. अंकुरित मूँग का ढोकला

अंकुरित मूँग-125 ग्राम, एक नीबू, 25 ग्राम अदरक, 5 ग्राम धनिया की पत्ती, 15 ग्राम हरी मिर्च। अंकुरित मूँग को अच्छी तरह बारीक पीस लें। हरी मिर्च, धनिया, अदरक कूटकर पीसी हुई मूँग में मिलाएँ। एक थाली में फैलाकर भाप में 10 मिनट तक पकाएँ। पकने पर उतारें। 24-25 टुकड़े बनाएँ। धनिया की पत्ती-25 ग्राम, नारियल-20 ग्राम, हरी मिर्च 5 ग्राम, अदरक 5 ग्राम की चटनी पीसें। ढोकलों के बीच में चटनी लगाकर खायें।

अंकुरित चना, मोठ, मसूर का भी ढोकला बनाया जाता है।

नोट—खमीर उठाकर बनाए गये पदार्थ महीने में एक ही बार बनाएँ।

सब्जियाँ

1. **मधुमेहनाशी करेले की सब्जी**

   100 ग्राम करेले को चाकू से खुरच दें। बिना काटे कुकर या ऑवन में पकाएँ। पकने के बाद छोटे-छोटे टुकड़े कर एक चम्मच तेल से छोंक दें। थोड़ा नमक, कटा हुआ धनिया, प्याज, टमाटर, लहसुन तथा नीबू का रस मिलाकर रोटी के साथ खाएँ। खूब स्वादिष्ट लगेगा।

2. **करेले का भरवाँ**

   साफ करेले को खुरचकर उसके छिलके में धनिया, आँवले का चूर्ण तथा नमक मिलाकर करेले में भर दें। थोड़ा तेल लगाकर ऑवन, कुकर अथवा नॉनस्टिक पात्र में पकाएँ।

3. **आलू-शिमला मिर्च का भरवाँ**

   100 ग्राम उबला आलू, शिमला मिर्च-100 ग्राम, हरे मटर-100 ग्राम, हरा धनिया-20 ग्राम, प्याज 20 ग्राम, हरी मिर्च-1, अदरक-2 ग्राम। आलू मसलकर उसमें कटा हुआ प्याज, हरा धनिया, हरी मिर्च तथा अदरक मिला दें। शिमला मिर्च में अच्छी तरह भरकर 15-20 मिनट कुकर या नानस्टिक पात्र या ऑवन में पकाएँ। गरम-गरम खाएँ।

4. **बैंगन का भर्ता**

   पहली विधिः-दो गोल-मटोल बैंगनों को ऑवन या सीधे आग पर भून लें। छिलका हटा कर मसल लें। अदरक, लहसुन, मीठे नीम के पत्ते तथा प्याज को बारीक पीसकर आधा चम्मच तेल में छौंक लगाकर पकाएँ। ऊपर से बैंगन का भर्ता डाल दें। ऊपर से कटा हुआ टमाटर तथा धनिया को बिछाकर दो मिनट के लिये ढक दे। स्वादिष्ट बैंगन का भर्ता तैयार है।

   दूसरी विधिः-बिहार में बैंगनो को भूनकर छिलका हटाकर उसमें कटा हुआ प्याज, हरी मिर्च, धनिया, लहसुन, टमाटर तथा सरसों का तेल कच्चा ही मिलाकर भर्ता बनाकर खाया जाता है। यह सर्वाधिक लाभप्रद एवं स्वादिष्ट बैंगन का भर्ता है।

5. **ताजे मक्के की स्वास्थ्यप्रद सब्जी**

   मक्का मधुमेह रोगियों के लिये उत्तम आहार है। नाश्ते में मक्के का लावा (कार्न फ्लेक्स) लिया जाता है। ताजा भुट्टा भी शर्करा नहीं बढ़ाता है।

   विधिः-ताजे भुट्टे को को कद्दूकस कर दूने पानी में विभिन्न सब्जियों तथा स्वाद के अनुसार नमक, कसी हुई हरी मिर्च व अदरक डालकर उबालें। पकने पर 7 ग्राम मक्खन डालकर खाएँ।

6. **बैंगन तथा मेथी की सब्जी**

बैंगन–300 ग्राम, मेथी की पत्ती–50 ग्राम, एक हरी मिर्च, एक नीबू, धनिया, जीरा तथा हल्दी का चूरा। बैंगन तथा मेथी के छोटे–छोटे टुकड़े करें। सर्वप्रथम बैंगन को छोंक लगाकर पाँच मिनट पकाएँ। ऊपर से मेथी की पत्ती, धनिया, जीरा, हल्दी का चूर्ण डाल दें। कुछ देर तक पकाने के बाद उतारें। तीन प्लेट में सजाएँ। ऊपर से नीबू निचोड़ दें।

7. **पालक मिश्रित सब्जियों के कोफ्ते**

साधन सामग्री—पालक (धुली हुई एवम् कटी हुई)–300 ग्राम, साबुत चने का बेसन–50 ग्राम अथवा भीगे चने को पीसकर घोल बनाएँ, प्याज कटी हुई–50 ग्राम, हरी मिर्च कटी हुई–3 नग।

थोड़ा जल मिलाकर पालक को उबालें। पकने पर निचोड़े। जीरा, प्याज, हरी मिर्च, नमक तथा बेसन को पालक में मिलाकर 12 गोले बना ले। कपड़े की गद्दी या ऑवन में भाप में पका लें। कोफ्ते तैयार है।

दही का सॉस—मखनियाँ दही 120 ग्राम में, 5 ग्राम पीसी हुई लालमिर्च व हल्दी, नमक मिला दें। पीसी हुई राई तथा चावल 5 ग्राम मिलाकर फेंटकर पकाएँ। हींग, जीरा तथा मीठी नीम की छौंक लगाएँ। दही–सॉस तैयार हो गया। खाने के पहले कोफ्तें को दो मिनट दही–सॉस में डालकर हल्की आँच पर गर्म करें।

8. **सब्जियों के भरवाँ पराठे (रोटी)**

विधिः–(1) 120 ग्राम आटा, 125 ग्राम कसी हुई मूली, बंद गोभी, हरीमिर्च, अदरक, धनिया पत्ती, प्याज–15 ग्राम, सरसों का तेल तथा पालक के रस में गूँधें। 8 लोइयाँ बनाकर बेलकर रोटी बना लें।

विधिः–(2) आटे को पालक के रस व दही में गूँदकर 12 लोइयाँ बना लें। बेलकर चपाती बनायें। एक चपाती पर बारीक कसी हुई या कटी हुई मूली, बन्दगोभी, हरीमिर्च, नमक, नींबू, प्याज, अदरक, धनिया की पत्ती का मिश्रण फैलाएँ। दूसरी चपाती से ढककर किनारे को दबाकर सील कर दें। नॉनस्टिक या सामान्य तवे पर थोड़ा तेल लगाकर पकाएँ। दो व्यक्ति का भोजन तैयार होगा।

9. **मधुमेह रोगियों के लिये हरी मेथी का साग**

आधा किलो हरी मेथी, आधा किलो पालक, मूली 250 ग्राम, मूँग की दाल 20 ग्राम, टमाटर 20 ग्राम, प्याज 25 ग्राम, मसाले बहुत कम।

विधिः–मेथी के पत्ते व मूँग की दाल, पालक, मूली को धोकर बारीक काट लें और प्रेशरकुकर में उबालकर साग बना लें। गलने पर टमाटर, प्याज, मसाला डालकर

तड़का तैयार करकर उसमें मिला दें। यह मेथी का साग मधुमेह के रोगियों के लिये अति उत्तम है क्योंकि इसमें कार्बोज की मात्रा बहुत कम होती है।

*** प्राकृतिक ढंग से सब्जी कैसे पकायें**

सब्जियों के बड़े-बड़े टुकड़े काटें ताकि एन्जाइम विटामिन कम नष्ट हो। एक किलो सब्जी के लिये एक कप पानी के हिसाब से हल्दी, धनिया व नमक डालकर हल्की आँच पर उबालें। सब्जी ऐसे बर्तन से ढककर उबालें कि ऊपर दो कप पानी रखा जा सके। 15-20 मिनट उबलने के बाद ढक्कन समेत 15 मिनट ठंडा होने दे। कटी हुई धनिया की पत्ती, लहसुन, अदरक तथा 5 ग्राम मक्खन डालकर खाएँ। सब्जी बनाते समय तथा खाते समय यह ध्यान रखें कि मसालों का नहीं सब्जी का स्वाद लेना है। प्रेशरकुकर की सब्जी भी स्वास्थ्यप्रद है।

सोयाबीन के व्यंजन

मधुमेह तथा सोयाबीन

सोयाबीन मधुमेही के लिये श्रेष्ठतम आहार है। इसमें स्थित सभी प्रकार के आवश्यक एमिनो एसिड्स मधुमेह के रोगियों की प्रोटीन की आवश्यकता को भली-भाँति पूरा करते हैं। सोयाबीन प्रोटीन 90 से 98 प्रतिशत अवचूषित होता है। सोयाबीन प्रोटीन में 'न्यूक्लियो प्रोटीन' नहीं होने से शरीर में यूरिया तथा क्रिटिनिन भी बहुत कम पैदा होते हैं, इसलिए मधुमेह के रोगियों के नाजुक गुर्दे को भी सोयाबीन अनुकूल होता है।

सोयाबीन में 20 प्रतिशत अच्छी गुणवत्ता के डेक्स्ट्रोन पेन्टोसस तथा गेलेक्टनेस नामक कार्बोहाइड्रेट पाया जाता है जो शरीर में धीरे-धीरे अवचूषित होकर ऊर्जा को देता है परंतु रक्त-शर्करा को बढ़ने नहीं देता, नियंत्रित रखता है।

सोयाबीन की वसा मधुमेही तथा हृदयरोगियों के लिए वरदान है। सोयाबीन में स्थित विशेष प्रकार की वसा सोया फास्फोलिपिड्स मधुमेही की मस्तिक-रक्तवाहिनियों तथा हृदय रोगियों के लिये वरदान है। अमेरिकन जर्नल ऑफ डाइजेस्टिव डिस आर्डर के एक अंक में डॉ. पोर्टेगर जूनियर तथा डॉ. कॉन का शोध निष्कर्ष छपा था। इसके अनुसार जिन रोगियों को प्रचुरता से कोलेस्ट्रॉल वाले आहार के साथ सोयाबीन खिलाया गया उनके रक्त में कोलेस्ट्रॉल स्तर सामान्य बना रहा। दूसरे प्रयोग में हाइपर कोलेस्ट्रॉलमिया के रोगियो को सोया लेसिथिन खिलाकर देखा गया कि उनका कोलेस्ट्रॉल सामान्य स्तर पर आ गया। हारवर्ड मेडिकल स्कूल द्वारा प्रकाशित एक मेडिकल जनरल में इटली के एक वैज्ञानिक के शोध-अध्ययन की रिपोर्ट छपी थी—जिसके अनुसार सोयाबीन के सेवन से खून में बुरे किस्म के कोलेस्ट्रॉल एल.डी.एल. की मात्रा कम हो जाती है जो मधुमेही और हृदयरोगियों के लिए बहुत फायदेमंद है। इन वैज्ञानिकों का कहना है कि ऐसी ताकत एवं गुण सोयाबीन के अलावा किसी अन्य आहार में नहीं है।

एक शोध-निष्कर्ष के अनुसार ज्यादा कोलेस्ट्रॉल वाले रोगियों को सोयाबीन खिलाने से 22 से 25 प्रतिशत एल.डी.एल. कम हो जाता है। सोयाबीन खराब किस्म के कोलेस्ट्रॉल एल.डी.एल. को यकृत में जाने से रोकता है। उसे तोड़कर निकाल बाहर करता है। उसकी जगह अच्छी किस्म के कोलेस्ट्रॉल के अवचूषण या खात्मीकरण की प्रक्रिया को तेज करता है। सोयाबीन में ऐसे दो हार्मोन जेनिस्टीन (Genisteen) तथा डायडजीन (Daodzeen) पाए जाते हैं जो अन्य किसी वनस्पति में नहीं पाए जाते हैं। आयुर्वैज्ञानिकों का मानना है कि हो सकता है, यहि दोनों हार्मोन घातक कोलेस्ट्रॉल को नियंत्रित कर मधुमेह तथा हृदयरोग से रक्षा करते हैं।

सोयाबीन के व्यंजन

सोयाबीन के 100 से भी अधिक कई व्यंजन बनाए जाते हैं। सोयाबीन का आटा, सत्तू, 12 घण्टा पूर्व भिगोकर उबालकर सलाद, चाट, आटे के बिस्कीट, सोयाबीन को अंकुरित करना, दूध, दही, छाछ इत्यादि बनाये जाते हैं। इसके अलावा सोयाबीन के नमकीन, पकोड़े, हलवा, दही-बड़ा, बर्फी, पनीर, रसगूल्ले आदि कई पदार्थ बनाये जा सकते हैं।

पौष्टिक सोयाबीन

सोयाबीन को 24 घण्टा पानी में भिगोकर छिलके उतार लें फिर इसका थोड़ा पानी डालकर धीमी आँच पर हल्का गर्म करें। सोयाबीन में कुछ हानिकारक तत्व भी पाया जाता है जो साधारण ताप देने मात्र से नष्ट हो जाता है फिर इसमें थोड़ा नीबू, नमक, कालीमिर्च डालकर सुबह नाश्ते में खायें। इसे रोज 1-2 महीने तक सुबह खायें।

शरबत

मधुमेह रोगियों को गर्मी के मौसम में ठंडक के लिये सेवन करने योग्य शरबत

1. **अनार का शरबत**

अच्छी तरह से पके हुए 20 नग अनार के दाने निकालकर उनका रस निकाल लें। उस रस में अदरक का रस डालकर रस गाढ़ा हो जाये तब तक उबालें। उसके बाद उसमें केसर एवं इलायची का चूर्ण मिलाकर शीशी भर लें।

मात्राह्न30 ग्राम

उपयोग—यह शर्बत रुचिकर एवं पित्तशामक होने की वजह से दवा के रूप में लिया जा सकता है एवं गर्मी में शरबत के रूप में पीने से गर्मी से राहत मिलती है।

नोट—इस शर्बत में शक्कर नहीं डलती है। इससे इसे मधुमेह के रोगी भी ले सकते हैं। पानी में मिलाकर इसका प्रयोग करना हो तो बनावटी मीठा (शुगर फ्री) के साथ में इसका प्रयोग कर सकते हैं।

2. **द्राक्ष का शरबत**

बीज निकाली हुई 60 ग्राम द्राक्ष को बिजौरे (यह भी नीबू का एक प्रकार होता है, यह संतरे के आकार का आता है।) अथवा नीबू के रस में पीसें। उसमे अनार का 240 ग्राम रस डालें। उसके बाद उसे छानकर उसमें स्वादानुसार काला नमक, इलायची, कालीमिर्च, जीरा, दालचीनी एवं अजवायन डालकर 60 ग्राम शहद मिलायें।

मात्राह्र25 ग्राम

उपयोग—मंदाग्नि और अरुचि में लाभप्रद।

नोटह्रइस शर्बत में शक्कर नहीं डलती। बल्कि शहद डलता है जो मधुमेह (डायाबिटीज) के रोगी थोड़ी मात्रा में ले सकते हैं।

3. **गुलाबजल** में खसखस और चंदन डालकर रखें। इसे पानी में मिलाकर पियें।

4. **शीतल गुणकारक शरबत**

यशोवर्धन बोला, ''पूज्य, इस तेज गर्मी में शरीर को शीतलता दे और सभी को दे सके ऐसे गुणकारक पेय के बारे में मार्गदर्शन दें।''

इधर एक सरल होते हुए भी गर्मी के समय में, बहुत गुणकारक एक पेय बताया गया है। इसको आज की भाषा में 'शरबत' कहते हैं। जिसमें सभी द्रव्य शंकारहित, अच्छे हो, तो उसके गुणों के विषय में शंका करनी नहीं पड़ती है। इसमे तीन द्रव्य बराबर भाग लेने का। सुंगधीवाला (खस), आँवला और सौंफ। इन तीनों को बराबर भाग में लेकर बारीक चूर्ण बना लेने का। एक गिलास पानी में शक्कर डालकर तथा उसमें चार पाँच ग्राम जितना तीनो का मिश्रण वाला चूर्ण डालकर अच्छी तरह से हिलाकर पीने का। मिट्टी के हंडे के पानी का भी प्रयोग कर सकते हैं या फ्रिज का पानी भी प्रयोग कर सकते हैं। मित्रों चाय या कॉफी इन गर्मी के दिनों में प्रिय नहीं होते। अरेटेड वाटर्स और तैयार शरबत, आइस्क्रीम महँगी पड़ती है। परंतु सबसे बड़ी बात गुण की है।

सुगंधी वाला मतलब खस वह शीतल है। दाह और पित्त का शमन करने वाला है। यह श्रम (थाक), मुखशोष (मुँह सुखना), कष्ट से उतरती मूत्र की तकलीफ आदि को मिटाता है। सौंफ भी बहुत शीतल है। आँवला तीनों दोषों को शमन करने वाला है। जीवनसत्व (विटामीन) होता है। आँवले के सूखे चूर्ण में भी यह जीवनसत्व (विटामीन) होता है। यह सत्व परम जीवनवर्धक है।

इस परम शीतल और गुणकारक पेय को गर्मी के दिनों में और शरदऋतु के ताप के दिनों में 'शरबत' के रूप में अवश्य स्थान दें। जिनको शक्कर अनुकूल न हो ऐसे मधुमेह (डायबिटीज) के रोगी इसकी फाँकी ले सकते हैं या बिना शक्कर पानी में घोलकर या बनावटी मीठा (शुगर फ्री) के साथ में इसका प्रयोग कर सकते हैं।

5. **धनिया**, जीरा, सौंफ रात को पानी में भिगो दें, सुबह बराबर पानी में मसलकर (पीसकर) छान लें। इस छाने हुए पानी को पियें। यह बहुत शीतलता देगा।

अन्य पदार्थ

(1) **खिचड़ी-(विधिः-1) साधन सामग्री**—उसना हाथकूटा चावल-125 ग्राम, अंकुरित मूँग-25 ग्राम, चना-25 ग्राम, मसूर-25 ग्राम, मटर-25 ग्राम, उड़द-15 ग्राम (सभी अंकुरित), हरी मिर्च 3-4, अदरक-2 ग्राम, प्याज-10 ग्राम, तेल-4 चम्मच, गाजर, पालक, लौकी, टिण्डा, तोरई, आलू आदि जो भी सब्जी हो-250 ग्राम, पानी 300 ग्राम।

बनाने की विधि—पानी को थोड़ा गर्म करें। चावल, अंकुरित मूँग आदि तथा सब्जियों को गरम पानी में डालें। हल्दी, धनिया, हरीमिर्च तथा अदरक को पीसकर या काटकर रखें। हल्की आँच पर बराबर चलाते हुए धीरे-धीरे पकाएँ। पकनें पर उतार दें। आधा चम्मच-उड़द, आधा चम्मच-चने की दाल, मीठे नीम के पत्ते तथा हींग से छोंक लगाकर बनायें। 5 थालियाँ तैयार होगी। परोसकर ऊपर से थोड़ा नारियल या भूनी हुई मूँगफली छिड़क दें।

बनाने की विधि नं-2—रोगी जरा सशक्त हो और उसकी अग्नि तेज हो, वह कमजोर दुबला-पतला न हो, पाचन कमजोर न हो तो मूँग की ढीली खिचड़ी बनाकर ले तो वह बहुत सुपाच्य होती है। मूँग और चावल में छः गुना पानी डालकर यह खिचड़ी ढीली बनानी चाहिए। अनाज वाले आहार में मूँग की ढीली खिचड़ी सबसे ज्यादा सुपाच्य है।

(2) **दलिया—चावल के बदले अंकुरित गेहूँ का दलिया**

साधन सामग्री—दलिये के लिए गेहूँ को 12 घंटे पहले भिगो दें। उसी पात्र में पानी हटाकर छोड़ दें अथवा कपड़े में बांधकर अंकुरित करें। अंकुरित होने पर मंद धूप में सुखाकर दलिया या आटा बनाएँ। अंकुरित गेहूँ का आटा या दलिया में विटामिन 'ई' तथा 'बी' की मात्रा बढ़ जाने से यह यौनवर्द्धक, गर्भस्थापक, बुढ़ापा, मधुमेह तथा हृदयरोग को दूर करने वाला हो जाता है।

विधि—उपर्युक्त विधि के अनुसार चावल के बदले अंकुरित गेहूँ का दलिया डालकर स्वादिष्ट, पौष्टिक दलिया बनाएँ।

(3) **खीर**—मक्के की स्वादिष्ट खीर—मक्का मधुमेह रोगियों के लिये उत्तम आहार है। नाश्ते में मक्के का लावा (कार्न फ्लेक्स) लिया जाता है। ताजा भुट्टा भी शर्करा नहीं बढ़ाता है। (चावल की जगह मक्के की खीर बनायें।)

विधि—एक कप ताजी कसी हुई मकई को दो कप पानी में उबालें। फिर दूध तथा दो चम्मच शहद मिलाकर खीर बनाएँ। इसको ठंडा करकर खायें। शहद गर्म नहीं लेना

चाहिए। खीर पर मूँगफली या नारियल का बुरादा छिड़क कर खाएँ। मधुमेह रोगी की शर्करा ऊँची हो तो शहद नहीं लें। शहद की जगह आजकल मिलती शुगर फ्री गोली का भी उपयोग कर सकते हैं।

(4) **घासिया (पटोलिया)**—गेहूँ का आटे को घी में अच्छी तरह सेंककर डिब्बे में भरकर रखें। ऐसा सेंका हुआ आटा लम्बे समय बिगड़ेगा नहीं। सुबह ऐसे आटे की 2–3 चम्मच, एक चम्मच शक्कर (मधुमेह रोगी को शक्कर नहीं डालें, चाहे तो शुगर फ्री गोली डाल सकते हैं।) और गर्म दूध डालकर एक कटोरी में इकट्ठा करकर हिलाने का। गेहूँ का आटा फूलेगा और दूध सोख लेगा। शक्कर स्वाद के लिये है। सुबह के नाश्ते के लिये यह आसानी से बनाई जा सकती है। दूध, शक्कर, गेहूँ का मिश्रण खूब पौष्टिक है और गेहूँ के आटे को सेंका होने से यह पचने में भी हल्का होता है।

(5) **जवलु**—मूँग या मूँग की दाल और पुराना चावल को तवे या कड़ाई में लेकर सेक लो। बाद में उसको अधकचरा पीसकर उसमें चौदह गुना पानी डालकर पकाओ। उसमें नमक, धनिया, जीरा, लहसुन, अदरक आदि मसाला स्वाद के लिये और सुपाच्य बनाने के लिये डाल सकते हैं। जवला को घी या तेल का बघार भी सकते है। यह कोई रोग हो तो दिया जा सकता है। परन्तु अगर मधुमेह में शर्करा ऊँची हो तो नहीं देना चाहिए क्योंकि चावल श्वेतसारिय खाद्य होने से मधुमेह में अपथ्य है। चावल और मूँग अनाज होने से रोगी को अनाज लेने का संतोष होता है और जिसको सेंककर और पकाकर बनाया हो वह पचने में हल्का तो होगा ही।

(6) **गेहूँ, जौ, बाजरा और चने का सत्तू छाछ में मिलाकर लेना मधुमेह में आदर्श आहार है।**

चने का सत्तू

चने को रात को पानी में भिगो दें। सुबह निकालकर उसको सुखा लें। बाद में उसको सेक लें। सेंकने के बाद उसको पीसकर आटा बना लें। इसको चने का सत्तू कहते हैं।

जौ का सत्तू

जौ को भूनकर आटा बना लें, यह जौ का सत्तू हुआ—जौ को भूनकर पीसकर इस आटे में सेंधा नमक और पानी मिलाने से सत्तू बनता है। कुछ लोग सत्तू में नमक के स्थान पर गुड़ डालते हैं। कुछ लोग सत्तू में घी और शक्कर मिलाकर लेते हैं तो कुछ लोग सत्तू में गुड़ और घी डालकर मसलकर बनाकर खाते हैं।

जौ का सत्तू शीतल, अग्निप्रदीपक, लघु, मल–निष्कासन करने वाला, कफ व पित्त को दूर करने वाला, रुक्ष तथा मल को उखाड़ने वाला माना गया है। गर्मी में संतप्त और व्यायाम से थके व्यक्तियों के लिये सत्तू का सेवन हितकर होता है।

जौ का सत्तू शरीर में ठंडक देता है तथा शरीर में गर्मी सहन करने की क्षमता पैदा करता है।

गेहूँ का सत्तू

गेहूँ के आटे को कड़ाही में लाल या भूरा होने तक भून लें। यह जो भूना हुआ आटा है यह एक प्रकार का सत्तू हो गया। इसको पानी में घोलकर या रोटी बनानी हो तो इस आटे को ठंडा करकर इसमें दो-तीन चम्मच घी या तेल मिलाकर बाद में तवे पर रोटी बनाकर खा सकते हैं। गेहूँ सेका होने से यह पचने में भी हल्का होता है।

बाजरा—

बाजरा के आटे में घी और गुड़ डालकर बराबर रगड़कर मिलाकर 100-200 ग्राम पानी मिलाकर (या छाछ) में मिलाकर ले सकते हैं। परंतु मधुमेह रोगी इसमें गुड़ मिला होने से लेने का नहीं। मधुमेह रोगी बाजरे के आटे में थोड़ा नमक मिलाकर उसको 1-2 चम्मच की मात्रा में पानी (या छाछ) में मिलाकर पी सकते हैं।

बाजरे और चने के सत्तू का सेवन वे ही लोग करें जिनकी पाचन शक्ति ठीक है। कमजोर पाचनशक्ति वाले सत्तू का सेवन नहीं करे।

(7) **राब—**थोड़े से गेहूँ के आटे में कुछ बूँद (एक चम्मच गेहूँ के आटे में 4-5 बूँद) देसी घी की डालकर हल्की आँच पर गुलाबी-गुलाबी सेक लें और फिर इसमें थोड़ा पानी मिला लें ताकि तरल घोल सा बन जाए और गर्म करें। पानी मिलाते वक्त चम्मच या करछी को अच्छी तरह हिलाते रहें ताकि आटे की डलिया न रहने पाए और घोल गाढ़ा और एक रस बन जाए। बाद में उसमें थोड़ा नमक मिलाकर लेवें। कोई मीठा चाहता हो तो गुड़ या शक्कर भी मिला सकता है। (मधुमेह का रोगी गुड़ या शक्कर नहीं मिलाये) यह बहुत ही स्वास्थ्यवर्धक और शक्तिवर्धक पेय है। सुबह या शाम के नाश्ते में लिया जा सकता है। कुछ दिन लेने मात्र से ही फायदा होता है। इसको षटोलिया भी बोलते हैं।

(8) **गाजर की खीर—**गाजर को कद्दूकस करके उबाले हुए दूध में डालकर थोड़ी देर के लिये उबालें। यह तुरंत पक जाती है। इसमें चीनी, मीठा नहीं डालें। इसको प्राकृतिक स्वाद में ही खाना चाहिए। दाद खुजली दूर होकर त्वचा चमकीली हो जायेगी।

(9) **जड़ी-बूटी की चाय—चाय का विकल्प (हर्बल टी)—**सौंफ-300 ग्राम, बड़ी इलायची-250 ग्राम, अर्जुन छाल-100 ग्राम, गुलाब फूल-50 ग्राम, कालीमिर्च-100 ग्राम, सौंठ-100 ग्राम, मुलहठी-250 ग्राम, लाल चंदन बुरादा-700 ग्राम, तुलसी का पत्ता-150 ग्राम, शंखपुष्पी-150 ग्राम, गुलाबनफ्शा-100 ग्राम। इन सबको साफ करकर सुखाकर भली-भाँति कूट-छानकर पैकेट में भरकर सुरक्षित रख

लें। एक चम्मच में तीन कप बनता है। इसको डालकर पानी में खूब उबालें, फिर इच्छानुसार दूध तथा गुड़ मिला लें। गर्मी के दिनों में इस चूर्ण को रात्रि में भिगोकर सुबह छानकर ठण्डाई बनाकर पी सकते हैं। मधुमेह रोगी गुड़, चीनी या शर्करा के विकल्प के रूप में सेक्रीन या शुगर फ्री गोली काम में ले सकते हैं।

(10) **नारियल गोला**—आधा गिलास नारियल का पानी, आधा गिलास दूध (दूध और नारियल का पानी सममात्रा में) और नारियल में से निकली मलाई तीनों को साथ में मिलाकर एक मिक्सी में फेंट लें। इसको छानने की जरूरत नहीं। बिना कुछ मिलाए पिएँ। इसके लिए मलाई वाला नारियल लें। यह बहुत ठंडक देता है। इसको पीने से पेशाब खुलकर उतरता है। यह गर्मी की ऋतु में सेवन करें। ठंडी की ऋतु में शरीर में गर्म होता हो तो भी इसका सेवन कर सकते हैं। मधुमेह के रोगी इसे ले सकते हैं। बहुमूत्र के रोगी इसे नहीं लें।

मात्रा—नारियल का पानी एक गिलास, दूध आधा गिलास और नारियल की मलाई मिलाकर मिक्सी में फेटकर भी ले सकते हैं।

(11) **फलों का रस**

(1) अनन्नास+ सेब+ 1 चम्मच शहद+चौथाई चम्मच अदरक का रस मिलाकर।

(2) पोदीना+अनन्नास+सेब । इसमें थोड़ी बर्फ डाल सकते हैं। जरूरत पड़े तो शुगर फ्री की गोली डाल सकते है।

मधुमेह रोगी फलों का रस कम लें। अगर शर्करा ऊँची है तो फलों का रस नहीं लें। ये रस गर्मी में शीतलता देते हैं।

(12) **सोयाबीन का सरल प्रयोग**—एक बार में आठ-दस मुट्ठी सोयाबीन भिगो दे। 24 घण्टा भिगने के बाद मसलकर इसके छिलके उतार लें। रोज सुबह इसमें से एक मुट्ठी सोयाबीन प्रेशर कुकर में थोड़ा पानी डालकर पकायें। पक जाने पर निकालकर थोड़ा नमक और कालीमिर्च डालकर खायें। दो महीना करें। यह घर में सभी के लिए बनाया जा सकता है।

(13) **अंजीर**—कमजोरी किसी भी कारण हो, तीन अंजीर पानी में आठ घण्टा भिगोकर पानी सहित खाकर ऊपर से थोड़ा दूध पी लें या दूध में उबाल कर लें। दूध मीठा चाहिए तो शुगर फ्री गोली डालें। लंबे समय तक खाते रहने से कब्ज दूर होगी, रक्त बनेगा, शरीर में ताकत आयेगी, शरीर हृष्ट-पुष्ट होगा।

(14) **धनिया, जीरा, सौंफ** रात को भिगो दें। सुबह उसको पीसकर पानी छानकर पियें। स्वाद के लिए इसमें चीनी या मिश्री मिला सकते हैं। गर्मियों में प्रयोग करें। मधुमेह के रोगी चीनी या मिश्री नहीं मिलायें।

(15) **फ्रूट-सलाद**—केला 30 प्रतिशत, संतरा 10 प्रतिशत, मौसमी, अमरूद, अंगूर, सेब, चीकू, पपीता 5-5 प्रतिशत। (अमरुद के बीमच के बीज निकाल दे।) खजूर, नारियल 15-15 प्रतिशत व कुछ दालचीनी, इलायची, जायफल, लौंग आदि डालें।

सलाद बनाने की विधि

(अ) नारियल कसकर वजन से चार गुना पानी लें। इस कसे हुए नारियल को मिक्सचर मशीन में डाल दें। उसमें पानी डालकर फिरायें जिससे घोल बन जाये। इस घोल को नायलोन की जाली में डालकर गाय के दूध दूहने की तरह दूह कर दूध अलग निकाल लें।

(ब) बीज निकाले खजूर को एक दिन पहले पानी में भिगोये रखें। भीगे हुए खजूर को मशीन में डालें, उसमे नारियल का दूध डालकर मशीन चलायें, जिससे घोल तैयार हो जाये। इसे एक पात्र में इकठ्ठा कर लें।

इस पात्र में बारीक कटा हुआ केला, संतरा, मौसमी, अमरुद, सेब, पपीता आदि मिला दें। बीज निकाले हुए साफ मुनक्के डालें। थोड़ी किशमिश, काजू व मगज और कुछ कटी हुई दालचीनी, लौंग, इलायची, जायफल वगैरे डाले। थोड़ी केसर अलग से अच्छी तरह घोटकर डालें।

यह प्रति व्यक्ति द्वारा 600 ग्राम तक लिया जा सकता है। अन्य वस्तुएँ न लें।

नोट—यह नारियल के दूध में बना हुआ है। साथ ही इसमे मिठास के लिए किसी प्रकार की शक्कर नहीं डाली है। यह मधुमेह (डायबिटीज) के रोगी लेना चाहे तो इसमे केला नहीं डालें।

(16) **गाजर**—गाजर में शरीर के लिये पोषक तत्व होते हैं। इसमें कोषों एवं धमनियों को संजीवन करने की क्षमता होती है। गाजर के रस में जीवनदायिनी शक्ति है जिनमें मीठा लेना निषेध होता है जैसे डायबिटीज आदि में गाजर का रस ले सकते हैं। प्रायः हर एक रोग में गाजर का सेवन किया जा सकता है। गाजर खाने की अपेक्षा इसका रस अधिक लाभदायक है।

गाजर में बिटा-केरोटिन नामक औषधिय तत्व है। यह कैंसर पर नियंत्रण करने में उपयोगी है। लंबी बीमारी भोगने के बाद उसकी क्षतिपूर्ति करने में गाजर का रस बहुत ही प्रभावशाली है। रोगी चुस्त, ताजा और शक्तिशाली बनता है।

गाजर कई रंग की होती है। काली गाजर सबसे अच्छी होती है। गाजर को अधिक नहीं खाया जा सकता है। इसके कच्चे रस को पीकर इसका पूर्ण लाभ उठाया जा सकता है। यह गर्मतर है।

गाजर का रस पीना बहुत लाभदायक है। गाजर के रस का एक गिलास पूर्ण भोजन है। गाजर के रस का एक गिलास प्रातः भूखे पेट नाश्ते से पूर्व और शाम को दो बार पी सकते हैं। गाजर का मिश्रीत रस दिन में तीन बार पीना चाहिए। इसका रस लगातार पीने से शरीर के दूषित और विषैले पदार्थ बाहर निकल जाते हैं। बड़े-बड़े असाध्य रोग, कैंसर तक भी दूर हो जाते हैं। गाजर के अनेक गुणों को देखते हुए इसे गरीबों का सेब कह सकते है अर्थात जो लोग सेब नहीं खा सकते, गाजर खाकर उतना ही लाभ उठा सकते हैं। इससे रक्त की कमी ठीक हो जाती है। गाजर का रस पर्याप्त मात्रा में लेने से शरीर मोटा, ताजा और बलवान हो जाता है।

गाजर के रस में विटामिन 'ए' सर्वाधिक मिलता है। विटामिन बी; सी; डी; ई; जी और 'के' भी मिलते हैं। गाजर के रस में सोडियम, पोटेशियम, कैल्शियम, मैग्नेशियम तथा लौह तत्व होते हैं। गाजर से मज्जातंत्र (नर्वस सिस्टम) की रक्षा होती है।

निषेध—निःसंदेह गाजर का रस सभी रोगों में लाभदायक है फिर भी जुकाम, जीर्णज्वर, न्यूमोनिया या तीव्र ज्वर में गाजर का रस नहीं लेना चाहिए। कारण यह है कि बीमारी के समय रुग्ण शरीर, भीतरी विषैले द्रव्य बाहर निकालता है, तब गाजर का रस तो क्या कोई भी आहार इस प्रक्रिया में बाधा डालता है। लेकिन टॉन्सिलाइटिस, पेचिश, आन्त्रपुच्छ-प्रदाह, एनिमिया, पथरी, रक्ताल्पता, बवासीर, अल्सर और रक्तविकार आदि में गाजर का रस उपयोगी सिद्ध होता है।

(1) गाजर का रस वातकारक होता है। अतः रस में सिका पिसा हुआ जीरा एवं नमक मिलाकर पीने से ये दोष दूर हो जाते हैं एवं पेय स्वादिष्ट हो जाता है।

(2) 250 ग्राम गाजर के रस में 50 ग्राम पालक का रस, थोड़ा सा नीबू का रस मिलाने से गाजर का रस स्वादिष्ट बन जाता है। यह कब्ज दूर करता है और प्रभावशाली बन जाता है। इसमें नमक नहीं मिलाना चाहिए।

(3) गाजर के रस का एक गिलास प्रातः भूखे पेट नाश्ते से पूर्व और शाम को दो बार नित्य पीना चाहिए। इसे दूध में मिलाकर भी पी सकते हैं। गाजर का मिश्रित रस दिन में तीन बार पीना चाहिए।

(4) गाजर और पालक का रस समान मात्रा में मिलाकर एक गिलास सुबह-शाम पिएँ। इससे नेत्र ज्योति भी बढ़ती है।

(5) गाजर के रस में एक कप दूध और एक चम्मच शहद घोलकर पिएँ। इससे शरीर में माँस, रक्त, बल-वीर्य की वृद्धि होगी व चेहरा कांतिमय होगा।

(17) शहद का प्रयोग

नये व पुराने शहद के गुण—नया शहद पुष्टिकारक, कफनाशक और दस्तावर होता

है। गुड़ और अचार की भाँति शहद भी जितना पुराना होता है उतना ही अधिक वह गुणकारी हो जाता है। पुराना शहद ग्राही अर्थात जठराग्नि को बढ़ानेवाला और पाचन क्रिया को सुधारने वाला होता है। पुराना शहद रूखा, मेद या चर्बी (मोटापा) कम करने वाला और मल निकालने वाला (कब्जनाशक) है।

नोट—शहद बनने के बाद एक वर्ष बीत जाने के बाद पुराना माना जाता है। अर्थात एक वर्ष पहले का शहद नया और एक वर्ष बाद का शहद पुराना माना जाता है।

मात्रा—शहद को अकेले नहीं लेना चाहिए। पानी या दूध में मिलाकर लेना चाहिए। शहद का सेवन अल्पमात्रा से प्रारम्भ करना चाहिए। जैसे छोटे बच्चों को 4–5 बूँद देना प्रारम्भ करें, बालकों को आधा चम्मच और बड़ों को 1 चम्मच दिन में एक बार सेवन करना चाहिए। एक सप्ताह के सेवनोपरांत यहि मात्रा शाम को लेना प्रारम्भ कर सकते है। इसी प्रकार तीसरे सप्ताह में दिन में तीन बार और चौथे सप्ताह में दिन में चार बार लें और इसी मात्रा में सेवन करकर देखें कि वह ठीक से हजम हो रहा है कि नहीं। यदि पतले दस्त लगना, पेट में मरोड़ या दर्द होना, प्यास ज्यादा लगना इत्यादि लक्षण तो प्रकट नहीं हो रहे हो तो शहद की मात्रा उचित है और चाहे तो शहद थोड़ी और मात्रा में बढ़ा सकते हैं अर्थात शहद को एक ही बार में अधिक मात्रा में न खाकर आवश्यकतानुसार धीरे–धीरे खाना चाहिए। शहद प्रयोग के समय प्रारंभ में इसको कम मात्रा में लेना चाहिए।

1. चाय, कॉफी, गुड़, खजूर या खांड (शक्कर) के साथ शहद का प्रयोग नहीं करना चाहिए।
2. शहद को फल–फलों के रस, बादाम, दूध, पानी, दही, मलाई, टोस्ट, रोटी, सब्जी, नीबू किसी भी वस्तु के साथ मिलाकर लिया जा सकता है।
3. शीतऋतु में शहद का सेवन दूध के साथ करना चाहिए और वर्षाऋतु में शहद को कालीमिर्च का चूर्ण और अदरक के रस के साथ भली प्रकार मिलाकर प्रयोग करना चाहिए।
4. शहद को ठंडे या हल्के गर्म दूध या पानी में मिलाकर लेना चाहिए। शहद को गर्म करके नहीं लेते। अधिक गर्म चीज में मिलाने से शहद के गुण नष्ट हो जाते हैं।
5. घी, तेल, चिकने पदार्थ के साथ शहद समान मात्रा में लेने से विष बन जाता है।
6. शहद से कोई हानि प्रतीत हो तो नीबू का रस विकारों को दूर कर लाभ पहुँचाता है।
7. शहद के गुणधर्म के विषय में यह माना जाता है कि शहद जितना पुराना होगा

उतना ही वह गुणधर्म में सर्वोत्तम होगा। पुराने शहद का रंग कुछ कृष्णवर्ण हो जाता है। इस शहद में लौहतत्व का अंश प्रचुर मात्रा में पाया जाता है।

(18) **खजूर**

खजूर के गुणगान—सभी तड़के में बैठे थे। मार्गशीर्ष महीना था। तड़का का स्पर्श मीठा लग रहा था और सभी बैठे-बैठे मीठा खजूर खा रहे थे।

''क्या खजूर गुण में गरम पड़ता है?''

''नहीं, खजूर गुण में शीतल है।''

''खजूर में दूसरे और क्या गुण है।''

नित्यकनक ने पूछा। उसको खजूर के गुणों के बारे में बताया वह संक्षेप में इस प्रकार है—

''चरक संहिता'' में उसके उपदेशक भगवान आत्रेय ने खजूर को ''बृहण'' कहा है अर्थात वह शरीर की धातु को पोषण देकर शरीर को पुष्ट करने वाला है। आत्रेय ने खजूर को ''श्रमहर' कहा है। खजूर खाने से श्रम से आई हुई थकान उतर जाती है। खजूर हृदय को प्रिय भी है और हृदय के लिये हितकर भी है ऐसा आत्रेय का कथन है। भावमिश्र नाम के वैद्य पंडित हुए, उन्होने ''भावप्रकाश'' नाम का ग्रन्थ लिखा। उसमें खजूर को शुक्रवर्धक कहा है। खजूर पचने में भारी है। इससे उम्र के हिसाब से प्रमाणसर (उचित मात्रा) में खाना चाहिए। वह वायु तथा पित्त के रोगों में गुणकारक है। दाह होता हो तो खजूर खाने से लाभ होता है। रक्तस्राव होता हो तो उसमें भी खजूर गुणकारक है।

नोंघ—पाठकमित्रों, आज बीसवीं सदी चल रही है, तो खजूर के विषय में आधुनिक दृष्टि से बात करूँगा। खजूर में कार्बोहाइड्रेट की मात्रा अधिक होती है। वह फलशर्करा के रूप में है। जो कि तेजी से पच जाने से तुरंत शक्ति का अनुभव होता है। महर्षि आत्रेय ने खजूर को 'श्रमहर' कहा है। यह आधुनिक विज्ञान कि दृष्टि से भी सही है। खजूर में ढाई से तीन प्रतिशत प्रोटीन होता है। इसमें लोहा (आयरन) भी अधिक मात्रा में होता है। इससे खजूर रक्तकण को बढ़ाता है। डॉ. मेन्केल का कथन है कि खजूर में माँस से भी ज्यादा लौहतत्व है। खजूर में विटामिन ए, विटामिन-बी-1 और बी-2 मिलते है।

किसी भी ऋतु में शक्तिदायक खजूर का सेवन करो।

खजूर के विभिन्न पदार्थ

खजूर की मिठाइयाँ—हर व्यक्ति 200 ग्राम तक खजूर की मिठाई ले सकता है। खजूर के साथ खोपरा, मूँगफली या तिल मिला सकते हैं। खजूर 90 प्रतिशत व 40 प्रतिशत खोपरा, मूँगफली या तिल को कूटकर लड्डू बनाये जा सकते हैं। इसमे केसर, काजू, दालचीनी, लौंग, इलायची, जायफल का थोड़ा मसाला डाले।

1. हरे नारियल की गिरी को कस लें। खजूर के बीज निकालकर साफ कर ले और खरल से कूट लें। इसमें नारियल की कसी हुई गिरी मिलायें। थोड़ी किशमिश, काजू और दालचीनी, लौंग, इलायची और जायफल का मसाला डालें और लड्डू बाँध लें।
2. एक दिन पहले भिगोई हुई मूँगफली लेकर उसे बारीक कूट लें व ऊपर बताये गये परिमाण से कूटी हुई खजूर मिलाकर किशमिश, काजू व अन्य मसाले डालकर लड्डू बाँध ले।
3. तिल कूटकर कुटे हुए खजूर में मिला दें। किशमिश, काजू व अन्य मसाले डाल दें।

खजूर के लड्डू

सामग्री—3 कप खजूर (बिना गुठली के), 2 चम्मच देशी घी, आधा कप बादाम व पिस्ता (बारीक करें।), ¼ कप सफेद तिल (सिके हुए), थोड़ा सा नारियल (कद्दूकस बुरादा)

विधि—खजूर को ढाई घंटे पानी में भिगोकर दरदरा पीस लें। कड़ाही में घी गर्म करें, पिसा खजूर डालकर लगातार हिलाते हुए पकाएँ। जब मिश्रण कड़ाही छोड़ने लगे तो उसमें कटे बादाम, पिस्ते व सिके हुए तिल डालकर मिलाएँ व गैस बन्द कर दें। इस मिश्रण के छोटे-छोटे लड्डू बनाकर नारियल के बुरादे में लपेंटे। पौष्टिक लड्डू तैयार हैं।

लाभ—खजूर में विटामिन 'ए' 'बी' 'सी', लोहा, कैल्शियम, ताँबा, फॉस्फोरस होने के कारण हृदय, शरीर और इंद्रियाँ स्वस्थ रहती हैं। भूख खुलती है। ये लड्डू रोग प्रतिरोधक क्षमता बढ़ाने में सहायक हैं। जोड़ों और कमर दर्द में उपयोगी विटामिन, कार्बोहाइड्रेट, आयरन, वसा, प्रोटीन और लवणों से भरपूर है।

मधुमेह के रोगी मीठा खाने की इच्छा होने पर थोड़ी मात्रा में खजूर का सेवन कर सकते हैं। खजूर से बने पदार्थों में कही भी शक्कर या मिश्री, गुड़ का इस्तेमाल नहीं किया गया है इसलिए ये बनाकर ले सकते हैं।

(19) **अंडा**—मधुमेह रोगी अंडे का पदार्थ सेवन करे तो उन्हें लाभ होगा। मधुमेह के रोगी को शक्कर खाने की इच्छा उत्पन्न होती हो तो, इसमें अंडे से लाभ होगा। अंडे को उबालकर, उसकी आमलेट या भुर्जी बना कर खाया जा सकता है। जहाँ मधुमेह रोगी खमीर उठाये पदार्थ खाते हैं (खट्टास दिये हुए), इडली, ढोसा, ढोकला आदि, उसकी जगह अंडे का सेवन लाभकारी सिद्ध हो सकता है।

जैसे केला न फल है न सब्जी है वैसे ही अंडा भी न शाकाहारी है न माँसाहारी है। इसे माँसाहार नहीं समझना चाहिए।

जैसे ताश भी बहुत अच्छा खेल है, परंतु इसे पैसे से जोड़कर जुआ बना दिया गया। इसी प्रकार अंडा है जिसे माँसाहार से जोड़ दिया गया है।

अंडे का सेवन थोड़ी मात्रा में किया जा सकता है। कोई भी मधुमेह रोगी अंडे का सेवन करे तो, इससे होने वाले फायदे के बारे में जरूर लिखे।

***

28. जानने योग्य बातें

पुराने और नये मापतोल परिवर्तन तालिका
(समीपवर्ती और व्यवहारिक)

1 ग्रेन	=	1 गेहूँ भार
1 रत्ती	=	2 ग्रेन = 6 चावल = 120 मिली ग्राम
8 रत्ती	=	1 ग्राम
1 माशा	=	8 रत्ती = 15 ग्रेन = 1 ग्राम
1 तोला	=	(एक रुपये का पुराने- सिक्के का सोलह आना भर) = 96 रत्ती
	=	12 माशा = 12 ग्राम = 3 ड्राम (चम्मच)
1 ग्राम	=	1 मिलीलिटर या सी.सी. = 15 ग्रेन या मिनिम या बूँदें
1 ड्राम	=	60 ग्रेन या मिनिम = 4 माशा = 4 ग्राम या मिलीलिटर (चम्मच)
1 मिली ग्राम	=	1000 माइक्रोग्राम
1 ग्राम	=	1000 मिली ग्राम

नोट—पुस्तक में जहाँ-जहाँ भी चम्मच का जिक्र है, वहाँ-वहाँ चम्मच से अभिप्राय चाय वाले चम्मच से है।

औषधि बनाने की सामान्य विधियाँ

क्वाथ (काढ़ा) बनाना

सूखी वनस्पति या औषधि लाकर कूटकर मोटा चूरा कर लें। फिर उसे लेकर उसके 16 गुना पानी मिट्टी के बर्तन या कलई किये हुए पीतल के बर्तन या आजकल चल रहे स्टेनलेश स्टील के बर्तन में डालकर आग पर चढ़ा दें और मंद-मंद आँच से औटाएँ। काढ़ा बनाने के लिये एल्युमीनियम का बर्तन कभी भी इस्तेमाल न करें। यथायोग्य काढ़ा बनाने के लिये पात्र का मुँह खुला रखें। उबलते-उबलते जब पानी का आठवाँ भाग या जरूरत के मुताबिक चौथा हिस्सा या आधा रह जाए तब उतारकर छान लें और बाद में उसमें ऊपर

से डालने वाली कोई चीज (मिश्री आदि) बताई गई हो तो वह मिलायें। कुछ गर्म रहे तब पी लें। इसे क्वाथ या काढ़ा कहते हैं। यह ताजी हरी वनस्पतियों से भी बनाया जा सकता है। सामान्यतया सख्त औषधियों का काढ़ा बनाते समय सौलह गुना पानी, सामान्य औषधियों के लिये आठ गुना पानी और हरी वनस्पतियों के लिए चार गुना पानी डाला जाता है। क्वाथ सेवन की मात्रा 50 से 100 ग्राम है।

स्वरस बनाना

जो वनस्पति ताजी हो, कीड़ों से खाई हुई न हो, अग्नि से जली हुई न हो तथा जिसकी मिट्टी आदि साफ कर दी गई हो ऐसी हरी वनस्पति को लाकर तत्काल कूटकर, मसलकर, दबाकर आदि से निचोड़कर (बिना पानी मिलाये) उसका रस निकालने का नाम स्वरस है। ताजी वनस्पति के निकाले गए रस को प्रथम श्रेणी का स्वरस माना जाता है।

यदि ताजी वनस्पति न मिले तो सूखी का चूर्ण दुगुने पानी के साथ किसी मिट्टी के बर्तन में डालकर आठ पहर (24 घण्टे तक) भीगने दें। फिर उसको साफ सूती कपड़े से निचोड़कर छान लें। यह दूसरी श्रेणी का स्वरस है अथवा सूखी औषधियों को आठ गुना पानी में मिट्टी के पात्र में डालकर औटावें (गर्म करें), जब चौथाई शेष रहे तब छान लें। यह तीसरी श्रेणी का स्वरस है।

भावना देना

औषधि के चूर्ण या भस्म को खरल में डालकर उसकी औषधि के रस में (रबड़ी-सा) गीला कर सुखाने को भावना देना कहते हैं। जितनी बार भावना देनी हो उतनी ही बार औषधि को उसी के स्वरस में गीला करकर सुखाना चाहिए।

मात्रा के सम्बन्ध में

क्वाथ आदि औषधियों के मात्रा के विषय में भिन्न-भिन्न मत है तथापि समस्त आयुर्वेदाचार्यों का अंतिम सिद्धांत यही है की मात्रा शास्त्रोक्त मात्रा पर ही निर्भर नहीं रहना चाहिए, बल्कि देश, काल, रोगी की अवस्था, बल, वातादि प्रकृति को देखकर रोगानुसार औषधि की मात्रा घटाई बढ़ाई जा सकती है। थोड़ी कम, अधिक लेने से नुकसान की संभावना नहीं है, फिर भी रोग, रोगी की अवस्था और बल आदि देखकर ही औषधि की मात्रा देनी चाहिए।

***